W0261752

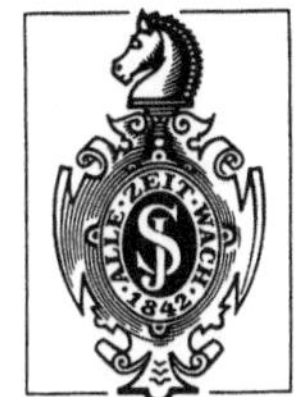

Georges Mayor

Die Chirurgie der Nebennieren

Mit Beiträgen von

Chr. Hedinger G. Hossli T. Lüscher J. Müller
G. Pouliadis H. Vetter W. Vetter M. Zachmann
W.H. Ziegler

Mit 89 Abbildungen und 25 Tabellen

Springer-Verlag
Berlin Heidelberg NewYork Tokyo 1984

Professor Dr. Georges Mayor
ehem. Direktor der Urologischen
Universitätsklinik Zürich
Route des Clos 94

CH-2012 Auvernier NE

ISBN-13:978-3-642-69921-4   e-ISBN-13:978-3-642-69920-7
DOI:10.1007/978-3-642-69920-7

CIP-Kurztitelaufnahme der Deutschen Bibliothek

Die Chirurgie der Nebennieren / G. Mayor. Mit Beitr. von Chr. Hedinger ...
– Berlin; Heidelberg; New York; Tokyo: Springer, 1984.
  ISBN-13:978-3-642-69921-4

NE: Mayor, Georges [Hedinger, Christoph [Mitverf.]

Reproduktion der Abbildungen: Gustav Dreher GmbH, Stuttgart

2122/3130-543210

Mitarbeiterverzeichnis

HEDINGER, CHR., Professor Dr., Universitätsspital, Pathologisches Institut, CH-8091 Zürich

HOSSLI, G., Professor Dr., Universitätsspital, Institut für Anästhesiologie, CH-8091 Zürich

LÜSCHER, T., Dr., Universitätsspital, Medizinische Poliklinik, CH-8091 Zürich

MÜLLER, J., Professor Dr., Universitätsspital, Medizinische Klinik, CH-8091 Zürich

POULIADIS, G., Privatdozent Dr., Universitätsspital, Röntgendiagnostisches Zentralinstitut, CH-8091 Zürich

VETTER, H., Professor Dr., Medizinische Poliklinik der Universität, D-4400 Münster

VETTER, W., Professor Dr., Universitätsspital, Medizinische Poliklinik, CH-8091 Zürich

ZACHMANN, M., Professor Dr., Universitäts-Kinderklinik, CH-8091 Zürich

ZIEGLER, W.H., Dr., Universitätsspital, Medizinische Klinik, CH-8091 Zürich

Vorwort

Die Chirurgie der Nebennieren hat in den letzten Jahren bedeutende Fortschritte erzielt. Obwohl verschiedene kasuistische Publikationen und Beiträge in Lehr- und Handbüchern diesem umstrittenen Kapitel der Chirurgie gewidmet worden sind, fehlt in der deutschen Literatur eine umfassende Darstellung der verschiedenen Aspekte und der Problematik dieser Chirurgie. Deshalb haben wir uns entschlossen, anhand unserer Erfahrungen eine Monographie auszuarbeiten, wobei vor allem praktische Hinweise über Diagnosestellung, Indikation zur Operation, Operationstechnik und Nachbehandlung zur Darstellung gebracht werden. Dank den Anstrengungen von A. Labhart ist es uns in Zürich seit mehr als 20 Jahren gelungen, eine Arbeitsgruppe zu bilden, die sich dieser relativ seltenen Krankheiten gewidmet hat. Die diversen Kliniken und Institute des Universitätsspitals Zürich (Pathologie, Pathophysiologie, Endokrinologische Abteilung der Medizinischen Klinik und des Kinderspitals, Medizinische Poliklinik, Zentrallaboratorien, Steroidlaboratorium der Medizinischen Klinik, Radiologie, Anästhesiologie, Urologie, Chirurgische Klinik A und Neurochirurgie) sind alle an diesem Werk beteiligt.

Die klinischen Aspekte der Nebennierenerkrankungen, die pathologisch-anatomischen Ergebnisse, die Beurteilung der biochemischen Laboruntersuchung, die radiologischen Untersuchungsmethoden und die anästhesiologischen Probleme sind in dieser Monographie von unseren hochqualifizierten Mitarbeitern bearbeitet worden, welche sich freundlicherweise zur Verfügung gestellt haben, um die notwendigen wissenschaftlichen Grundlagen dieses Unternehmens zu liefern. Für ihr Verständnis und ihre Unterstützung während vieler Jahre sowie für ihre Bemühungen um die Redaktion dieser Monographie sei in diesem Rahmen ganz herzlich gedankt.

Zürich, 2. April 1984 G. MAYOR

Inhaltsverzeichnis

X

A. Nebennierenmark

I. Das Phäochromozytom

1. Pathologie

Nach der 1980 erschienenen histologischen Klassifizierung endokriner Tumoren der Weltgesundheitsorganisation (Williams et al. 1980) werden die Geschwülste des Nebennierenmarkes und der mit ihnen verwandten extraadrenalen paraganglionären Strukturen in die beiden Hauptgruppen der neuroendokrinen und neuralen Tumoren unterteilt (Tabelle 1). In der hier zur Diskussion stehenden Frage der gut- und bösartigen Phäochromozytome interessieren vor allem die Geschwülste, die unter dem Überbegriff der neu-

Tabelle 1. Klassifizierung der Tumoren von Nebennierenmark und extraadrenalen paraganglionären Strukturen gemäß Vorschlag der Weltgesundheitsorganisation (WHO). (Williams et al. 1980)

I. Neuroendokrine Tumoren (Paragangliome)

  A. Benigne
1. Phäochromozytom
2. sympathisches Paragangliom
3. parasympathische Paragangliome (Chemodektome), z.B. von Karotiskörper oder Glomus jugulare ausgehend

  B. Maligne
1. malignes Phäochromozytom
2. malignes sympathisches Paragangliom
3. malignes parasympathisches Paragangliom (malignes Chemodektom)

II. Neurale Tumoren

  A. Benigne
1. Neurofibrom
2. Ganglioneurom

  B. Maligne
1. Ganglioneuroblastom
2. Neuroblastom

III. Gemischt neuroendokrin-neurale Tumoren

  A. benigne
  B. maligne

roendokrinen Tumoren, der Paragangliome, zusammengefaßt werden. Ihr häufigster Vertreter ist ohne Zweifel das Phäochromozytom, dem das vor allem in der abdominalen Paraaortalgegend vorkommende sympathische Paragangliom nahesteht. Tumoren der sympathischen Paraganglien sind wie Phäochromozytome gelegentlich chromaffin, machen meist Noradrenalin und können auch eine Hypertension auslösen, allerdings seltener als die Phäochromozytome. Parasympathische Paragangliome, früher auch als Chemodektome bezeichnet, sind dagegen meist nicht chromaffin, produzieren nur geringe Mengen biogener Amine und lösen nur selten eine Hypertonie aus. Die Nomenklaturvorschläge der Weltgesundheitsorganisation (WHO) decken sich zum Teil mit denjenigen des Atlas der Tumorpathologie des „Armed Forces Institute of Pathology" (Glenner u. Grimley 1964), wobei das sympathische Paragangliom dem aortiko-sympathischen Paragangliom und die parasympathischen Paragangliome mehr oder weniger den branchiomeren und intravagalen Paragangliomen der amerikanischen Nomenklatur entsprechen.

a) Phäochromozytom

Das *klassische Phäochromozytom* geht vom Nebennierenmark aus. Kleinere Tumoren werden damit allseitig von Rindengewebe umschlossen und sind häufig unscharf vom normalen Markgewebe abgesetzt. Größere Tumoren erscheinen abgekapselt, wobei die Kapsel allerdings selbst bei gutartigen Formen unterbrochen sein kann. Kapselverkalkungen sind nicht ungewöhnlich. Die Durchschnittsgewichte derartiger Tumoren bewegen sich um 100 g. Die Schnittfläche der Phäochromozytome ist meist grau, gelegentlich aber braun oder rot verfärbt, häufig von Blutungen durchsetzt, seltener von Nekrosen. Legt man selbst graue Tumorstücke in eine farblose Fixierlösung wie wäßrige Formalinlösung ein, dann zeigt diese nach kurzer Zeit eine ganz typische Braunverfärbung.

Histologisch bauen sich Phäochromozytome aus Zellballen auf, wobei je nach der Größe dieser Zellnester klein- oder großalveoläre Formen unterschieden werden (Abb. 1). Zwischen diesen Zellnestern liegen zahlreiche sinusartige Gefäße. Die Tumorzellen selbst können sehr vielgestaltig, fast epithelial aneinander gereiht, spindelig oder pleomorph sein, wobei auch mehrkernige Reisenzellen auftreten. Die Pleomorphie darf nicht einfach als Ausdruck der Malignität interpretiert werden. Auch gutartige Formen weisen häufig sehr vielgestaltige Zellen und Kerne auf. Andererseits können metastasierende Phäochromozytome, das heißt maligne Formen, sehr gleichförmig gebaut sein. Das Zytoplasma der Tumorzellen enthält, wie dasjenige normaler Markzellen, Granula. Tumoren, die vorwiegend Noradrenalin sezernieren, sollen sehr osmiophile Granula mit breitem Halo enthalten, Tumoren mit vorwiegender Adrenalinsekretion dagegen gleichmäßig fein, aber wenig dicht gekörnte Granula. Der Durchmesser der Granula liegt zwischen 100–200 nm. Phäochromozytomzellen sind wie normale Markzellen chromaffin, das heißt sie lassen sich mit Chromsalzen färben. Die Chromierung

2

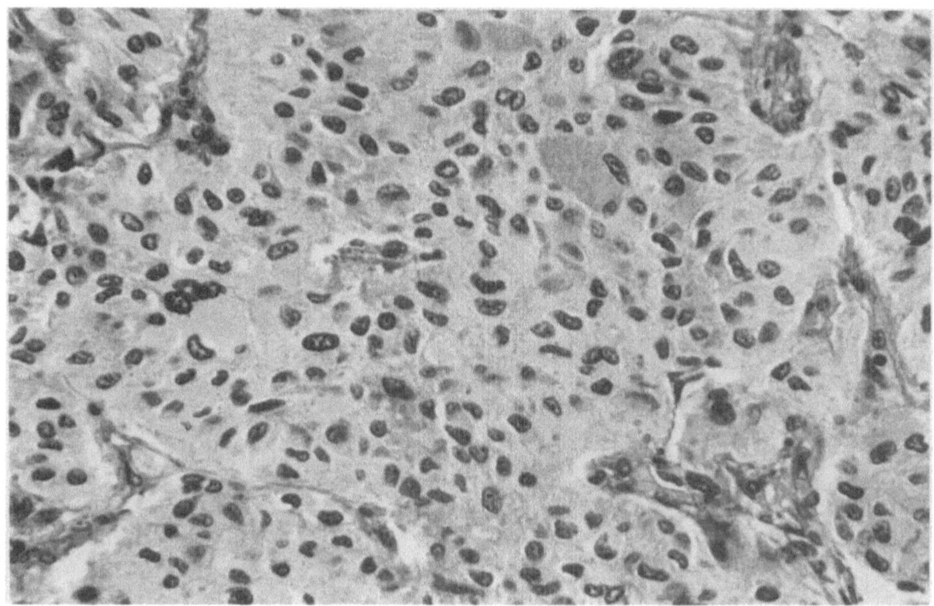

Abb. 1. Phäochromozytom der linken Nebenniere, 18 g schwer. (32jährige Frau, HE, 360 ×)

muß am frischen Material sofort oder gleichzeitig mit der Fixierung des Gewebes vorgenommen werden. Nachträgliche Chromierung ergibt keine zuverlässigen Resultate. Die Markzellen und damit auch die Tumorzellen der Phäochromozytome zeigen je nach Hormongehalt auch noch verschiedene andere färberische Besonderheiten wie Argentaffinität (siehe auch Mitschke u. Schaefer 1981; Williams et al. 1980; Neville 1969).

Maligne Phäochromozytome können den gutartigen Formen weitgehend gleichen (Abb. 2). Wie bereits betont, sind Polymorphie von Tumorzellen und Kernen, Kapseldurchbrüche, ja selbst Gefäßeinbrüche keine zuverlässigen Zeichen der Malignität, da sie auch bei gutartigen Formen gesehen werden. Selbst Herdbildungen außerhalb des eigentlichen Tumors dürfen nicht ohne weiteres als Metastasen und damit als Ausdruck der Malignität gewertet werden, kommen doch multiple Phäochromozytome vor. Nur Metastasen an Stellen, an denen normalerweise kein chromaffines Gewebe vorhanden ist, erlauben die eindeutige Malignitätsdiagnose. In einem unserer Fälle war in einem sehr regelmäßig gebauten Phäochromozytom als einziger Hinweis auf Malignität eine atypische Mitose zu sehen. Ein Jahr später bereits starb der Patient an ausgedehnten Metastasen. In Anbetracht der Schwierigkeit der Abgrenzung gut- und bösartiger Formen sind die Angaben über Anteile maligner Tumoren an der Gesamtzahl der Phäochromozytome recht unterschiedlich. Sie bewegen sich je nach Autor zwischen 1–15%. In unserem eigenen Krankengut machen maligne Formen ungefähr 10% aus.

Was die *Häufigkeit der Phäochromozytome* anbelangt, kommen derartige Geschwülste in unserem Untersuchungsgut der letzten 10 Jahren in 0,063%

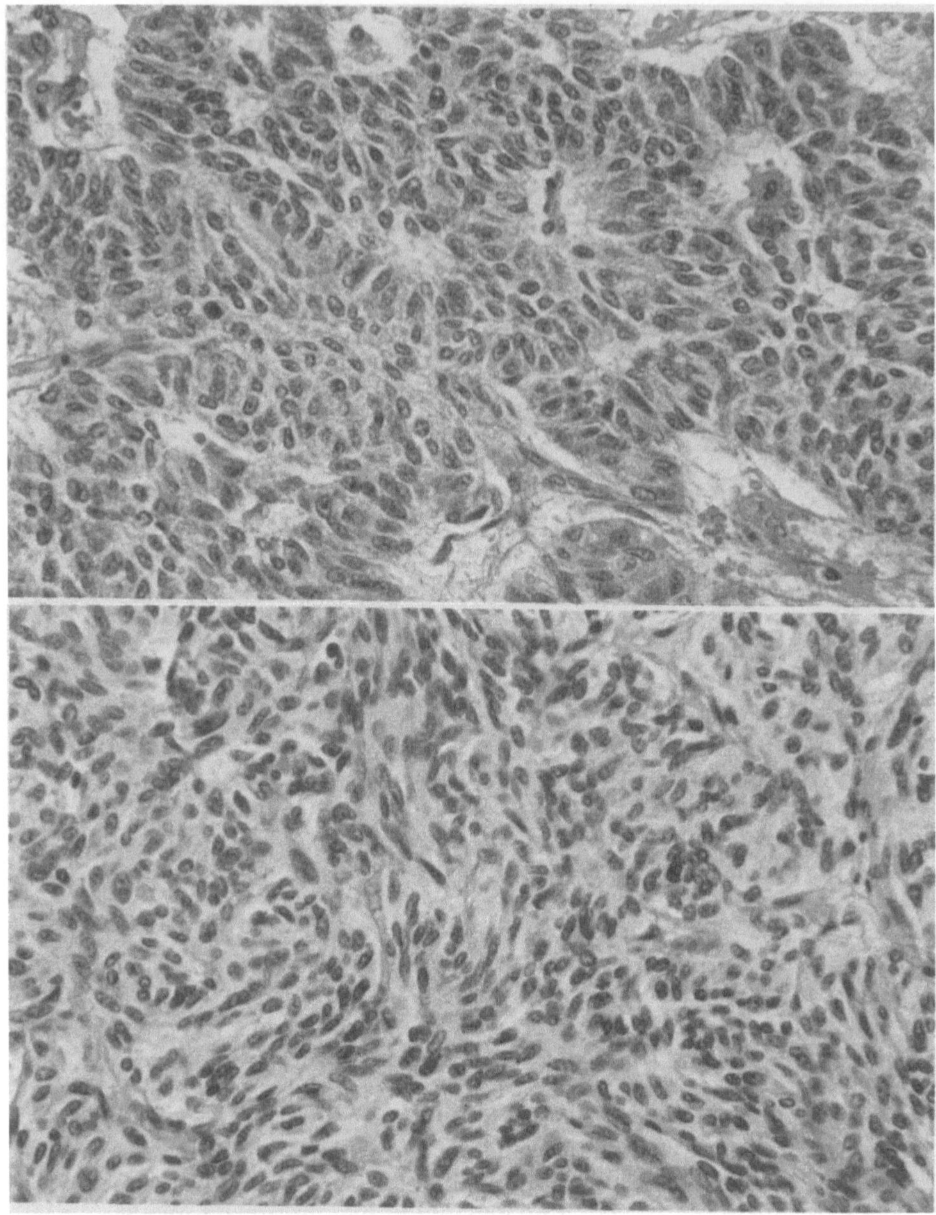

Abb. 2a–c. Malignes Phäochromozytom der rechten Nebenniere 192 g schwer: Tod ein Jahr nach Entfernung des Phäochromozytoms an Metastasen. (68jähriger Mann, HE 360 ×). **a** Bandförmige, epithelartige Anordnung der Tumorzellen, **b** spindelzelliger Abschnitt, **c** polymorphzelliger Anteil, links oben eine atypische Mitose

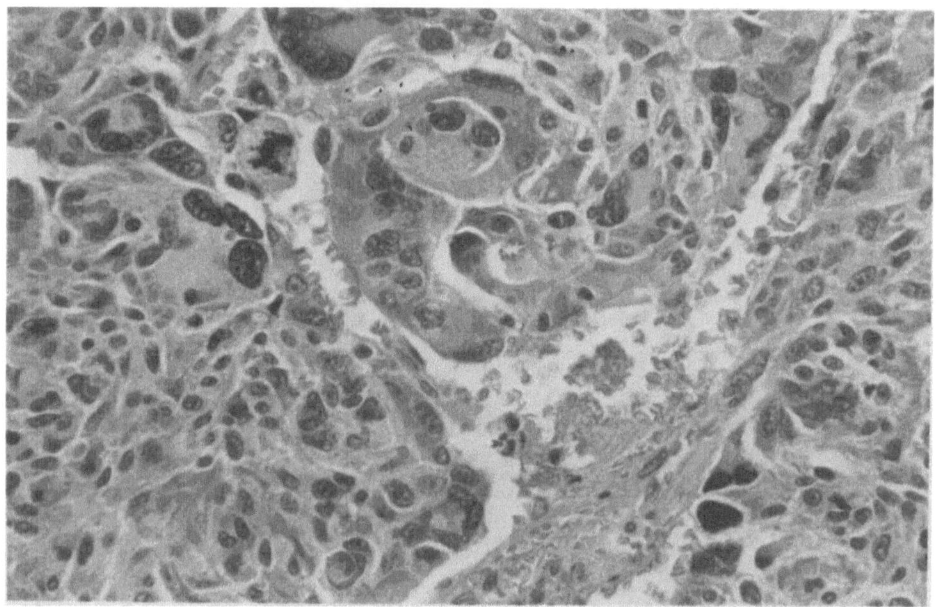

Abb. 2c

der Autopsien vor, was im Rahmen der Werte der Literatur liegt. Bei diesen 12 Patienten mit Phäochromozytomen betrug das Durchschnittsalter beim Tode 51 Jahre. Die operativ entfernten Phäochromozytome stammen dagegen von Patienten mit einem Durchschnittsalter von 40 Jahren. Auch diese Altersangaben entsprechen den Werten der Literatur, nach denen Phäochromozytome vor allem zwischen dem 20. und 50. Altersjahr vorkommen sollen. Männer und Frauen werden ungefähr gleich häufig betroffen.

7mal war das Phäochromozytom unserer Sektionsfälle *einseitig*, und zwar 5mal linksseitig und 2mal rechtsseitig lokalisiert. Nach gewissen Literaturangaben sollen Phäochromozytome dagegen etwas häufiger rechtsseitig sein. Bei 4 von 12 Patienten lagen *bilaterale* Phäochromozytome vor. Nur in einem weiteren Falle wurden *multiple*, auch extraadrenale Herde gefunden. Über Lage und Multiplizität der Phäochromozytome in größeren Untersuchungsserien orientiert Tabelle 2.

Bemerkenswert ist die Häufigkeit von *Zusatzkrankheiten*, ganz besonders bei bilateralen Tumoren. In 2 unserer 4 Beobachtungen mit bilateralen Tumoren der Sektionsfälle der letzten 10 Jahre handelt es sich um ein Sipple-Syndrom, das heißt um die typische Kombination mit medullären Schilddrüsenkarzinomen, gleichzeitig aber verbunden mit einer beidseitigen Nebennierenrindenhyperplasie und Cushing-Syndrom, das heißt um die von Donahower et al. (1968) besonders hervorgehobene Kombination. In einem weiteren Falle bilateraler Phäochromozytome bestanden zusätzlich eine Hippel-Lindausche Erkrankung, bilaterale multiple hypernephroide Nierenkarzinome, ein Inselzelladenom und ein fragliches extraadrenales Paragangliom im Pankreas. Aber auch bei einseitigen Phäochromozytomen muß mit derartigen

Tabelle 2. Lokalisation der Phäochromozytome. (Nach Neville 1969)

Lokalisation	Alle Tumoren (%)	familiäre Tumoren (%)	kindliche Tumoren (%)
rechte Nebenniere	48	13	33
linke Nebenniere	33	22	15
beide Nebennieren	9	47	20
multiple Tumoren	4	10	18
thorakale Tumoren	1	–	1
extradrenale Tumoren	5	4	13
unbekannt	–	4	–

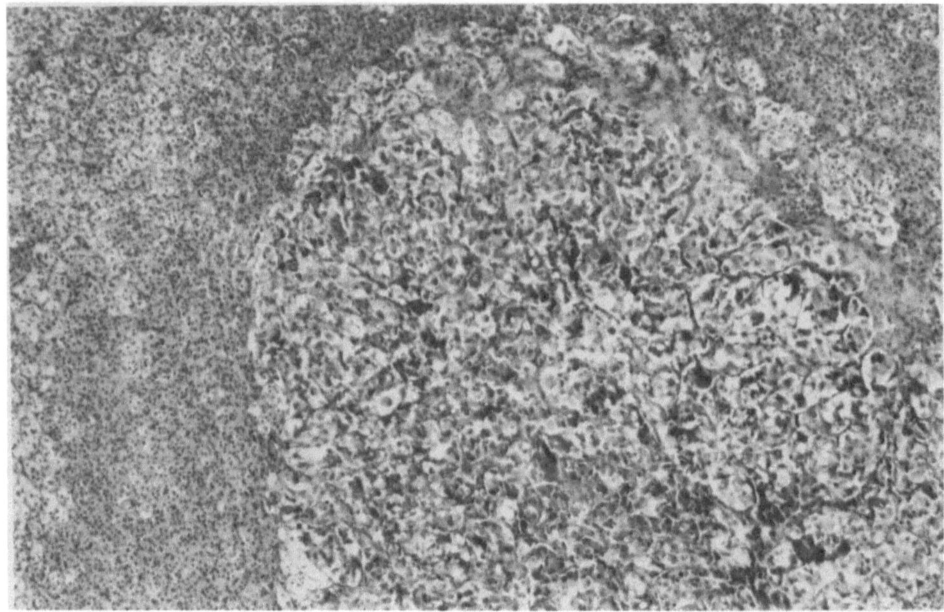

Abb. 3. Knotige Markhyperplasie der Nebennieren bei Sipple-Syndrom (26jähriger Mann, HE 60×)

Kombinationen gerechnet werden. In 3 unserer oben geschilderten 7 Fälle mit einseitigem Phäochromozytom bestanden einmal eine Neurofibromatose von Recklinghausen und zweimal Meningeome (siehe bei Zollinger u. Hedinger 1982).

Bei derartigen Kombinationen findet man gelegentlich nicht nur Phäochromzytome, sondern *adrenale Markhyperplasien* besonders bei Angehörigen von Patienten mit Sipple-Syndrom (Abb. 3). Markhyperplasien sind bei anderen Erkrankungen wie Hypertonie immer wieder diskutiert worden. Der morphologische Beweis einer sicheren Markhyperplasie macht aber erhebliche technische Schwierigkeiten, weshalb er nur selten einwandfrei erbracht wird. (s. bei Kreiner 1982).

6

b) Sympathische Paragangliome

Wie bereits ausgeführt können sympathische Paragangliome in Struktur und funktionellen Auswirkungen den Phäochromozytomen des Nebennierenmarkes weitgehend gleichen. Sie liegen aber extraadrenal, vor allem abdominal paraaortal und präaortal im sogenannten Zuckerkandelschen Organ. Bei derartigen extraadrenal liegenden Geschwülsten stellt sich natürlich immer die Frage nach einer möglichen Metastase eines eventuell unerkannt gebliebenen Primärtumors im Nebennierenmark. Was die Häufigkeit derartiger sympathischer Paragangliome anbelangt, beträgt das Verhältnis sympathischer Paragangliome zu Phäochromozytomen ungefähr 1:10.

c) Parasympathische Paragangliome (Chemodektome)

Im Gegensatz zu den sympathischen Paragangliomen weisen die parasympathischen Formen, die früher als Chemodektome bezeichneten Geschwülste, eine von Phäochromozytomen abweichende, an das ursprüngliche Glomusgewebe erinnernde Struktur auf. Sie müssen aber unter Umständen bei ungewöhnlicher Lokalisation von Metastasen eines malignen Phäochromozytoms abgegrenzt werden. Was die Einzelheiten derartiger Geschwülste anbelangt, sei auf die Übersichten von Klöppel (1981), Williams et al. (1980) sowie Glenner u. Grimley (1974) verwiesen.

2. Klinik

a) Einleitung

Das Phäochromozytom der Nebenniere wie auch das sympathische Paragangliom — beide endokrin aktive Tumoren des Sympathikus — treten klinisch durch ihr vielfältiges und dennoch charakteristisches Bild in Erscheinung, wobei die besonders hämodynamisch und metabolisch beeindruckenden Symptome durch die pharmakologischen Wirkungen der kontinuierlich oder intermittierend im Überschuß ins Blut abgegebenen Katecholamine geprägt sind.

Wie die Herkunft des Wortes (phaeino = scheinen, leuchten und chroma = Farbe) besagt, hinterläßt die Schnittfläche des Tumors optisch einen farbigleuchtenden Eindruck. Nicht weniger schillernd ist auch das klinische Bild der Erkrankung, welche infolge ihrer „lebendig-bunten Bilderfolge" in übertragenem Sinne auch schon mit einem Kaleidoskop verglichen worden ist. Die Symptomatologie des Leidens, welche nahezu keine Grenzen kennt, erinnert in der Tat an das Gebärden- und Mienenspiel einer Pantomime.

Es ist daher nicht verwunderlich, daß die Diagnose oft lange nicht, gelegentlich nur auf Umwegen oder durch Zufall gestellt wird.

Der Leitsatz, den es deshalb zu beherzigen gilt, umfaßt die Stichworte: darandenken, bestätigen, finden, entfernen.

Die Tatsache, daß ein Phäochromozytom, welches nicht einer angemessenen Behandlung zugeführt wird, einen durch Katecholamin-Übersekretion bedingten letalen Verlauf nimmt, ruft nach äußerster ärztlicher Wachsamkeit. Für 90% der Erkrankten bedeutet eine gesicherte Diagnose meistens auch eine Heilung des Leidens, nur bei etwa 10% dieser Patienten ist mit einer malignen Entartung des Tumors zu rechnen.

Der Kenner des Krankheitsbildes ist sich der Vielfalt möglicher Symptome bewußt. Er weiß auch, bei welchen Gelegenheiten klinisch Manifestationen auftreten können, wo diese Tumoren zu sitzen pflegen, welche Patienten differentialdiagnostisch verdächtig sind, und wie in diagnostischer sowie therapeutischer Hinsicht vorzugehen ist.

Innerhalb der großen Anzahl von Hypertoniekranken gilt es, die wenigen Träger dieses selten vorkommenden Tumors des Sympathikus herauszusuchen, gleichsam die Nadel im Heustock zu finden. Die verfügbaren diagnostischen Möglichkeiten sind von lebensrettender Bedeutung, sie setzen jedoch die Vertrautheit des Arztes mit dem Symptomenbild voraus. Der Inhalt des vorliegenden Kapitels hat zum Ziel, den Blick für diese seltene Krankheit zu schärfen und das klinische Fingerspitzengefühl zu wecken.

b) Pathologie*

Phäochromozytome und sympathische Paragangliome sind sowohl klinisch wie auch histopathologisch nicht leicht zu unterscheiden. Die Diagnose hängt in erster Linie von der Lokalisation ab.

Das Gewicht der Tumoren beträgt meistens weniger als 70 Gramm, sie können aber auch mehr als 1 Kilogramm wiegen; die Größe kann variieren zwischen einem Reiskorn und dem Kopf eines Neugeborenen.

Gewöhnlich ist die Geschwulst gut abgekapselt und hat eine kugelige Form. Im Schnitt erkennt man häufig zystische Erweiterungen, Nekrosen und hämorrhagische Bezirke. Die Größe des Tumors und dessen Katecholamingehalt sind deshalb schlecht korrelierbar.

Histologisch imponiert das in Nestern vorliegende, stark vaskularisierte und an Nebennierenmark erinnernde Zellbild durch polygonale, große Zellen mit einem bis mehreren klaren runden Kernen und zahlreichen feinsten Granula im Zytoplasma. Mitosen sind selten. Das Zytoplasma und die in ihm nachweisbaren katecholaminhaltigen sekretorischen Granula lassen sich durch Chromsalze unterschiedlich bräunlich-gelb anfärben, weshalb man von chromaffinem Gewebe spricht. Chromaffine Zellen sind neuroektodermaler Herkunft.

Histochemisch lassen sich durch entsprechende Anfärbungen adrenalin- und noradrenalinhaltige Zellen differenzieren, ein Unterschied, der auch in der Ultrastruktur erkennbar ist.

---

* von W.H. Ziegler verfaßt

8

Histopathologisch läßt sich über die Dignität des Tumors keine bindende Aussage machen. Selbst wenn atypische Mitosen erkennbar sind oder gar Gefäßeinbrüche vorliegen, kann nicht sicher auf Malignität geschlossen werden. Allein die Metastasierung bzw. die Ausbreitung per continuitatem beweist den malignen Charakter des Sympathikus-Tumors. Fernmetastasen bevorzugen die Leber, die Lunge und das Skelet.

Herdförmige Nekrosen des Myokards, unspezifische, myokarditische Herde und seltener akute fokale Nierenrindennekrosen finden sich als klassische Folgen der überschießenden Katecholamin-Sekretion (Zollinger u. Hedinger 1983).

c) Pathophysiologie, Biochemie

Phäochromozytome besitzen im Vergleich zum normalen Nebennierenmark eine auffallend hohe Umsatzgeschwindigkeit in der Katecholamin-Synthese. Diese Tumoren enthalten die zur Umwandlung von Tyrosin in Katecholamine erforderlichen, gelegentlich aber auch die den Aminabbau steuernden Enzyme.

Es gibt Hinweise dafür, daß die Freisetzung der Katecholamine eher durch Diffusion als durch eine Exozytose erfolgt. Der eine Amin-Ausschüttung auslösende Mechanismus ist — abgesehen von einer mechanischen Tumorkompression — bis dahin unklar. Bei Tumoren des Sympathikus besteht im Gegensatz zum normalen Nebennierenmark kein Hinweis auf eine nervöse Versorgung. Es ist daher eher unwahrscheinlich, daß das adrenerge Nervensystem den Tumor direkt zu einer Katecholamin-Sekretion stimuliert.

Die kleinen Geschwülste mit relativ geringem Amingehalt geben verhältnismäßig große Katecholamin-Mengen in den Kreislauf ab, während große Phäochromozytome einen langsameren Aminumsatz aufweisen und relativ viele blutdruck-inaktive Metaboliten freisetzen.

Sympathikus-Tumoren, welche hypertensive Krisen erzeugen, enthalten mehr Katecholamine als jene, die eine Dauerhypertonie unterhalten. Dies liegt vielleicht an einem unterschiedlichen, mehr oder weniger defekten Aminspeichervermögen. Der Adrenalingehalt überwiegt in rund 60% der anfallproduzierenden Geschwülste, während rund 70% derjenigen, die einen Dauerhypertonus erzeugen, vor allem Noradrenalin enthalten.

Auf biochemischem Weg fällt es schwer, charakteristische Merkmale für eine maligne Entartung nachzuweisen. Eine erhöhte Dopamin-Ausscheidung im Urin darf als ein Kriterium einer Entdifferenzierung des Gewebes in Betracht gezogen werden.

Über den Weg der Synthese und den Metabolismus der Katecholamine sowie über die dabei involvierten Enzyme orientiert die *Abb. 4.*

d) Klinisches Bild

Häufigkeit. Die Angaben in der Literatur sind unterschiedlich, aus statistischen Vergleichen ist man aber zur Annahme berechtigt, daß unter den

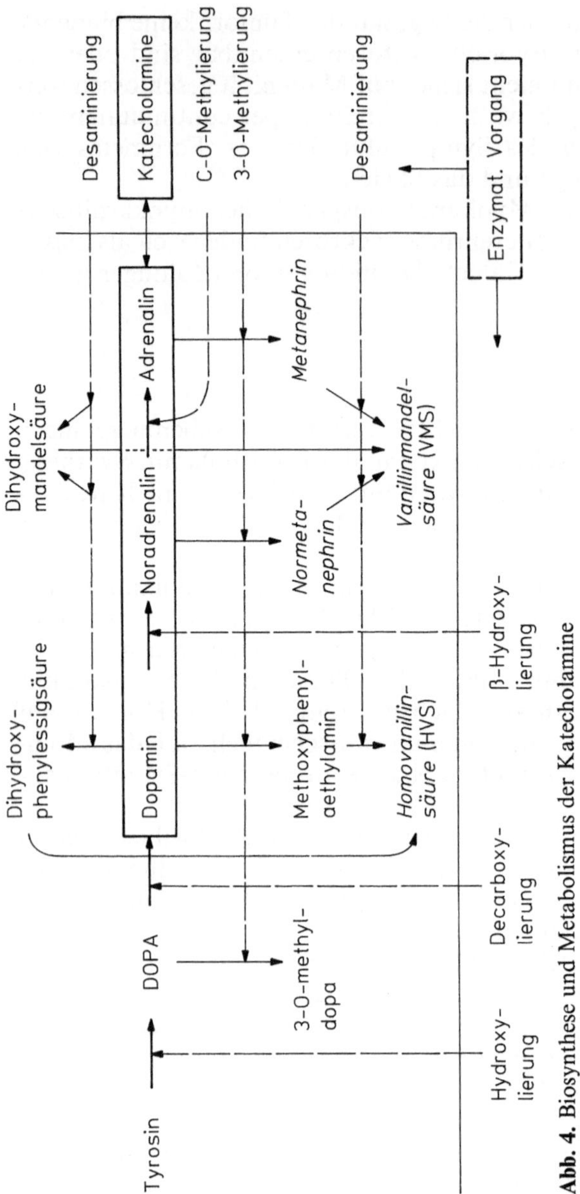

Abb. 4. Biosynthese und Metabolismus der Katecholamine

Hypertonikern ca. 0,1% (−0,2%) Träger eines Phäochromozytoms bzw. sympathischen Paraganglioms sind. Hinzuzurechnen sind die wenigen Patienten, deren Erkrankung sich unter dem Bild einer paroxysmalen Hypertonie manifestiert. Rund die Hälfte aller Phäochromozytome äußert sich klinisch durch Blutdruck-Krisen.

10

Tumorsitz. Die Geschwulst kann überall dort anzutreffen sein, wo chromaffines Gewebe vorliegt. Phäochromozytome liegen in den Nebennieren, sympathische Paragangliome im Grenzstrangbereich vom Ganglion cervikale bis zur Harnblase. In 85% der Fälle ist der Tumor im Nebennierenmark — selten sogar bilateral — zu finden, wobei aus unbekannten Gründen die rechte Seite häufiger befallen ist. Bevorzugte extraadrenale Lokalisationen sind, abgesehen von den sympathischen Paraganglien und dem Zuckerkandl'schen Organ, die Wand der Harnblase, Leber- oder Nierenhilus und die periaortalen sympathischen Nervenplexus.

Alter und Geschlecht. Grundsätzlich kann ein Phäochromozytom in jedem Alter, am häufigsten jedoch zwischen 30 und 60 Jahren, in Erscheinung treten. Im Erwachsenenalter sind Frauen, im Kindesalter eher Knaben, etwas häufiger von der Krankheit betroffen.

Die sorgfältige Erhebung von Anamnese und Status läßt erkennen, daß das *Vorliegen eines Phäochromozytoms in 95% der Fälle symptomatisch* verläuft. Oft führen erst Begleitkrankheiten zu dessen Entdeckung wie beispielsweise eine Cholelithiasis, eine Neurofibromatosis und andere neurokutane Veränderungen, seltener aber auch ein medulläres Schilddrüsenkarzinom, ein Hyperparathyreoidismus, ein Cushing-Syndrom oder gar eine Akromegalie.

Häufigste Symptome, wie sie in der Regel bei paroxysmaler Hypertonie, aber auch bei 50% der Patienten mit Dauerhypertonie vorkommen, sind häufiges und wechselnd intensives Kopfweh, übermäßiges allgemeines Schwitzen und Herzklopfen mit oder ohne Tachykardie. Episoden mit typischer Symptomatik, welche ohne Hypertonie in Erscheinung treten, sind selten. Die Beobachtung einer orthostatischen Hypotonie bei einem unbehandelten Hypertoniker läßt die Vermutung auf Phäochromozytom zu.

Gelegentlich stehen klinisch Arrhythmien, Kardiomyopathien und selten auch eine ischämische Enterokolitis als Folge hypertonie-bedingter Komplikationen oder übermäßig zirkulierender Katecholamine im Vordergrund. Über Vielfalt und Häufigkeit der einzelnen Symptome orientiert die *Tabelle 3*.

Selten fehlt eines der *drei Kardinalsymptome:* Kopfschmerzen, Schwitzen, Herzklopfen. Mindestens eines derselben ist bei 95% aller Phäochromozytom-Patienten anzutreffen. In der Literatur findet sich daher der *Begriff der H-Trias*, nämlich Hypertonie, Hyperglykaemie, Hypermetabolismus, welcher sich durch Hyperhydrosis und Kopfweh (Headache) ergänzen läßt.

α) Paroxysmale Hypertonie — Anfallstyp des Phäochromozytoms
Diese Form des Auftretens äußert sich in charakteristischen, oft dramatischen Krisen, welche es dem Kliniker erleichtern, die Diagnose zu stellen. Der unvermittelt rapide Anstieg des systolischen Blutdrucks auf Werte zwischen 200 und 300 mmHg ist — bedingt durch die plötzliche Katecholamin-Ausschüttung — begleitet von Symptomen, wie sie in *Tabelle 3* zusammengestellt sind. Während dieser Anfälle ist meistens eine Leukozytose und eine Hyperglykämie bzw. Glukosurie nachweisbar. Gelegentlich tritt eine

11

Tabelle 3. Klinisches Bild — Zeichen und Symptome bei Phäochromozytomen

Katecholamin- und/oder hypertoniebedingte Symptome	Paroxysmale Form	Dauerform
Kopfschmerzen (schwere)	90%	70%
Schwitzen im Übermaß (generalisiert)	65%	70%
Herzklopfen ± Tachykardie	70%	50%
Hyperglykämie	56%	65%
Angst bzw. Nervosität	60%	30%
Zittern	50%	25%
Schmerzen (Thorax, Abdomen, Lumbalgegend)	50%	30%
Übelkeit ± Erbrechen	40%	25%
Schwäche, Müdigkeit, Abgeschlagenheit	40%	15%
Gewichtsverlust	15%	15%
Dyspnoe	10%	20%
Hitzegefühl (± Wärmeintoleranz)	15%	15%
Sehstörungen (Retinopathie)	3%	20%
Schwindel bzw. Kollapsgefühl	10%	3%
Obstipation	0%	15%
Parästhesien oder Schmerzen in Armen	10%	0%
Bradykardie	10%	3%
Grand mal	5%	3%

Weitere Zeichen: Blässe im Gesicht, weite Pupillen, Raynaudsche Phänomene, Fieber, Magenulzera (sehr selten).

Symptome bedingt durch Komplikationen

Herzinsuffizienz; Myokardinfarkt. — Zerebrovaskuläre Leiden; Enzephalopathie. — Schockzustände (u.a. hämorrhagische Tumornekrose.). — Aneurysma dissecans; Enterokolitis (Ischämie); Azotämie.

Symptome infolge Begleiterkrankungen (Syndrom)

- Cholelithiasis
- medulläres Schilddrüsenkarzinom (evtl. symptomatisch durch Sekretion von Serotonin, ACTH, Prostaglandin)
- Hyperparathyreoidismus
- Neurofibromatosis; Ganglioneuromatosis
- Cushing-Syndrom (selten); Morbus von Hippel-Lindau (sehr selten)
- Virilismus; Morbus Addison; Akromegalie (extrem selten)
- Marfanoider Habitus

Symptome durch Metastasen

Schwellung der Schilddrüse auf. In schweren Fällen kommt es zu einem Versagen des Kreislaufs, einem Lungenödem und den verschiedensten Rhythmusstörungen. Nach Abklingen des Anfalls befinden sich die Patienten in einem Erschöpfungszustand. Intermittierendes Auftreten einer Albuminurie und Mikrohämaturie mit Zylindern weist auf eine Nierenbeteiligung hin. Während des Anfalls ist die Diurese gelegentlich bis zur Anurie eingeschränkt, im Anschluß an die Krise ist oft eine Harnflut zu beobachten.

Die den Anfall auslösenden Faktoren sind reichhaltig. Die Blutdruck-Krisen können spontan aus völliger Ruhe und aus dem Schlaf heraus auftreten. Körperliche Anstrengung und Lageveränderungen, welche eine Tumor-Kompression zur Folge haben, aber auch Aufregung, Angst und Ärger, ebenso wie der Genuß von Nikotin und die Einnahme von katecholaminfreisetzenden Medikamenten, vermögen einen Anfall auszulösen. Berüchtigt sind die unerwarteten Zwischenfälle während einer Narkose. Gegen Ende der Schwangerschaft sowie vor bzw. nach der Geburt können Krisen unter dem Bild einer Präeklampsie, aber auch kardinale Symptome ohne Hypertonie oder ein lebensbedrohlicher Schockzustand auftreten.

Die sehr unterschiedliche Anfallsdauer kann zwischen wenigen Minuten und einem bis mehreren Tagen liegen. Im Verlaufe der Erkrankung häufen sich in der Regel die Krisen; während anfänglich Intervalle von Wochen, aber auch Jahren bestehen, sind schließlich an Intensität zunehmende, täglich gehäufte Episoden nicht ungewöhnlich.

β) Dauerhypertonie — chronischer Typ des Phäochromozytoms

Diese Form des Auftretens ist häufiger und in ihrem Erscheinungsbild nicht von einer benignen oder malignen Hypertonie zu unterscheiden.

Folgende Gesichtspunkte sind deshalb bei einer Hypertonieabklärung mit besonderer Aufmerksamkeit in die *Differentialdiagnose* einzubeziehen:

Das Bestehen einer ätiologisch *unklaren Hypertonie*, besonders *bei bevorstehendem chirurgischem Eingriff* oder einer schweren, *therapierefraktären Hypertonie* mit Retinopathie; das Auftreten *paradoxer Blutdruck-Reaktionen* auf Antihypertensiva; das *plötzliche Auftreten einer Hypertonie* innerhalb von 1–2 Jahren, besonders bei jungen Patienten *unter 35 Jahren* oder einer *Hypertonie bei Kindern*, welche in 90% der Fälle als Dauerhypertonie vorliegt und mit Polydipsie, Polyurie und Konvulsionen einhergehen kann.

Auffallend *hohe diastolische Blutdruck-Werte* über 130 mmHg, aber auch *Zeichen von orthostatischer Hypotonie* mit Werten bis auf 70/50 mmHg, sei es im Anschluß an eine inapperzepte Blutdruck-Krise oder als Folge einer direkten Adrenalin-Wirkung, sind charakteristisch und stehen mit der oft beträchtlichen Verminderung des Plasmavolumens in Zusammenhang.

Gewichtsverlust, Zeichen eines *Hypermetabolimus ohne Hyperthyreose* und ein (*latenter*) *Diabetes mellitus* ohne entsprechende Familienanamnese gehören zum Krankheitsbild.

Das Einsetzen schwerer *Blutdruck-Zwischenfälle* anläßlich einer Narkose, während eines chirurgischen Eingriffs, im Verlauf der Schwangerschaft und unter der Geburt ist ebenfalls äußerst verdächtig auf Vorliegen eines Phäochromozytoms.

Besteht die *sekundäre Hypertonie* lange genug, so stehen oft bereits deren unverkennbare *Komplikationen* als Ausdruck des strapazierten Kreislaufs im Vordergrund. Es sind dies die Zeichen der *Herzinsuffizienz* bei Kardiomyopathie, deren *EKG-Veränderungen* vielfältig und unspezifisch, gelegentlich auch reversibel sind.

Dazu gehört auch eine häufig schwere *hypertonische Retinopathie*.

Die *Motilität des Magen-Darmtrakts* ist oft stark gehemmt und kann — wenn auch selten — mit einem schweren *Ileus* einhergehen. Ausnahmsweise wurden auch ischämisch bedingte Enterokolitiden beobachtet.

Hypotone Schockzustände als Folge längerdauernder hypertensiver Krisen sind eine bekannte Erscheinung und als Folge der Hypovolämie zu werten. Eine Tumorkompression bzw. -ruptur genügt, um das Bild eines Schocks auszulösen.

Ein *nekrotischer Zerfall des Tumors* auf hämorrhagischer Grundlage kommt in seltenen Fällen vor und äußert sich klinisch als kardiovaskuläre Katastrophe mit akutem Abdomen.

γ) Besondere Manifestationen des Phäochromozytoms bzw. sympathischen Paraganglioms

Maligne Entartung. Maligne Tumoren des Sympathikus treten nur in etwa 10% aller Fälle auf, sei es, daß sich der Primärtumor invasiv ausbreitet oder aber Metastasen in regionale Lymphknoten, Leber, Lunge und Skelet setzt. Das Leiden ist charakterisiert durch sein langsames Fortschreiten, was der relativ ausdifferenzierten Natur der Geschwulst entspricht.

Die therapeutischen Maßnahmen sind meist sehr problematisch und beschränken sich weitgehend auf eine Palliativbehandlung. Eminent wichtig ist dabei, daß der Patient während der langen Leidenszeit ärztlich begleitet wird (Scott et al. 1982).

Als Zeichen der Entdifferenzierung des Tumors findet sich intermittierend eine erhöhte Ausscheidung von Dopamin im Urin.

Die therapeutischen Möglichkeiten sind in Abschnitt f beschrieben.

Multiples Auftreten. Die Tumoren treten bilateral intraadrenal als Phäochromozytome oder multipel extraadrenal als sympathische Paragangliome bei rund 10% aller Patienten auf.

Obschon diese Form auch sporadisch vorkommen kann, muß hier intensiv nach einer Häufung in der betroffenen Familie und nach möglichen Begleitsyndromen gesucht werden. Diese umfassen den Morbus Sipple, die Neurofibromatosis Recklinghausen und den Morbus von Hippel-Lindau.

Familiäres Auftreten. Es scheint, daß sich die Hypertonie bei familiärem Phäochromozytom innerhalb der betroffenen Familie gleichartig verhält, indem entweder die Anfalls- oder die Dauerform der Hypertonie vorherrscht.

Die familiäre Erkrankung befällt meistens die Nebennieren, wobei das Phäochromozytom relativ häufig doppelseitig vorliegt, oder tritt als sympathisches Paragangliom multipel auf.

Möglicherweise kommt es bei den familiären Sympathikustumoren, im Gegensatz zu den sporadisch auftretenden, häufiger zu einer malignen Entartung.

Der Erbgang dieser seltenen, oft schon im Kindesalter beobachteten Erkrankung verhält sich autosomal dominant und zeigt eine hohe Penetranz. Die Häufigkeit des Auftretens beträgt rund 10% aller Phäochromozytompatienten.

14

Die in Verbindung mit multiplen endokrinen Tumoren (medulläres Schilddrüsenkarzinom und Hyperthyreoidismus) auftretenden Phäochromozytome sind unter dem Begriff der multiplen endokrinen Neoplasie (MEN Typ II bzw. III) zusammengefaßt (Mathys et al. 1972).

Auftreten als typisches Syndrom. Bei diesen Syndromen scheint eine diffuse oder noduläre Hyperplasie des Nebennierenmarks die Vorstufe des familiären Phäochromozytoms zu sein. Selten kommt es vor, daß die klinischen Erscheinungen erstmals als hypertensive Krise infolge Kompression des Tumors oder auch als Folge eines invasiven Wachstums oder einer Metastasierung manifest werden.

Die häufigste der kombinierten Erkrankungen ist das *Sipple-Syndrom*, bei welchem gleichzeitig ein medulläres C-Zellcarcinom der Schilddrüse und ein Hyperparathyreoidismus besteht. Das familiär auftretende Leiden wird autosomal dominant mit unterschiedlicher Penetranz vererbt.

Der Nachweis eines Hyperparathyreoidismus sowie spontan oder im Kalzium-Provokationstest erhöht gefundene Kalzitoninspiegel im Plasma sichern die Diagnose (Woodtli et al. 1982; Chabloz et al. 1983).

Weniger häufig tritt ein Phäochromozytom mit einer *Phakomatose*, d.h. einer Neurofibromatosis Recklinghausen bzw. einem Morbus von Hippel-Lindau auf. Der klinische Verlauf des M. von Hippel-Lindau ist in den meisten Fällen von den hämangiomatosis-bedingten Hirnblutungen geprägt. Von größter Bedeutung ist die Exstirpation der meist doppelseitig vorliegenden Phäochromozytome. Vom Erfolg dieses Eingriffs hängt die Prognose des Gefäßleidens ab, indem Blutdruckkrisen die zerebralen Insulte begünstigen.

e) Diagnostik

Wenn die klinischen Erscheinungen für das Vorliegen eines katecholamin-produzierenden Tumors sprechen, so ist dessen Existenz mit allen diagnostisch verfügbaren Hilfsmitteln zu bestätigen. Niemals darf eine Probelaparotomie dabei in Betracht gezogen werden.

Es ist auf die Tatsache hinzuweisen, daß Patienten mit Phäochromozytom oft außergewöhnlich sensibel sind. Deshalb bedürfen sie bereits in der diagnostischen Phase sorgfältiger Überwachung und nötigenfalls präventiver medikamentöser Maßnahmen.

Paroxysmale Blutdruckanstiege begleitet von anderen charakteristischen Symptomen bei Normotonikern sind äußerst eindrücklich und leichter erkennbar als die aufgepfropften Blutdruckschwankungen im Falle einer Dauerhypertonie.

In Anbetracht der vielen sich anbietenden Möglichkeiten berücksichtigt der Gang der Abklärungen eine abgewogene Reihenfolge der Maßnahmen. Es ist angebracht, unter Berücksichtigung von Aufwand und Zumutbarkeit, „eskalierend" vorzugehen. Bereits *alltägliche Laboruntersuchungen* können den Verdacht erhärten. Ein erhöhter Hämatokritwert als Ausdruck einer

Hypovolämie, aber auch das Vorliegen einer Anämie, einer beschleunigten Senkungsreaktion und einer Leukozytose (im Anfall) sind diagnostisch verwertbar. Charakteristisch — sei es im nüchternen Zustand, besonders aber während einer Blutdruckkrise — ist die Feststellung einer diabetischen Stoffwechsellage mit erhöhten Blutzuckerwerten und gelegentlich auftretender Glykosurie. Häufig fällt der Glukose-Toleranztest pathologisch aus. Manchmal sind Grundumsatz ($>20\%$), freie Fettsäuren, Harnstoff (nicht über 60 mg% bzw. 10,0 mmol/l) und auch das Serumkreatinin erhöht.

Biochemische Untersuchungen. Zur Sicherung der Diagnose ist es unerläßlich, den Nachweis einer vermehrten Ausscheidung der Katecholamine und deren Metaboliten im Urin zu erbringen. Bei vier Fünfteln der Phäochromozytompatienten erweist sich die Untersuchung auf Metaboliten als diagnostisch zuverlässig. In Fällen von Dauerhypertonie wird der Arzt daher als erstes die Bestimmung der Vanillinmandelsäure oder auch der Total-Metanephrine im 24-Stunden-Urin veranlassen. Fallen die Werte pathologisch aus, so werden zur Ergänzung — womöglich im gleichen Urin — die Katecholamine bestimmt und der Befund wird in einem zusätzlichen Urin bestätigt. Die Normalwerte sind in *Tabelle 4* dargestellt.

Nicht selten wird ein falsch-negatives Ergebnis im anfallsfreien Intervall beobachtet. Besonderes Augenmerk ist daher auf Episoden zu richten, in denen sporadisch freigesetzte Katecholamine zu einer mehr oder weniger augenfälligen Blutdruckkrise führen. In einer zeitlich mit dem Anfall übereinstimmenden Urinportion (Anfallsportion von 1 bis max. 2 h) wird der Gehalt an Katecholaminen biochemisch erfaßt; dieser ist besonders aussagekräftig, wenn signifikante Unterschiede zur Ausscheidung im anfallsfreien Intervall gefunden werden (Ruheportion, z.B. Morgenurin nach ruhiger Nacht).

Die Urinportionen lassen sich auch dadurch gewinnen, daß vor und nach einem Provokationstest ein „Ruhe"- bzw. „Anfallsurin" zur Bestimmung von Adrenalin und Noradrenalin sichergestellt wird. Eine normale Katecholamin-Ausscheidung in einer Urinportion, gesammelt während eines objektivierten Blutdruck-Anfalls, schließt ein Phäochromozytom mit großer Sicherheit aus. Nicht aussagekräftig und daher nicht verwertbar sind Bestimmungen der Metaboliten in solchen Portionen.

Die Urinanalysen auf Katecholamine sind so zuverlässig, daß auf ambulante Plasma-Bestimmungen, welche umständliche Voraussetzungen erfüllen müssen, zu verzichten ist.

Die *Einhaltung einer Diät* während der Sammlung eines 24-h-Urins zur VMS-Bestimmung ist angezeigt, nicht aber zur Katecholamin-Bestimmung in Urinportionen. Der Patient soll während zwei Tagen auf den Genuß von Bananen, Zitrusfrüchten, Nüssen, Schwarztee, Kaffee und Vanille verzichten und den zweiten Diättag zur Sammlung benutzen.

Die *Zugabe von Säure* vom Beginn der Urinsammlung an ist zur Stabilerhaltung der Katecholamine unerläßlich. Das erforderliche pH von 1–2 wird durch Zugabe von 1 ml konzentrierter Perchlor- bzw. Salzsäure auf 100 ml Urin erreicht, gleichzeitig ist der Urin vor Wärme und Licht zu schützen.

16

Tabelle 4. Normwerte der biochemischen Urin-Untersuchung. (Obere Grenzwerte der Norm mg/µg bzw. µmol/nmol pro 24 h.)

Analysenmethode	Spektrophotometrie		Fluorimetrie		HPLC	
	mg/24 h	µmol/24 h[a]	µg/24 h	nmol/24 h[a]	µg/24 h	nmol/24 h[a]
Metaboliten						
Vanillinmandelsäure	9	36				
Gesamt-Metanephrine	1,2	7				
Katecholamine						
Noradrenalin			60	355	80	475
Adrenalin			30	165	40	220
Dopamin			600	3920	800	5225

[a] SI-Einheiten

Zahlreiche Medikamente und/oder deren Abbauprodukte geben immer wieder Anlaß zu Fehlbestimmungen oder falschen Interpretationen der Resultate. Wenn das Absetzen einer bestehenden Medikation nicht verantwortet werden kann, so ist das Laboratorium darüber zu informieren. Die in Frage kommenden Medikamente sind in *Tabelle 5* zusammengestellt.

Daneben können auch *schwere Streß-Situationen oder Krankheiten mit gesteigerter Aktivität des Sympathikus einen neurogenen Tumor vortäuschen.* So wurde eine erhöhte Ausscheidung von Katecholaminen und deren Metaboliten gefunden bei Kreislaufschock, frischem Myokardinfarkt, schwerer Herzinsuffizienz, Lungeninfarkt, apoplektischem Insult, Porphyrien, Tetanus, Polyneuritiden, Hypoglykämien, Hypoxie, Intoxikationen, chirurgischem Eingriff, Verbrennungen, azidotischen oder septischen Zuständen, aber auch beim Geburtsvorgang, nach schwerer Muskelarbeit und emotionellen Überforderungen.

Ist die Diagnose aufgrund erhöhter Werte von Adrenalin und/oder Noradrenalin im Urin gesichert, so kann die zusätzliche Bestimmung von Dopamin im Urin einen Hinweis darauf geben, ob es sich bei dem Tumor um ein Phäochromoblastom bzw. malignes Paragangliom handelt. Eine manchmal intermittierend erhöhte Dopamin-Ausscheidung ist verdächtig auf einen bösartigen, unter Umständen bereits metastasierenden Tumor.

Pharmakologische Tests. Eine weitgehende Standardisierung der Testbedingungen erhöht bei diesen Untersuchungen die Aussagekraft und setzt zudem die Risikofaktoren auf ein Minimum herab.

Als *Kontraindikationen* sind Nieren- und Kreislaufinsuffizienz sowie ein Status nach Myokardinfarkt oder cerebralem Insult zu betrachten.

Die Möglichkeit einer Beeinflussung des Testverlaufs durch Medikamente ist zu berücksichtigen. Pharmaka, die zentral oder peripher am Nervensystem angreifen, können das Resultat verfälschen.

Unmittelbar bevor einer der klassischen Provokationstests ausgeführt wird, empfiehlt es sich, den *Kältereiztest* vorzunehmen. Er besteht darin,

17

Tabelle 5. Erhöhung der Katecholamine und deren Metaboliten im Urin — ohne Vorliegen eines Phäochromozytoms

Katecholamine	Adrenalin, Noradrenalin, Dopamin
Sympathomimetica	
– *α- und β-Mimetica*	z.B. Ephedrin, Amphetaminderivate
– *β-Mimetica*	z.B. Dobutamin (β_1); Salbutamol, Fenoterol (β_2); Isoprenalin $(\beta_1 + \beta_2)$.
Sympatholytica	
– *zentral* wirkend	z.B. Clonidin, Methyldopa, Reserpin.
– *peripher* wirkend	
α-Blocker	z.B. Phentolamin, Prazosin
β-Blocker	z.B. Propranolol
Ganglienblocker	z.B. Guanethidin
L-Dopa	(auch in Kombination mit Decarboxylasehemmer)
Neuroleptica	
MAO-Hemmer	
Tetracycline/Erythromycin	(Interferenz mit Fluorimetrie)

Andere Substanzen:

Aminophyllin, Coffein, Äthanol, Nitroglycerin ergeben gel. (leicht) erhöhte Katecholamin-Werte;
Disulfiram, Nitroglycerin, Hustensirupi; PAS und BSP (methodische Interferenz) beeinflussen die VMS-Bestimmung.

Nahrungsmittel

Grenzwertig — leicht erhöhte VMS-Werte möglich s. Diät S. 16.

Streß-Situationen

Vgl. S. 17

---

daß eine Hand während einer Minute in ein Eiswürfelbad (ca. 4° C entsprechend) getaucht wird. Dabei wird der Blutdruck nach 30 bzw. 60 sek gemessen. Die Ergebnisse dieses Tests werden zum Vergleich mit denjenigen nach pharmakologischer Provokation herangezogen.

Das Kältebad, das oft als schmerzhaft empfunden wird, löst bei vegetativ labilen Patienten einen deutlichen Blutdruckanstieg auf Werte aus, die jene nach Histamin sogar übertreffen und so ein Phäochromozytom eher in Frage stellen.

Auch der *Orthostasetest* stellt eine aufschlußreiche Ergänzung dar, besonders wenn dabei die Plasmakatecholamine gemessen werden. Diese Analysenwerte sind auch beim Kältereiz und bei den folgenden Blutdruck-Provokationen von großer diagnostischer Bedeutung.

Provokationstests. Sie beruhen auf der Entspeicherung der Katecholamine aus dem Tumor bzw. den sympathischen Nervenendigungen und lösen dadurch eine paroxysmale Hypertonie aus.

18

Sie sind bei Patienten mit normalem Blutdruck oder leichter Hypertonie (max. 170–150/110 mmHg, je nach Alter) in Betracht zu ziehen, falls Verdacht auf anfallsweise auftretenden Blutdruckanstieg besteht.

Postoperativ durchgeführte Provokationstests geben Aufschluß über die radikale Tumorentfernung oder das Vorliegen multipler Phäochromozytome.

Die folgenden Tests haben sich zur Abklärung einer hypertensiven Krise als geeignet erwiesen:

- *Histamintest.* Dieser Test ist in rund 80% zuverläßig, erzeugt jedoch praktisch immer Nebenwirkungen (Hitzegefühl, Herzklopfen und Kopfschmerz). Falsch-positive Tests sind sehr selten, falsch-negative finden sich in ca. 10%.

  Histamin, welches eine reflektorische Entleerung der Sympathikusspeicher bewirkt, führt initial zu einem spezifischen Blutdruckabfall infolge Gefäßerweiterung, unmittelbar gefolgt von einer Katecholamin-Freisetzung aus den Speichern. In Anbetracht der zu erwartenden Blutdruckkrise ist eine kleine Initialdosis zu wählen: 0,02 mg i.v., maximal aber 0,001 mg/ kg Körpergewicht.

  Ein Blutdruckanstieg von mindestens 60/40 mmHg innerhalb von 2–3 min nach Injektion wird als positiv ausgefallener Test bewertet. Falsch-negative Resultate sind selten. Wird der kritische Blutdruckanstieg überschritten, so ist es unerläßlich, den Alpha-Blocker Phentolamin (Regitin) milligrammweise intravenös zu verabreichen (1 mg/1 ml NaCl physiol.). Urinportionen zur Katecholamin-Bestimmung sind vor und nach diesem Test aufzufangen.

- *Tyramintest.* Tyramin setzt als falscher Überträgerstoff Katecholamine aus den Granula der sympathischen Nervenendigungen frei und bewirkt dadurch einen Blutdruckanstieg. Die Kriterien für einen positiven Testausfall sind dieselben wie nach Histamin. Tyramin selbst ruft kaum direkte Nebenwirkungen hervor.

  Fällt der Test hingegen positiv aus, so kommt es zum Vollbild einer Blutdruckkrise mit allen unangenehmen Nebenerscheinungen, welche jedoch mit Phentolamin beherrschbar sind.

  Die intravenös verabreichte Dosis liegt zwischen 0,025 und 0,050 mg/ kg Körpergewicht, die Blutdruck-Reaktion ist innerhalb von 1–2 min zu erwarten. Mit falsch-positiven Ergebnissen ist in ca. 5%, mit falsch-negativen in ca. 30% der Tests zu rechnen.

  In Zweifelsfällen können die beiden Provokationstests kombiniert werden, vorausgesetzt, daß sich der Blutdruck zwischen den beiden Tests während 30 min auf die Ausgangswerte eingestellt hat.

- *Glukagontest.* Dieser Test beruht auf der Freisetzung von Katecholaminen aus dem Nebennierenmark bzw. aus dem Tumor.

  Die Anwendung erfolgt am nüchternen Patienten durch die Gabe von mindestens 0,5 mg, jedoch in der Regel 1,0 mg Glukagon intravenös.

Die Kriterien für einen positiv ausgefallenen Test sind vergleichbar denjenigen nach Histamin oder Tyramin. Falsch-positive Resultate sind nicht bekannt, falsch-negative dagegen werden häufig beobachtet.

Blockierungstest (Regitintest). Die Blockierung der Alpha-Rezeptoren durch Phentolamin inaktiviert die zirkulierenden Katecholamine. Die Abnahme des peripheren Widerstandes verursacht unverzüglich nach intravenöser Gabe einen Blutdruckabfall, welcher diagnostisch und auch therapeutisch ausgenützt wird. Dieser Test gelangt in Fällen von Dauerhypertonie, aber auch bei hypertensiver Krise zur Anwendung. Beim Phäochromozytompatienten können bereits kleine intravenöse Dosen von Regitin (Phentolamin; 1 mg und weniger) eine ausgesprochene und protrahierte Hypotonie hervorrufen. Daher ist es ratsam, Noradrenalin bereitzuhalten, um dem Risiko eines Zwischenfalls rechtzeitig zu begegnen. Ein Blutdruckabfall von mindestens 40/25 mmHg über wenigstens 5–15 min ist als positiver Testausfall zu werten. Der Test ist in 75% der Fälle zuverlässig brauchbar, falsch-negative Resultate sind ungewöhnlich, falsch-positive dagegen eher häufig (bis 20%).

Die Durchführung von pharmakologischen Tests ist in Anbetracht der mehr und mehr an Bedeutung gewinnenden radiologischen bzw. nuklearmedizinischen Abklärungsmöglichkeiten bei Phäochromozytomen in den Hintergrund gerückt. Trotzdem haben sie auch heute noch eine nicht zu unterschätzende praktische Bedeutung, wenn bei Normotonikern wiederholt Anfallsepisoden mit labilen, erhöhten Blutdruck-Werten oder wenn bedrohliche Blutdruckkrisen in Erscheinung treten.

Lokalisation des Tumors. Bereits *aufgrund der Katecholamin-Ausscheidung im Urin* lassen sich *gewisse Schlüsse ziehen*, indem ein Überwiegen der Adrenalin-Ausscheidung dafür spricht, daß der Tumor in einer der Nebennieren zu suchen ist. Eine übermäßige Noradrenalin-Ausscheidung hingegen weist in rund einem Drittel der Fälle auf eine extraadrenale Lokalisation hin.

Eine posterio-anteriore und eine halbaxiale *Thoraxaufnahme* gehören bei Verdacht auf Phäochromozytom zur Routine, obschon die Geschwulst meistens im Abdomen gefunden wird. Eine *Leeraufnahme des Abdomens* sowie ein *intravenöses Pyelogramm mit oder ohne Tomographie* geben in 20–50% der Auswertungen einen Hinweis auf den gesuchten Tumor.

Entschließt man sich zu einer *angiographischen Abklärung*, so ist der *Phlebographie* (Katheterismus der Vena cava) gegenüber der Arteriographie der Vorzug zu geben, da sie mit geringeren Risiken verbunden und für den Patienten schonender ist. Zudem erlaubt sie *gezielte Blutentnahmen zur Bestimmung der Plasmakatecholamine*, welche die phlebographischen Untersuchungen, besonders im Falle eines negativen Röntgenbefundes, wertvoll ergänzen. Da im Zusammenhang mit angiographischen Untersuchungen Zwischenfälle, selbst mit letalem Ausgang, beschrieben worden sind, ist es unerläßlich, daß der Patient während der Untersuchung internistisch überwacht wird (kontinuierliche Blutdruck-Kontrollen, Bereithalten von Regitin). Die vorgängige Verabreichung von Alpha-Blockern führt zur Herabsetzung der Risiken von seiten einer Blutdruckkrise oder eines hypovolaemen Schocks. Aufgrund der *Empfindlichkeit der Plasmakatecholamin-Bestimmung* ist es möglich, *auch kleinste Tumoren zu erfassen*, die den übrigen Untersuchungsmethoden entgehen. Die höchsten Plasma-Werte lassen mindestens die Region des vermuteten Tumors erkennen, bestenfalls aber die den Tumor drainierende Vene direkt erfassen (Pouliadis u. Ziegler 1978).

Die angiographische Darstellung des Phäochromozytoms hat in den letzten Jahren allmählich an Bedeutung abgenommen, immer häufiger gelangt an ihrer Stelle die *Computer-Tomographie* zur Anwendung. Diese Untersuchungsmethode ist, abgesehen von der Strahlenexposition, wenig belastend (Ganguly et al. 1979).

Weniger eingreifend ist die Anwendung der *Echosonographie*, die vergleichend, oft auch ergänzend zur Computer-Tomographie herangezogen wird. Sie erweist sich in der Hand des geübten Untersuchers als sehr aussagekräftig (Otto 1983).

Beiden Methoden gemeinsam ist der Nachteil, daß kleinste Phäochromozytome übersehen werden können. Vielversprechend ist in dieser Beziehung die erst in jüngster Zeit angewandte Darstellung eines Phäochromozytoms bzw. sympathischen Paraganglioms durch die *Szintigraphie*. Dabei erhält der Patient ^{131}J-Meta-Jodobenzylguanidin intravenös verabreicht, wobei gleichzeitig die ^{131}Jod-Aufnahme in die Schilddrüse blockiert wird. Dieses Verfahren scheint nach bisherigen Erfahrungen zur Darstellung von gutartigen aber auch von metastasierenden Tumoren des Sympathikus geeignet (Sisson et al. 1981).

Die *Katheterisierung der Vena cava mit Blutentnahmen* an verschiedenen Stellen zur Bestimmung der Plasmakatecholamine hat immer noch ihre Berechtigung, besonders in den Fällen, bei denen der Tumor radiologisch oder szintigraphisch nicht dargestellt werden kann.

Die *Durchführung der aufwendigen radiologischen Untersuchungen* erscheint erst dann *gerechtfertigt, wenn die Katecholamine im Urin vermehrt ausgeschieden werden.*

In Anbetracht der verschiedenen sich anbietenden Methoden zur Tumor-Lokalisation ist von Fall zu Fall über das Vorgehen zu entscheiden, vielfach sind zwei oder mehr Verfahren zu kombinieren, besonders dann, wenn ein Phäochromozytom multipel oder extraadrenal vorliegt.

Blutvolumenbestimmung. Eine Hypovolämie beim Phäochromozytom kann sehr unterschiedlich ausgeprägt sein. Es ist diagnostisch unerläßlich, das Plasmavolumen aller dieser Patienten zu messen. Die Hypovolämie muß präoperativ konsequent mit dem Alpha-Blocker Phenoxybenzamin (Dibenyline) behandelt werden, da die *Normovolämie eine Grundvoraussetzung für den chirurgischen Eingriff* darstellt (Ziegler et al. 1966).

f) Therapie der Tumoren des Sympathikus

Ziel der Therapie ist die chirurgische Entfernung des Tumors, die — wenn radikal erfolgt — allein vollständige Heilung bringen kann.

Eine medikamentöse Behandlung ist aber bei jedem Patienten unerläßlich. Sie wird durchgeführt einmal zur Operationsvorbereitung der Patienten, dann aber auch zur Überbrückung eines Zeitintervalls bis zur Operation, beispielsweise nach frisch erlittenem Myokardinfarkt, und schließlich
bei inoperablem, metastasierendem Tumor des Sympathikus.

Zwei Probleme werden dabei prinzipiell angegangen: vordringlich sollen
die Krankheitssymptome unterdrückt und gleichzeitig auch eine Normalisierung des Blutvolumens angestrebt werden. Grundsätzlich gibt es zwei Möglichkeiten der medikamentösen Therapie.

α) Blockierung der Alpha-Rezeptoren

Die Blockierung der Alpha-Rezeptoren durch Phenoxybenzamin (Dibenyline) in aufsteigender, anhand der Orthostaseneigung kontrollierter Dosierung, eine Maßnahme, welche besonders im Fall von Dauerhypertonie angezeigt ist. Die Dosis dieser schrittweise bis zur Symptomfreiheit gesteigerten
Dauertherapie liegt zwischen 10 und 60 mg täglich, in der Regel genügen
40 mg verteilt über 24 h.

Die Hypovolämie normalisiert sich unter dieser Behandlung innerhalb
von 5–7 Tagen. Trotz Normalisierung des Blutvolumens empfiehlt es sich,
am Vortag des chirurgischen Eingriffs zusätzlich Vollblut zu verabreichen
und intraoperative Blutverluste laufend auszugleichen, um einem hypovolämen Schock nach erfolgter Tumor-Exstirpation zuvorzukommen. *Phentolamin* (Regitin) ist — intravenös verabreicht — das Mittel der Wahl bei
Auftreten einer Blutdruckkrise. Die initial gegebene Dosis ist niedrig (evtl.
1 mg/ml NacCl physiol.) zu wählen und der Blutdruck bei Bedarf milligrammweise in Form einer Infusion auf den gewünschten Wert zu „titrie-
ren". Zur Dauertherapie ist Phentolamin durch Phenoxybenzamin per os
zu ersetzen.

Bei Auftreten von Tachyarrhythmien ist ein *Beta-Rezeptorenblocker*
ohne sympathomimetische Eigenwirkung (z.B. Propranolol) zu verabreichen, jedoch *nur nach vorangegangener Alpha-Blockade*.

β) Blockierung der Katecholamin-Synthese

Die Blockierung der Katecholamin-Synthese durch Metyrosin (Demser)
wird, in individuell gesteigerter Dosierung, in erster Linie beim inoperablen
Sympathikus-Tumor angewandt. Das Medikament bewirkt eine Normalisierung der Katecholamin-Ausscheidung und damit ein Verschwinden der
Symptome. Die Nebenwirkungen des Medikamentes zwingen leider gelegentlich zum Absetzen der Therapie.

Bei maligner Entartung des Tumors kommt in erster Linie die medikamentöse, symptomatische Behandlung mit Phenoxybenzamin oder Metyrosin in Betracht. Die oft invalidisierende Orthostaseneigung soll mit einem
Stützkorsett von elastischen Strümpfen oder Hosen bekämpft werden.

Der häufig auftretenden, hartnäckigen Obstipation ist besonders Beachtung zu schenken.

Mit einer *zytostatischen Behandlung* oder einer *Röntgenbestrahlung* läßt
sich das Wachstum dieses verhältnismäßig gut differenzierten Tumors nur

mit recht geringer Aussicht auf Erfolg beeinflussen. Die Strahlenbehandlung kommt jedoch als *Palliativmaßnahme zur Schmerzbeeinflussung bei Knochenmetastasen* in Frage.

Die chirurgische Entfernung solitärer Metastasen führt gelegentlich zu einer beachtlichen Verbesserung der Beschwerden, indem dadurch funktionell aktives Gewebe entfernt wird.

Nachkontrollen operierter Patienten sind in jedem Fall vorzusehen und jährlich, bei familiärem Auftreten lebenslänglich durchzuführen. Allfällige Rezidive sind innerhalb von 1–3 Jahren nach der Operation zu erwarten, bei familiären Formen sogar noch später. 95% der Patienten mit gutartigen gegenüber nur 45% mit bösartigen Tumoren überleben eine Zeitspanne von 5 Jahren.

B. Nebennierenrinde

I. V-Syndrom Cushing

1. Pathologie

Dem Hyperkortizismus des Cushingschen Syndroms liegt pathologisch-anatomisch eine bilaterale Nebennierenrindenhyperplasie, ein Rindenadenom oder ein Rindenkarzinom zugrunde. Je nach Alter ist die Verteilung verschieden. Beim Erwachsenen steht zahlenmäßig die Rindenhyperplasie im Vordergrund, beim Kind sind die Rindentumoren, besonders Karzinome, dagegen häufiger (Tabelle 6). Es muß allerdings betont werden, daß die morphologische Abgrenzung knotiger Hyperplasien und Adenome größere Schwierigkeiten machen kann, daß die in Tabelle 6 gegebenen Prozentzahlen also mit einer gewissen Vorsicht zu interpretieren sind. Neben dem Alter spielt auch das Geschlecht eine größere Rolle, was die Verteilung zwischen Hyperplasien und Tumoren anbelangt. So betreffen Rindentumoren mit Cushing-Syndrom nach Dhom (1981) in 80% Frauen.

a) Nebennierenrindenhyperplasien

Das morphologische Bild der Rindenhyperplasie beim Cushing'schen Syndrom ist nicht einheitlich, kann es sich doch um eine diffuse, d.h. einfache Hyperplasie, eine mikronoduläre Hyperplasie oder eine makronoduläre Hyperplasie handeln. Von diesen drei Hyperplasieformen ist eine Sonderform abzugrenzen, die sogenannte Mikroadenomatose oder kleinknotige Adenomatose, die zum Teil auch einfach als ungewöhnliche mikronoduläre Hyperplasie bezeichnet wird, korrekterweise aber mit großer Wahrscheinlichkeit als mikronoduläre Dysplasie einzureihen ist. Die verschiedenen Hyperplasieformen zeigen häufigkeitsmäßig nach Neville u. O'Hare (1982) die in Tabelle 7 gezeigte Verteilung. In einer eigenen Untersuchungsserie von 54 Cushing-Fällen der Urologischen Universitätsklinik Zürich ergaben sich die in Tabelle 8 zusammengestellten Resultate, die alle Erwachsene betreffen (Tabelle 8).

Tabelle 6. Nebennierenrindenveränderungen bei Cushing-Syndrom. (Nach Neville u. O'Hare 1982)

	Bilaterale Hyperplasie	Adenom	Karzinom
Erw.	74%	14%	12%
Kinder	42%	12%	46%

Tabelle 7. Hyperplasieformen der Nebennierenrinde bei Cushing-Syndrom. (Nach Neville u. O'Hare 1982)

	Einfache (diffuse) Hyperplasie	Knotige Hyper-plasie	Hyperplasie bei ektopischer ACTH-Produktion
Erw.	62%	20%	18%
Kinder	62%	23%	15%

Tabelle 8. Nebennierenveränderungen bei Cushing-Syndrom (Urologische Klinik und Institut für Pathologie der Universität Zürich). (Nach Flattet u. Hedinger, 1979)

	Fälle	%
Einfache (diffuse) Hyperplasie	29	53,7
mikronoduläre Hyperplasie	4	7,4
makronoduläre Hyperplasie	3	5,6
mikronoduläre Dysplasie (mikronoduläre Adenomatose)	2	3,7
Adenome	12	22,2
Karzinome	4	7,4
	54	100

α) Einfache Rindenhyperplasie (diffuse Rindenhyperplasie)

Diese Hyperplasieform steht häufigkeitsmäßig im Vordergrund. Die Oberfläche des Organs ist glatt, die Konturen sind nur etwas abgerundet, Knoten fehlen. Die Schnittfläche zeigt eine verbreiterte gelbe Rinde und eine schmälere braune, der Zona reticularis entsprechende Innenschicht. Auch auf der Schnittfläche sind keine Knoten zu sehen (Abb. 5). Das Gewicht derartiger

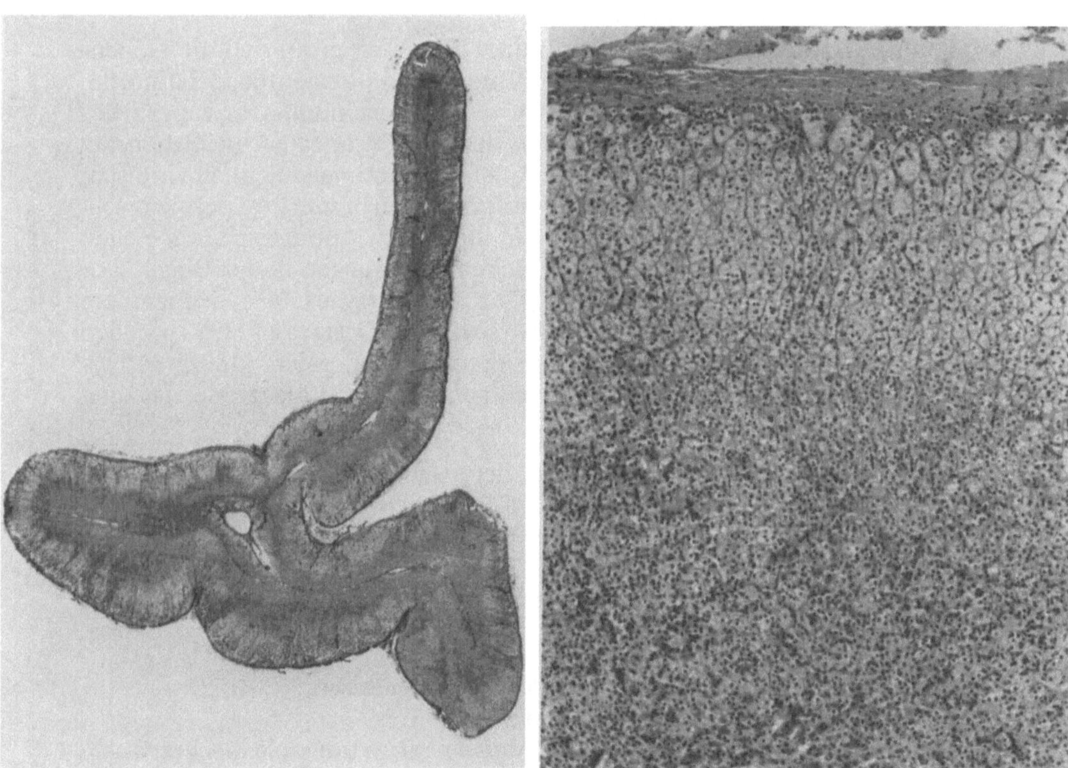

Abb. 5. Einfache (diffuse) Rindenhyperplasie der Nebennieren bei Cushing-Syndrom (21jährige Frau). *Links* Übersicht (HE, 3,3 ×), *rechts* Rindenausschnitt mit deutlicher Verbreiterung der Kompaktzellschicht. (*Untere Bildhälfte*) (HE, 42 ×). (Aus Flattet u. Hedinger 1980)

Nebennieren ist nicht stark erhöht. Neville u. O'Hare (1982) geben Gewichte zwischen 6–12 g an. In unserer Serie betrug das Durchschnittsgewicht einer Nebenniere 9,8±3,5 g (Flattet u. Hedinger 1980). Mikroskopisch wird die innere Rindenzone von sogenannten Kompaktzellen eingenommen, wellenförmig abgegrenzt von der aus Spongiozyten, stark lipidbeladenen Rindenzellen aufgebauten Außenzone, an die eine mehr oder weniger normal breite Zona glomerulosa anschließt.

β) Mikronoduläre Rindenhyperplasie

Bei dieser mikronodulären Hyperplasie ergibt sich sowohl makro- wie mikroskopisch ein recht ähnliches Bild wie bei der einfachen Hyperplasie. Vor allem im Innern derartiger Nebennieren sind zusätzlich aber kleine Knötchen erkennbar, die vorwiegend aus hellen Zellen aufgebaut sind. Das mittlere Gewicht derartiger Nebennieren entspricht in unserer Serie mit 9,3±3,4 g pro Einzelorgan demjenigen der Nebennieren mit einfacher Hyperplasie. Neville u. O'Hare (1982) machen deshalb auch zwischen diesen beiden Hyperplasieformen keinen prinzipiellen Unterschied. Wegen der Abgrenzung von der mikronodulären Dysplasie ist die Kenntnis dieser mikronodulären Hyperplasie aber nicht unwichtig.

γ) Makronoduläre Rindenhyperplasie

Bei dieser makronodulären Form sind die Knoten so groß, daß die Nebennieren deformiert werden. Es entstehen Bilder, die an eigentliche Tumoren, an Adenome erinnern. Die Knoten liegen aber regelmäßig im Innern des Organs, in der Markgegend. Die Rinde des Restorganes ist im Gegensatz zu funktionell-autonomen Adenomen oder Karzinomen nicht atrophisch, sondern wie bei den übrigen Hyperplasieformen verbreitert, hyperplastisch. Die Knoten selbst bauen sich vorwiegend aus hellen, spongiozytären Zellen auf (Abb. 6). Die Gewichte derartiger Nebennieren liegen in der Regel über 10 g; in unserer Serie beträgt der Durchschnittswert pro Nebenniere 14,2±2,0 g (Flattet u. Hedinger 1982). Neville u. O'Hare (1982) sprechen bei dieser makronodulären Hyperplasie von einer bilateralen nodulären Hyperplasie, rechnen die obenerwähnte mikronoduläre Hyperplasie dagegen der einfachen, das heißt, diffusen Hyperplasie zu.

Neben diesen klassischen Formen der Nebennierenrindenhyperplasie beim Cushing-Syndrom kommen zwei Formen vor, die besondere Beachtung verdienen, nämlich die Rindenhyperplasie bei ektopischer ACTH-Bildung, d.h. bei der paraneoplastischen Form des Cushing-Syndroms, und die sogenannte primäre knotige Dysplasie, die auch als primäre kleinknotige Rindenadenomatose bezeichnet wird.

δ) Nebennierenhyperplasie bei ektoper ACTH-Produktion, bei paraneoplastischem Cushing-Syndrom

Nach Neville u. O'Hare (1982) beträgt der Anteil paraneoplastischer Cushing-Syndrome 15–18% ihrer ganzen Serie. Bei Erwachsenen stehen als auslösende Geschwülste Bronchialkarzinome vom undifferenzierten, kleinzelligen Typ häufigkeitsmäßig im Vordergrund. Seltener sind Thymus- und an-

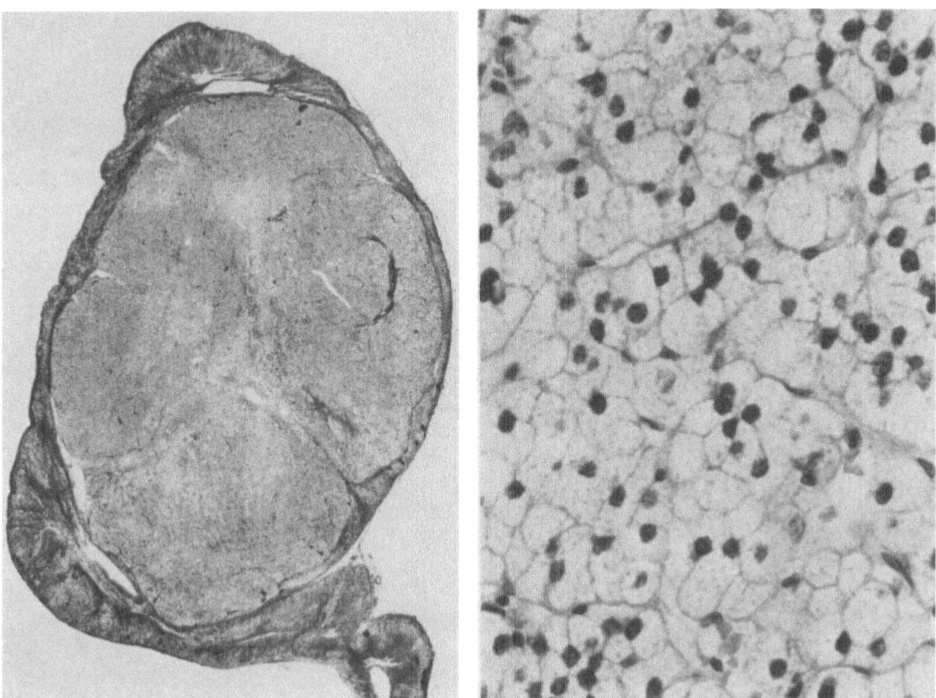

Abb. 6. Makronoduläre Rindenhyperplasie der Nebennieren bei Cushing-Syndrom (45jährige Frau). *Links* Übersichtsbild der Nebennieren mit adenomartigem Knoten. Restnebennieren nicht atrophisch. (HE, 4,4 ×), *rechts* Ausschnitt aus dem Knoten. Vorwiegend große spongiozytäre Elemente (HE, 300 ×). (Aus Flattet u. Hedinger 1980)

dere Mediastinaltumoren, Pankreastumoren und andere Geschwülste wie z.B. Paragangliome, Phäochromozytome und Neuroblastome besonders auch bei Kindern. Vor allem ist auch an Verbindungen mit anderen Tumorkombinationen, z.B. dem Sipple-Syndrom, zu denken. Die paraneoplastisch aktivierten Nebennieren sind in der Regel wesentlich größer als beim gewöhnlichen Cushing-Syndrom. Die Gewichte einer Nebenniere bewegen sich nach Neville u. O'Hare (1982) zwischen 14 und 16 g, Gewichte über 20 g sind aber nicht ungewöhnlich. Die Rinde ist wesentlich breiter als bei der gewöhnlichen Hyperplasie, sie ist zudem häufig braun verfärbt. Kompaktzellen nehmen nicht nur die inneren Rindenschichten ein, sondern schieben sich säulenförmig bis zur Kapsel vor. Auch ist die Zell- und Kernpolymorphie ausgesprochener.

b) Primäre knotige Rindendysplasie oder sogenannte primäre kleinknotige Rindenadenomatose

Die Frage der Sonderstellung dieser Hyperplasieform ist immer noch umstritten. Tatsächlich nimmt diese Nebennierenerkrankung aber eine Sonder-

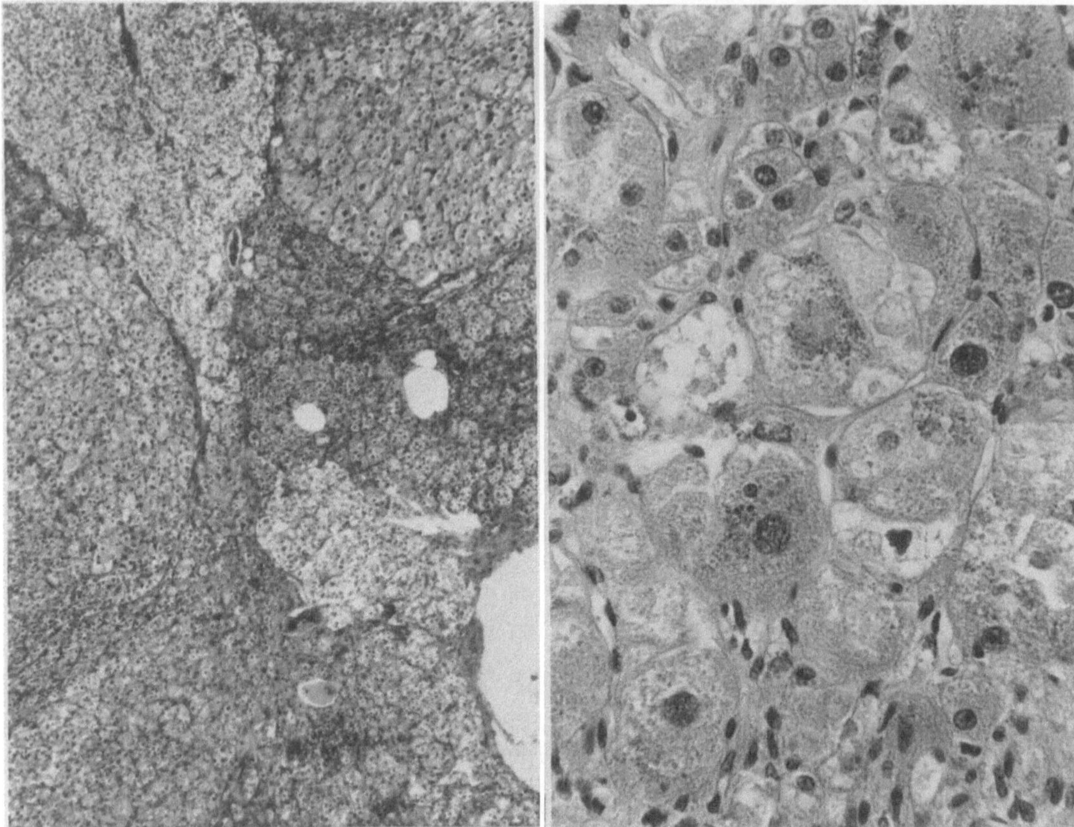

Abb. 7. Primäre knotige Rindendysplasie (primäre kleinknotige Rindenadenomatose) bei familiärem Cushing-Syndrom (18jähriger Mann mit familiärem Cushing-Syndrom, aus Schweizer-Cagianut et al. 1982). *Links* Übersichtsbild. Deutliche knotenartige Verwerfung der Rindenschichtung (HE, 55 ×), *rechts* Ausschnitt aus der dysplastischen Rinde mit Herd großer eosinophiler braun pigmentierter Rindenzellen (HE, 330 ×)

stellung ein, was Funktion wie Morphologie anbelangt. Funktionell handelt es sich um eine autonome, ACTH-unabhängige Aktivitätssteigerung der Nebennierenrinde, morphologisch liegt eine von den gewöhnlichen knotigen Rindenhyperplasien deutlich abweichende Nebennierenrindenveränderung vor. Die Nebennieren sind meist relativ klein, auffällig ist ihre kleinknotige Deformierung mit starker Fettgewebsdurchsetzung, so daß die Nebennieren kaum vom umliegenden Fettgewebe isoliert werden können. Die Knötchen sind unterschiedlich gebaut, teils hellzellig, teils eher eosinophilzellig. Besonders charakteristisch sind knotige Bezirke aus sehr großen Zellen, die meist ein eosinophiles Zytoplasma besitzen und eigenartige braune, kranzartig um den Kern eingelagerte Pigmentkörner aufweisen (Abb. 7). Komprimierte und atrophische Rindenreste zwischen den Knötchen haben Kracht u. Tamm (1960) veranlaßt, von einer Adenomatose mit Atrophie des Restgewebes zu sprechen. Meador et al. (1967) nehmen dagegen eine Fehlbildung

28

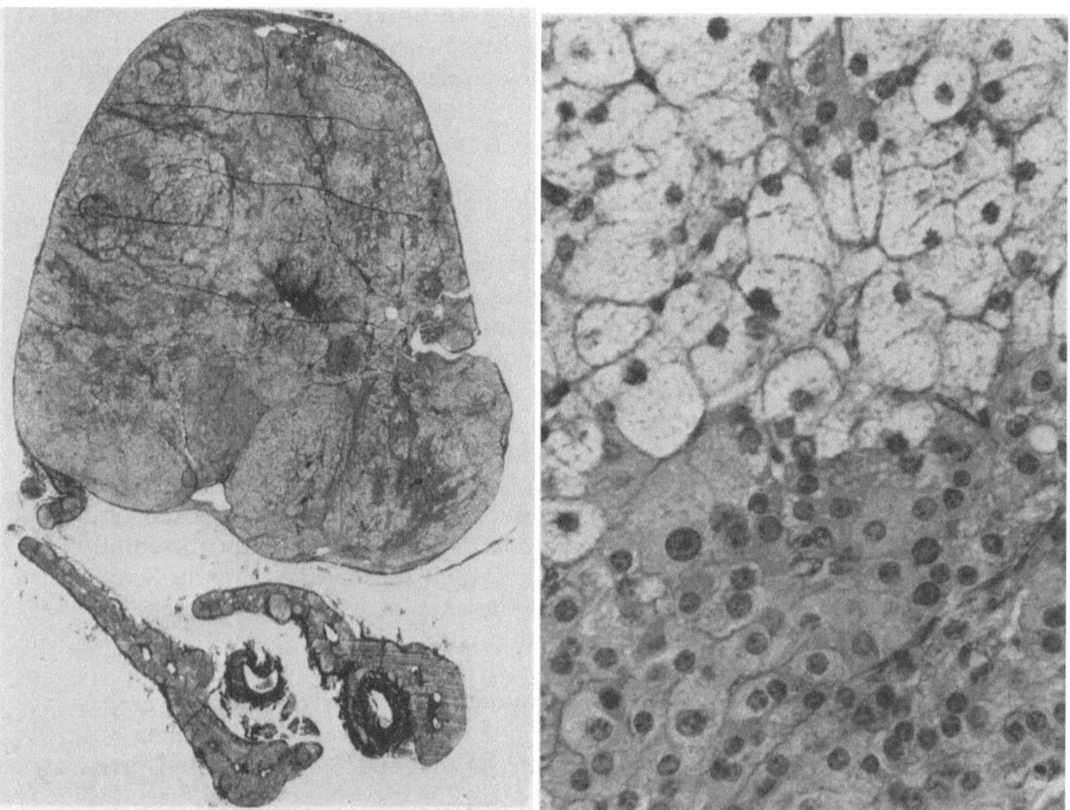

Abb. 8. Rindenadenom der Nebennieren bei Cushing-Syndrom (35jährige Frau). *links* Übersicht des Knotens, ähnliches Bild wie Abb. 2, Restnebennieren aber atrophisch (HE, 3,5 ×) *rechts* Ausschnitt aus dem Tumor. Einerseits helle spongiozytäre Zellen, andererseits aber auch kleinere Kompaktzellen (HE, 350 ×). (Aus Flattet u. Hedinger 1980)

an, verwenden daher den Begriff einer primären adrenokortikalen nodulären Dysplasie. Die Annahme einer Fehlbildung wird durch das Vorkommen familiärer Fälle unterstützt (Arce et al. 1978; Schweizer-Cagianut et al. 1980).

c) Nebennierentumoren und Cushing-Syndrom

α) Rindenadenome

Eigentliche Adenome treten im Gegensatz zu den makronodulären Hyperplasien in der Regel nur einseitig auf. Auch ist im Gegensatz zu den Hyperplasien die Nebennierenrinde, sowohl auf der befallenen Seite wie auf der Gegenseite häufig hochgradig verdünnt, atrophisch. Die Adenome sind in der Regel gelb, selten auch intensiv braun, ja schwarz gefärbt. Sie bauen sich aus hellen Rindenzellen und Kompaktzellen auf (Abb. 8). Das Gewicht

der Adenome liegt nach Dhom unter 30 g. In unserer Serie von 12 Fällen
bei Erwachsenen betrug das Durchschnittsgewicht 14,8 ± 2,3 g (Flattet u.
Hedinger 1980). Der mittlere Durchmesser der Knoten beträgt ungefähr
3 cm.

β) Rindenkarzinome

Im Gegensatz zu den Adenomen sind die Nebennierenrindenkarzinome mit
Cushing-Syndrom meist recht groß, nach Neville u. O'Hare (1982) über
100 g schwer. In unserer Serie von 4 Fällen lagen die Gewichte zwischen
35 und 850 g (Flattet u. Hedinger 1980). Kapseldurchbrüche und Metastasen
weisen auf die Malignität hin. Die Schnittflächen sind meist eher bunt,
Nekrosen sind nicht ungewöhnlich. Mikroskopisch bestehen die Tumoren
vorwiegend aus Kompaktzellen. Kern- und Zellpolymorphien sind häufig,
dürfen aber nicht unbedingt als Zeichen der Malignität interpretiert werden,
da sie wie in andern endokrinen Organen auch einfach Ausdruck einer
besonderen funktionellen Aktivität oder Beanspruchung und nicht einer besonderen Proliferationstendenz sein können (Abb. 9). Mitosereichtum und
vor allem pathologische Mitoseformen sind dagegen diagnostisch aufschlußreicher. Es muß aber betont werden, daß auch regelmäßig gebaute Karzinome vorkommen, deren Malignität, abgesehen von den Metastasen, vor
allem an Gefäßeinbrüchen erkannt werden kann.

Andere Organveränderungen bei Cushing-Syndrom. Was die Auswirkungen
des Cushing-Syndroms an anderen Organen und Geweben betrifft, sei auf
die entsprechende pathologisch-anatomische und endokrinologische Literatur verwiesen. In Anbetracht der Bedeutung für die Therapie soll hier aber
kurz die Frage der Hypophysenveränderungen, vor allem der Hypophysenadenome behandelt werden. Früher ganz im Vordergrund stehend, vorübergehend in den Hintergrund gedrängt, haben in den letzten Jahren die Hypophysenadenome, vor allem in Form der sogenannten Mikroadenome, eine
Renaissance erlebt. In größeren Untersuchungsserien konnte von Salassa
et al. (1978) und Tyrrell et al. (1980) gezeigt werden, daß Cushing-Patienten
durch operative Entfernung sogenannter Mikroadenome des Hypophysenvorderlappens geheilt werden können. (Lit. bei Fitzgerald et al. 1982). Handelt es sich aber wirklich um Adenome, d.h. autonome Tumoren des Hypophysenvorderlappens und nicht eher um adenomartige knotige Hyperplasien, wie sie auch in anderen endokrinen Organen bei Überstimulation
häufig sind? Tatsächlich sind in letzter Zeit neben größeren operativen Er-
folgsserien auch Beobachtungen von Therapieversagern mitgeteilt worden,
wie z.B. von Pont u. Gutierrez-Hartman (1979), Wajchenberg et al. (1979)
und Lamberts et al. (1980). Nach Saeger (1974) findet man im Hypophysenvorderlappen von Patienten mit Cushing-Syndrom alle Übergänge von dif-
fuser zu knotiger Hyperplasie und sogar Adenomen der kortikotrophen
Zellen. Man darf deshalb annehmen, daß der Aktivierung des Hypophysenvorderlappens durch übergeordnete hypothalamische Zentren in vielen Fällen größere Bedeutung für die Entstehung des Cushing-Syndromes zukommt, als den sogenannten Adenomen, die offenbar nur einer hyperpla-

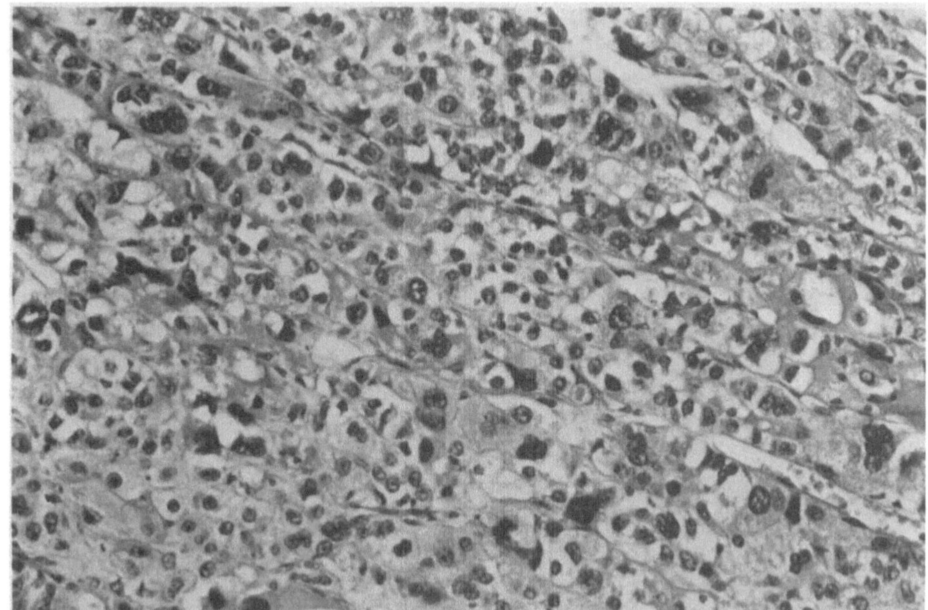

Abb. 9. Nebennierenkarzinom bei Cushing-Syndrom. Trabekel ungleich großer Tumorzellen mit polymorphen Kernen (27jährige Frau, HE, 160 ×). (Aus Flattet u. Hedinger 1980)

stischen Reaktion bei ungewöhnlicher Stimulation entsprechen. Die Hypophyse stellt also mehr Schaltorgan einer übergeordneten Störung, als Primärursache der Funktionsentgleisung, dar. Tatsächlich zeigen auch die nach bilateraler Adrenalektomie offenbar unter verstärkter hypothalamer Stimulation der Hypophyse auftretenden Vorderlappentumoren, die sogenannten Nelson-Tumoren, daß der Hypophyse nur sekundäre Bedeutung zukommt. Im Zürcher Krankengut entwickelten sich derartige Tumoren in einem Drittel der adrenalektomierten und über längere Zeit beobachteten Cushing-Patienten (Froesch et al. 1981). Neben derartigen sekundären, sogenannten hyperplasiogenen Geschwülsten muß allerdings in gewissen Fällen auch mit primären Hypophysentumoren im Sinne der eigentlichen Cushing'schen Krankheit gerechnet werden.

2. Pathophysiologie und Klinik

a) Allgemeines und Definitionen

Als Cushing-Syndrom bezeichnen wir die klinischen Manifestationen einer chronischen übermäßigen Sekretion oder Zufuhr von Glukokortikosteroiden. Die heute häufigste Form der Krankheit ist das *iatrogene Cushing-Syndrom,* eine gefürchtete Komplikation einer antiphlogistischen oder im-

31

munosuppressiven Therapie mit Glukokortikoiden oder ACTH. Im folgenden ist ausschließlich von den *spontanen Formen* des Cushing-Syndroms die Rede. Trotzdem sie verschiedene Ursachen haben, ist ihnen gemeinsam:

1) eine abnorm erhöhte Sekretionsgeschwindigkeit von Kortisol,
2) pathologisch erhöhte Kortisol-Plasmakonzentrationen und
3) eine Störung der normalen Regulationsmechanismen der Kortisolsekretion (Tagesrhythmus, negative Rückkopplung).

Jedes Cushing-Syndrom ist mit einer massiven Beeinträchtigung der Gesundheit und einer starken Verminderung der Lebenserwartung verbunden und bedarf deshalb einer sorgfältigen diagnostischen Abklärung und einer adäquaten Therapie. Etwa 80% der spontanen Cushing-Syndrome sind vollständig und definitiv heilbar. Spontanheilungen sind dagegen extrem seltene Ausnahmen.

Als *Morbus Cushing* (oder Cushing's disease) werden in der Literatur teils alle hypophysenabhängigen Formen, teils aber nur die durch ein ACTH-produzierendes Hypophysenadenom verursachte Form des Cushing-Syndroms, bezeichnet. Unter *Nelson-Syndrom* versteht man eine Hyperpigmentation durch ein ACTH-produzierendes Hypophysenadenom, das sich nach einer bilateralen Adrenalektomie wegen hypophysenabhängigem Cushing-Syndrom entwickelt hat.

b) Pathogenese

Nach ihrer Pathogenese lassen sich die spontanen Cushing-Syndrome in drei Gruppen einteilen, nämlich in hypophysenabhängige, adrenale und durch ektopisches ACTH bedingte (Tabelle 9).

α) Hypophysenabhängiges Cushing-Syndrom

Dieser häufigsten Form der Krankheit, die vorzugsweise bei Frauen im Alter von 20–40 Jahren auftritt, liegt eine chronische Hypersekretion von ACTH aus der Hypophyse zugrunde, die zu einer mehr oder weniger ausgeprägten bilateralen Hyperplasie der Nebennierenrinde führt. Bei einer Mehrzahl der Fälle besteht ein ACTH-produzierendes Hypophysenadenom. Meistens handelt es sich dabei um Mikroadenome, die nicht zu einer Sellavergrößerung führen. Die mikrochirurgische selektive Entfernung dieser Adenome führt oft zu einer völligen Heilung der Krankheit. Nach einer Periode von postoperativer sekundärer Nebennierenrinden-Insuffizienz kommt es dann meistens zu einer Normalisierung der ACTH-Sekretion. Aus solchen Verläufen kann man schließen, daß die spontane Entwicklung eines semiautonom ACTH-produzierenden (d.h. vom Hypothalamus unabhängigen aber durch hohe Dosen von Glukokortikoiden direkt bremsbaren) Hypophysenadenoms die eigentliche Krankheitsursache sein kann. In zahlreichen Fällen von hypophysenabhängigem Cushing-Syndrom wird aber bei einer mikrochirurgischen Exploration der Sella oder bei der mikroskopischen Untersu-

32

Tabelle 9. Ätiologie des spontanen Cushing-Syndroms

1) *hypophysenabhängig* 60–70%

    übermäßige hypophysäre ACTH-Sekretion
    bilaterale Nebennierenrinden-Hyperplasie
    a) ACTH-produzierendes Hypophysenadenom
      – primär
      – hyperplasiogen
    b) Regulationsstörung
      – hypophysär
      – hypothalamisch

2) *adrenal* 15–25%

    autonome Kortisol-Sekretion
    ACTH-Sekretion unterdrückt
    bei Tumor: Atrophie der restlichen und kontralateralen Nebennierenrinde
    a) Nebennierenrinden-Adenom
    b) Nebennierenrinden-Karzinom
    c) bilaterale noduläre Nebennierenrinden-Dysplasie (oft familiär)

3) *ektopische ACTH-Sekretion* 10–20%

    ACTH-Sekretion durch nicht-endokrinen Tumor
    bilaterale Nebennierenrinden-Hyperplasie
    hypophysäre ACTH-Sekretion unterdrückt
    a) Bronchus-Karzinom (meist kleinzellig) 50%
    b) Thymus-Karzinom 10%
       Pankreas-Karzinom 10%
    c) medulläres Schilddrüsenkarzinom 5%
       Bronchus-Adenom (Karzinoid) 5%
       Phäochromozytom, Neuroblastom 5%
    d) übrige Tumoren 15%

chung der exzidierten Hypophyse kein Adenom gefunden. Bei anderen Patienten tritt nach Entfernung eines ACTH-produzierenden Hypophysenadenoms keine Remission des Cushing-Syndroms auf, oder es kommt nach vorübergehender Heilung zu einem Rezidiv der Krankheit. Vermutlich liegt in solchen Fällen eine unbekannte hypophysäre oder hypothalamische Regulationsstörung der Kortisol-Homöostase der Krankheit zugrunde. Die Häufigkeit einer solchen Regulationsstörung bei Patienten mit hypophysenabhängigem Cushing-Syndrom mit und ohne Hypophysenadenom, ist zur Zeit sehr schwer abzuschätzen.

β) Adrenales Cushing-Syndrom

Ein adrenales Cushing-Syndrom ist meistens durch ein autonom Kortisol-produzierendes Adenom oder Karzinom der Nebennierenrinde bedingt. Maligne und benigne Tumoren sind etwa gleich häufig. Durch die normale negative Rückkopplungswirkung des Kortisols kommt es zu einer weitgehenden Unterdrückung der ACTH-Sekretion und dadurch zu einer Atrophie der angrenzenden und kontralateralen Nebennierenrinde. Die Entfernung eines Kortisol-produzierenden Nebennierenrindenadenoms führt immer zu einer definitiven Heilung des Cushing-Syndroms; aber in der Folge besteht meistens eine sekundäre Nebennierenrinden-Insuffizienz, die Wochen bis Jahre (in einigen Fällen sogar zeitlebens) andauern kann. Nach Entfernung eines Kortisol-produzierenden Nebennierenrinden-Karzinoms kann die Entwicklung von Metastasen mit einem Rezidiv des Cushing-Syndroms verbunden sein. Bei Kindern unter 15 Jahren ist ein Nebennierenrindenkarzinom die häufigste Ursache eines Cushing-Syndroms.

Zu den adrenalen Formen des Cushing-Syndroms gehören nach neueren Erkenntnissen auch bilaterale noduläre Dysplasien oder Hyperplasien der Nebennierenrinde. Es handelt sich hier um eine primäre, oft familiäre Nebennierenrindenkrankheit, bei der die Kortisolsekretion autonom und die ACTH-Sekretion unterdrückt ist.

γ) Ektopische ACTH-Sekretion

Bei dieser Form der Krankheit wird aktives ACTH durch einen meistens malignen Tumor eines nicht-endokrinen Organs sezerniert. Dieses ektopische ACTH stimuliert die Kortisol-Sekretion und führt zu einer bilateralen Nebennierenrinden-Hyperplasie. Die hyophysäre ACTH-Sekretion ist dabei unterdrückt. Meistens ist die ektopische ACTH-Sekretion autonom. Nur in Ausnahmefällen läßt sie sich durch Verabreichung von Glukokortikoiden in hohen Dosen (8 mg/Tag Dexamethason) unterdrücken. Ob die gelegentlich nachgewiesene ektopische Produktion von Peptiden mit biologischer kortikotrophin-releasing Aktivität zur Stimulation der eutopischen oder ektopischen ACTH-Sekretion führt, ist ungewiß.

Die ektopische ACTH-Sekretion tritt vorwiegend im Alter von 40–60 Jahren auf und ist bei Männern und Frauen etwa gleich häufig. In etwa der Hälfte der Fälle ist ein Cushing-Syndrom die erste klinische Manifestation von ACTH-produzierenden Tumoren. Oft aber geht der immunologische Nachweis von erhöhten Plasma-ACTH-Spiegeln den klinischen Symptomen des Cushing-Syndroms voraus. Vor allem bei rasch wachsenden Tumoren, die mit starker Kachexie einhergehen, kommt es nicht zur vollen Entwicklung des typischen klinischen Bildes des Cushing-Syndroms. Trotz sehr hohen Kortisol-Plasmakonzentrationen fehlen Stammfettsucht und Vollmondgesicht, und die Krankheit manifestiert sich vorwiegend durch Muskelschwäche, Resistenzlosigkeit, Osteoporose, Hypertonie, Hypokaliämie und Hyperpigmentation.

c) Klinisches Bild

α) Anamnese

Obwohl die Verdachtsdiagnose „Cushing-Syndrom" gelegentlich schon beim ersten Anblick eines Patienten mit den typischen Zeichen der Krankheit (Tabelle 10) gestellt werden kann, ist die Erhebung einer genauen Anamnese von größter Wichtigkeit. Viele Leute mit dem scheinbar charakteristischen Aussehen von Cushing-Patienten sind endokrin völlig normal. Stammfettsucht und ein rundes, gerötetes Gesicht sind häufig nur konstitutionelle Merkmale. Anderseits wird ein später erkanntes und diagnostisch

Tabelle 10. Häufigste Beschwerden und klinische Befunde beim Cushing-Syndrom

	Häufigkeit (%)
Stammfettsucht	90
rotes Vollmondgesicht	85
Hypertonie	80
Menstruationsstörungen	70
Hirsutismus	70
purpurrote Striae	60
Muskelschwäche	60
Büffelhöcker	55
Knöchelödeme	55
Rückenschmerzen, Osteoporose	50
erhöhte Hautlädierbarkeit, Ekchymosen	50
Akne	50
psychische Störungen	45

Häufige allgemeine Laborbefunde

pathologische Glukosetoleranz
Hypokaliämie
Metabolische Alkalose
Eosinopenie
Lymphopenie
leichte Polyzythämie

gesichertes Cushing-Syndrom oft bei der ersten Untersuchung übersehen. Wichtige Manifestationen der Krankheit wie Hypertonie, Hirsutismus, Menstruationsstörungen, Akne, Rückenschmerzen und eine verminderte Glukosetoleranz sind auch bei Nebennierengesunden so häufig, daß selbst eine Kombination von ihnen noch nicht besonders auf ein Cushing-Syndrom verdächtig ist. Konstitutionelle Adipositas simplex, essentielle Hypertonie und Hirsutismus simplex sind dagegen im Allgemeinen nicht mit Muskelschwäche oder Einschränkung der Leistungsfähigkeit verbunden.

Viele Patienten mit Cushing-Syndrom geben an, daß sich ihr Aussehen, ihr Gewicht und ihre Gesundheit zu einem bestimmten Zeitpunkt im Leben innerhalb von Wochen dramatisch verändert haben und sie können das oft auch mit Photographien belegen. Die Beschreibung eines solchen Knicks in der Lebenslinie weist viel stärker auf ein Cushing-Syndrom hin als die besondere Ausprägung einzelner klinischer Manifestationen. Das Übergewicht vieler Cushing-Patienten ist nicht exzessiv; aber sie haben es in kurzer Zeit erworben, und sie haben außerordentliche Mühe, es durch Einschränkung der Kalorienzufuhr zu reduzieren. Das ist wahrscheinlich zum großen Teil auf die appetitsteigernde Wirkung der Glukokortikoide zurückzuführen. Typisch für das Cushing-Syndrom ist auch eine Therapieresistenz der Hypertonie sowie eine Insulinresistenz des Diabetes mellitus. Das Auftreten der Krankheit bei Kindern führt zu einem charakteristischen Wachstumsstillstand, während eine rein alimentäre Adipositas oft mit Großwuchs verbunden ist.

Psychische Veränderungen stehen oft im Vordergrund des klinischen Bildes des Cushing-Syndroms. Sie können sehr mannigfaltig und uncharakteristisch sein. Neben einem typischen endokrinen Psychosyndrom mit Antriebsstörungen und veränderter Triebhaftigkeit (vermehrter Hunger und Durst, verminderter Sexualtrieb) kommen auch eigentliche schwere Psychosen vor, z.B. solche vom akuten exogenen Reaktionstyp mit Halluzinationen, schizophrenieähnliche Zustandsbilder mit Wahnvorstellungen oder Depressionen mit Suizidversuchen. Mehrere unserer Cushing-Patienten wurden zuerst in psychiatrische Kliniken eingewiesen, weil bei ihnen die psychischen den körperlichen Manifestationen der Krankheit vorausgingen.

β) Aussehen

Im Gegensatz zu einer verbreiteten Meinung ist eine massive Adipositas nicht charakteristisch für das Cushing-Syndrom. Von 32 Patienten mit Cushing-Syndrom, die auf unserer Klinik untersucht wurden, war nur einer schwerer als 90 kg. Die meisten Patienten zeigen eine mäßige Adipositas (durchschnittliches Übergewicht 10–20%), die sich charakteristisch auf Kopf, Hals und Rumpf beschränkt, bei der die Extremitäten aber relativ schlank bleiben oder sogar wegen der gleichzeitigen Muskelatrophie abnorm dünn erscheinen. Typische Fettansatzstellen beim Cushing-Syndrom sind Gesicht (Wangen, Doppelkinn), Supraklavikulärgruben, Nacken („Büffelhöcker"), Brüste und Abdomen (Hängebauch, Fettschürze). Das Gesicht ist auffallend rund („Vollmondgesicht" mit schräggestellten Augen) und intensiv gerötet. Bei Frauen und Kindern findet sich fast immer ein mehr oder weniger ausgeprägter Hirsutismus, und auch Akne ist recht häufig (Abb. 10, 11).

Charakteristisch sind dunkelrote bis violette Striae der Haut am Stamm und an den Oberschenkeln, die sich durch ihre dunklere Farbe und größere Intensität von den „pink striae" unterscheiden, die bei rasch auftretender Adipositas von Jugendlichen erscheinen können. Die Haut des Cushing-Patienten ist atrophisch und leicht lädierbar, so daß kleinere Traumen oft zu Ulzerationen oder großen Suffusionen führen. Knöchelödeme finden sich bei etwa der Hälfte aller Patienten. Eine Hyperpigmentation kann gelegentlich beim unbehandelten Cushing-Syndrom vorkommen und deutet dann auf eine starke Erhöhung der ACTH-Sekretion — d.h. vor allem auf eine ektopische ACTH-Sekretion — hin.

γ) Allgemeine Befunde

Eine Erhöhung des Blutdruckes gehört zum klassischen Bild des Cushing-Syndroms. Meistens ist die Hypertonie nur wenig ausgeprägt, und nur selten führt sie zur malignen Retinopathie und zu Nierenfunktionsstörungen. Ihre genaue Ursache ist unbekannt; aber wahrscheinlich spielen die natriumretinierende Wirkung von Kortisol sowie eine Erhöhung der Plasmakonzentration von Reninsubstrat eine pathogenetische Rolle. Hypokaliämie und metabolische Alkalose sind hauptsächlich auf die mineralokortikoide Wirkung von Kortisol zurückzuführen. Die Aldosteron-Sekretion ist im allgemeinen unverändert oder erniedrigt. Dagegen kann die Sekretion des Mineralokorti-

36

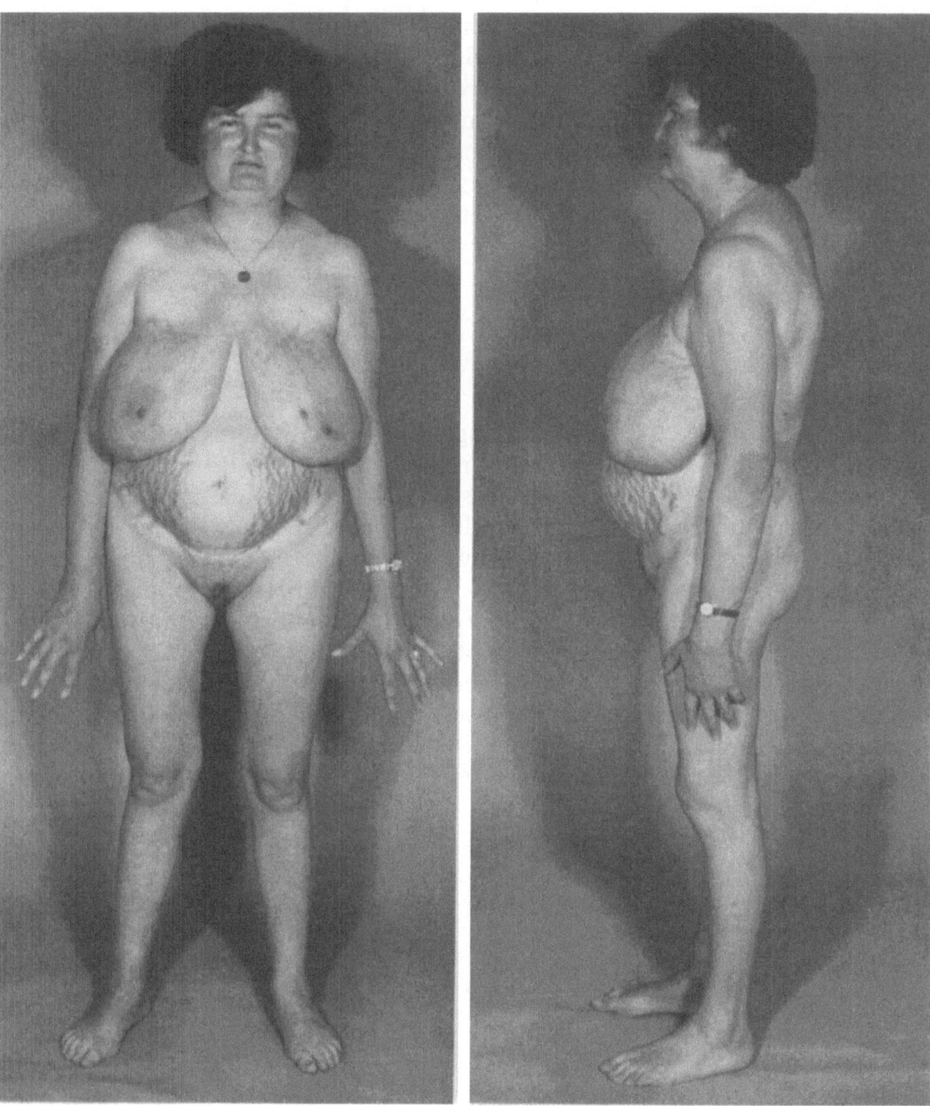

Abb. 10 und 11. B.E., 28jährig. Klassischer Morbus Cushing bei einer doppelseitigen Hyperplasie der Nebennieren: Vollmondgesicht, Stammfettsucht, Hypertonie, Plethora mit gerötetem Gesicht, multiple Petechien, Striae rubrae und Echymosen. Büffelhöcker, mächtige Mammahyperplasie mit Striae. Charakteristisch ist auch, daß die oberen und unteren Extremitäten praktisch nicht befallen sind

koids Desoxykortikosteron vor allem beim endokrin aktiven Nebennieren-rinden-Karzinom erhöht sein. Die Hypokaliämie trägt zur allgemeinen Muskelschwäche bei.

Muskelatrophie, Hautatrophie, Osteoporose und Wachstumsstillstand bei Kindern sind Folge der katabolen Stoffwechselwirkung der Glukokorti-

koide (Glukoneogenese auf Kosten der Eiweißsynthese, negative Stickstoff-
bilanz). Zur Allgemeinuntersuchung des Cushing-Patienten gehören Röntgenaufnahmen der Brust- und Lendenwirbelsäule (Fischwirbel, Keilwirbel).
Die Serum-Kalziumkonzentration ist normal. Dagegen besteht oft eine Hy-
perkalziurie, die gelegentlich zu Nierensteinen führen kann.

Ein manifester Diabetes mellitus besteht bei nur etwa 15% aller Cushing-
Patienten. Eine verminderte Glukosetoleranz findet sich dagegen fast in
jedem Fall.

d) Diagnostik

α) Allgemeine Bemerkungen

Die Frage, ob ein Patient mit verdächtiger klinischer Symptomatik ein Cushing-Syndrom hat oder nicht, kann mit relativ einfachen Hormonbestimmungen, verbunden mit einem Funktionstest der Nebennierenrinde meistens
schon in der ambulanten Praxis eindeutig beantwortet werden. Dagegen
ist es wesentlich schwieriger und aufwendiger, bei einem diagnostizierten
Cushing-Syndrom zu bestimmen, um welche Form der Krankheit es sich
handelt. Die Verfeinerung der radiologischen Diagnostik erlaubt es heute,
oft relativ kleine Adenome der Hypophyse oder der Nebennierenrinde präoperativ zu erkennen und zu lokalisieren. Da aber solche Adenome endokrin
inaktiv sein können, genügt der Nachweis ihrer Existenz auch bei klinischem
Verdacht noch nicht, um ein Cushing-Syndrom zu diagnostizieren oder eine
operative Entfernung zu indizieren. Zur Vermeidung von Fehldiagnosen,

Tabelle 11. Schrittweise Diagnostik des Cushing-Syndroms

I. Klinische Verdachtsdiagnose

1) Anamnese
2) Aspekt
3) Allgemeinuntersuchung

II. *Cushing-Syndrom: ja oder nein?*

1) Dexamethason-Kurztest mit Bestimmung des Plasma-Kortisols
2) 2 mg/Tag-Dexamethason-Hemmtest (2 Tage) mit Bestimmung der Urin-17-Hydroxy-
kortikoide
3) Bestimmung des freien Kortisols im 24-h-Urin

III. *Cushing-Syndrom gesichert: welche Form?*

1) 8 mg/Tag-Dexamethason-Hemmtest (2 Tage) mit Bestimmung der Urin-17-Hydroxy-
kortikoide
2) Bestimmung der Plasma-ACTH-Konzentration
3) je nach Resultat von III-1 und III-2:
a) Sella-Tomographie und/oder Hypophysen-Computertomographie
b) Nebennieren-Computertomographie oder Nebennierenphlebographie mit Bestimmung der Kortisolkonzentration im Nebennierenvenenplasma oder Nebennierenszintigraphie
c) Suche nach ektopischer ACTH-Quelle

unnötigen, kostspieligen (eventuell sogar gefährlichen) Untersuchungen und nicht indizierten Therapien möchte ich deshalb dringend empfehlen, bei jedem klinischen Verdacht zuerst festzustellen, ob es sich tatsächlich um ein Cushing-Syndrom handelt oder nicht, bevor nach der Quelle einer abnormen ACTH- oder Kortisol-Sekretion gesucht wird. Drei bewährte Verfahren zur Sicherung oder zum Ausschluß der Diagnose eines Cushing-Syndroms sind in Tabelle 11 angegeben.

β) Hormonbestimmungen und Tests der Nebennierenrindenfunktion

Plasmakortisol

Methodologie. Die früher häufig gebrauchten kolorimetrischen (Porter-Silber-Reaktion) oder fluorimetrischen Methoden, die mit wenigen Einschränkungen durchaus zuverlässige Resultate lieferten, sind heute weitgehend durch Radioliganden-Bindungsassays, d.h. kompetitive Bindung an das Trägerprotein Transcortin oder Radioimmunoassays, ersetzt worden, die wegen einer größeren Empfindlichkeit weniger Untersuchungsmaterial benötigen. Es ist zu beachten, daß bei allen gebräuchlichen Methoden das gesamte Plasmakortisol, d.h. sowohl freies wie an Protein (Transcortin, Albumin) gebundenes Kortisol, gemessen wird. Scheinbar abnorm hohe Plasmakortisolspiegel (bis auf das Doppelte der Norm) können bei Frauen durch eine Erhöhung des Transcortins bedingt sein als Folge einer Östrogenmedikation (Ovulationshemmer) oder einer fortgeschrittenen Schwangerschaft. Jede Art von Streß kann beim Gesunden zu einer akuten Erhöhung des Plasmakortisols führen. Bei den meisten Radioliganden-Bindungsassays wird zwar Prednisolon, nicht aber Dexamethason, mitgemessen. Andere Medikamente stören meistens lediglich die kolorimetrischen oder fluorimetrischen Kortisolmessungen.

Tagesprofile. Eindeutig oder massiv erhöhte Plasmakortisol-Spiegel finden wir nur etwa bei der Hälfte aller Patienten mit Cushing-Syndrom. Bei den übrigen Cushing-Patienten ist dieser Parameter nur leicht erhöht oder er liegt im oberen Normbereich. Das trifft vor allem für die frühen Morgenstunden (6–8 Uhr) zu, eine Zeit, zu der wir beim Normalen die höchsten Plasmakortisol-Konzentrationen finden, d.h. Werte zwischen 270 und 700 nmol/l (10–25 µg/100 ml). Beim Nebennierengesunden erfolgt im Laufe des Tages ein Abfall des Plasmakortisols bis auf etwa ein Drittel des Morgenwertes oder weniger um Mitternacht. Da aber die Nebennierenrinde das Kortisol stoßweise sezerniert, verläuft die Plasmakortisol-Tageskurve nicht kontinuierlich, sondern in Zacken. Beim Cushing-Patienten erfolgt die Kortisolsekretion ebenfalls episodisch; aber die Mittelwerte des Plasmakortisols liegen bei ihm am Abend und auch um Mitternacht nicht tiefer als am Morgen (Abb. 12). Vielerorts wird deshalb zur Unterscheidung zwischen Nebennierengesunden und Cushing-Patienten die Bestimmung von sogenannten „Plasmakortisol-Tagesprofilen" (d.h. Bestimmung des Plasmakortisols am Morgen und am Abend) empfohlen. In meiner eigenen Erfahrung

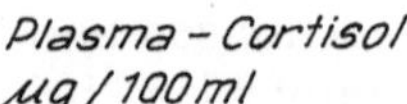

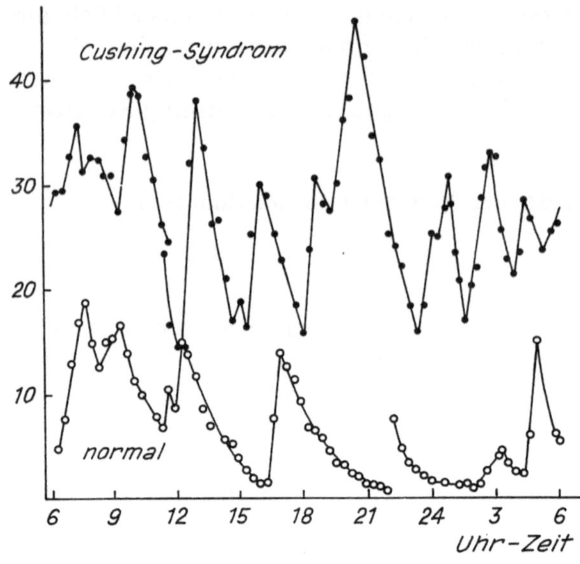

Abb. 12. Verlauf der Plasmakortisol-Konzentrationen über eine 24-h-Periode bei einem normalen Mann (o–o–o–o) und bei einer Frau mit hypophysenabhängigem Cushing-Syndrom (●–●–●–●). Nach Hellmann et al. (1970) aus Labhart (1978)

ist aber dieses Verfahren nur von beschränktem Nutzen, vor allem aus folgenden drei Gründen:

1) Einzelne Abfälle des Plasmakortisols auf die Hälfte des Morgenwertes können im Verlaufe eines Tages auch bei Cushing-Patienten vorkommen.
2) Der Tagesrhythmus des Plasmakortisols ist nicht nur beim Cushing-Syndrom, sondern auch bei vielen anderen Krankheiten gestört.
3) Wegen großen interindividuellen Streuungen ist es sehr schwierig, Normalwerte für das Plasmakortisol um 16 oder 20 Uhr festzulegen. Blutentnahmen um Mitternacht sind nur beim hospitalisierten Patienten praktikabel.

Allgemein kann aber gesagt werden, daß ein spontaner Abfall des Plasmakortisols im Verlaufe des Tages auf 140 nmol/l (5 µg/100 ml) oder weniger ein Cushing-Syndrom mit großer Sicherheit ausschließt. Aus einem fehlenden oder ungenügenden Abfall darf aber noch nicht ein Cushing-Syndrom diagnostiziert werden.

Urin-17-Hydroxykortikoide. Mit der kolorimetrischen Bestimmung (Porter-Silber-Reaktion) der 17-Hydroxykortikoide nach Hydrolyse mit Glukuronidase werden ca. 30–40% der Kortisolmetaboliten im Urin erfaßt. Eine Bestimmung dieses Parameters im 24-h-Urin ist deshalb repräsentativ für die während eines Tages sezernierte und abgebaute Menge Kortisol. Normalwerte beim Erwachsenen liegen zwischen 3 und 13 mg/Tag. Beim Cushing-Syndrom finden wir meistens mäßig erhöhte Werte (15–30 mg/Tag), seltener

40

aber auch Werte im oberen Normbereich (9–14 mg/Tag). Sehr hohe Werte (50–100 mg/Tag) deuten entweder auf eine ektopische ACTH-Sekretion oder ein Nebennierenkarzinom hin. Hypothyreose, Leberzirrhose oder die Einnahme gewisser Ovulationshemmer führen zu einem verzögerten Abbau des Kortisols und damit zu einer erniedrigten Ausscheidung der 17-Hydroxykortikoide. Bei einem gleichzeitig bestehenden Cushing-Syndrom können die 17-Hydroxykortikoide im mittleren Normbereich liegen. Erhöhte Werte der 17-Hydroxykortikoidausscheidung finden wir außer beim Cushing-Syndrom auch bei der Hyperthyreose, bei Fieber, bei ausgeprägter Adipositas simplex und beim seltenen angeborenen 11β-Hydroxylasemangel. Falsche hohe Werte können durch Ketonkörper im Urin (positive Azetonprobe) vorgetäuscht werden. Viele Medikamente wie z.B. Chinin, Antiepileptica und verschiedene Psychopharmaka können durch falsche Farbreaktionen die Bestimmung der 17-Hydroxykortikoide unmöglich machen oder verfälschen.

Urin-17-Ketosteroide. Die Bestimmung der 17-Ketosteroide im Urin gibt Auskunft über die Produktion der Nebennierenrinden-Androgene, trägt aber kaum etwas zur Unterscheidung von Cushing-Patienten und Nebennierengesunden bei. Bei einem diagnostisch gesicherten Cushing-Syndrom gibt aber die Höhe der Urin-17-Ketosteroide einen Hinweis auf die Pathogenese der Krankheit. Beim hypophysenabhängigen Cushing-Syndrom und bei der ektopischen ACTH-Sekretion sind die 17-Ketosteroide hoch normal oder mäßig erhöht. Beim Kortisol-produzierenden Nebennierenrinden-Adenom liegen sie im unteren Normbereich oder sind sie erniedrigt. Eine sehr starke Erhöhung der 17-Ketosteroide weist auf ein Nebennierenrinden-Karzinom hin.

Freies Urinkortisol. Die Ausscheidung von freiem Kortisol im 24-h-Urin ist repräsentativ für die Menge von nicht an Eiweiß gebundenem Kortisol, die aus der Zirkulation im Verlaufe eines Tages an die Zielorgane gelangt. Die Bestimmung erfolgt mit einer kompetitiven Proteinbindungsmethode oder mit Radioimmunoassay. Das so bestimmte freie Urinkortisol ist der zuverlässigste Einzelparameter zur Diagnose oder zum Ausschluß eines Cushing-Syndroms.

Normalwerte: 20–100 µg/Tag.

Cushing-Syndrom: meistens deutlich erhöhte Werte (über 200 µg/Tag). Eine streßbedingte Erhöhung der Kortisolsekretion (Fieber, Narkose etc.) führt ebenfalls zu einer Erhöhung dieses Parameters.

Plasma-ACTH. Die radioimmunologische Messung der ACTH-Konzentration im Plasma ist relativ schwierig und kann zur Zeit nur in wenigen Laboratorien zuverlässig durchgeführt werden. Eine Plasma-ACTH-Bestimmung hilft nicht bei der Unterscheidung zwischen Patienten mit Cushing-Syndrom und Nebennierengesunden. Bei der Unterscheidung der verschiedenen Formen des Cushing-Syndroms ist aber das Plasma-ACTH ein sehr wichtiger diagnostischer Parameter. Er erlaubt relativ sicher, ein adrenales Cushing-Syndrom (unmeßbar tiefes ACTH) von den beiden anderen Formen der Krankheit abzugrenzen, d.h. vom hypophysenabhängigen Cushing-Syndrom (normales bis leicht erhöhtes ACTH) und vom ektopischen ACTH-Syndrom (hohes ACTH). Zwischen den beiden letzteren Formen gibt es allerdings Überschneidungen. Plasma-ACTH-Konzentrationen zwischen 100 und 200 ng/l weisen zwar in erster Linie auf ein hypophysenabhängiges Cushing-Syndrom hin, können aber ausnahmsweise auch bei einer ektopischen ACTH-Sekretion vorkommen. Eine Autorengruppe hat empfohlen, in solchen Grenzfällen beim Fehlen radiologischer Hinweise auf ein Hypophysenadenom zusätzlich Blut zur ACTH-Bestimmung aus dem Sinus petrosus inferior zu entnehmen. Gradienten der ACTH-Konzentration im Plasma von auf verschiedenen Höhen entnommenen Blutproben aus der Vena cava und der Aorta können dazu beitragen, eine unbekannte ektopische ACTH-Quelle genauer zu lokalisieren. Sehr hohe ACTH-Spiegel (300–10 000 ng/l) weisen bei einem unbehandelten Cushing-Syndrom fast immer auf eine ektopische ACTH-Sekretion hin. Beim hypophysenabhängigen Cushing-Syndrom steigt das Plasma-ACTH erst nach bilateraler Adrenalektomie und Normalisierung der Plasmakortisol-Spiegel unter Substitutionstherapie in diesen Bereich an.

Normalwerte Morgen: 20–140 ng/l
             Nachmittag: 10– 90 ng/l

Dexamethason-Kurztest. (Abb. 13) Dieser einfache Funktionstest eignet sich vorzüglich als Screening-Methode zur ambulanten Abklärung bei klinischem Verdacht auf Cushing-Syndrom. Am ersten Testtag morgens um 8 Uhr wird eine erste Blutentnahme zur Bestimmung des Leerwertes des Plasmakortisols vorgenommen. Zwischen 23 Uhr und Mitternacht nimmt der Patient 1 mg Dexamethason per os ein. Am nächsten Morgen um 8 Uhr erfolgt die zweite Blutentnahme. Beim Nebennierengesunden beträgt die Plasmakortisol-Konzentration am zweiten Testtag weniger als 140 nmol/l (5 µg/100 ml). Beim Cushing-Syndrom jeder Genese kommt es dagegen zu keinem oder zu einem ungenügenden Abfall des Plasmakortisols.

Bei einem normalen Testresultat kann auf weitere Abklärungen verzichtet werden. Bei anhaltendem klinischem Verdacht auf Cushing-Syndrom kann der Test nach einigen Monaten wiederholt werden. Bei einem pathologischen Ausfall des Tests empfiehlt sich die Sicherung der Diagnose eines Cushing-Syndroms durch zusätzliche Untersuchungen, vor allem durch einen 2 mg/Tag-Dexamethason-Hemmtest und durch eine Bestimmung des freien Urinkortisols.

2 mg/Tag-Dexamethason-Hemmtest. Dieser Test erlaubt mit größter Zuverlässigkeit die Unterscheidung jeder Form des spontanen Cushing-Syndroms von der Adipositas simplex und allen anderen allenfalls in Betracht fallenden Differentialdiagnosen. Nach Bestimmung des Leerwertes der Urin-17-Hydroxykortikoide erhält der Patient zwei Tage lang alle 6 h 0,5 mg Dexame-

42

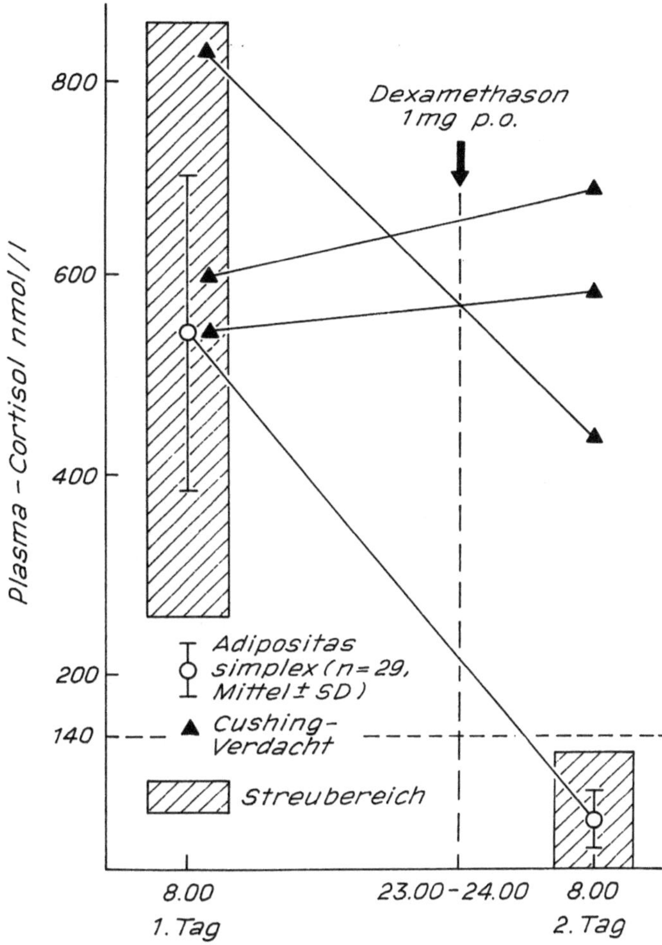

Abb. 13. Plasmakortisol-Konzentrationen beim Dexamethason-Kurztest. Bei 29 Patienten („Adipositas simplex") kann ein Cushing-Syndrom sicher ausgeschlossen werden. Bei 3 Patienten („Cushing-Verdacht") weist das Testergebnis auf ein Cushing-Syndrom hin und indiziert eine eingehende Abklärung (unveröffentlichte Beobachtungen des Autors)

thason per os. Am 2. Tag unter Dexamethason wird ein 24-h-Urin zur Bestimmung der 17-Hydroxykortikoide gesammelt.

Ein Abfall der 17-Hydroxykortikoide unter Dexamethason auf 4 mg/Tag oder weniger schließt ein Cushing-Syndrom mit großer Sicherheit aus. Umgekehrt ist ein fehlender oder ungenügender Abfall der 17-Hydroxykortikoide bei richtiger Durchführung des Tests praktisch beweisend für ein Cushing-Syndrom. Wie die übrigen zwei Untersuchungen, die hier zur Unterscheidung zwischen Cushing-Patienten und Nebennierengesunden empfohlen werden (freies Urinkortisol, Dexamethason-Kurztest), kann auch der 2 mg/Tag-Dexamethason-Hemmtest bei Patienten mit schwerer Depression pathologisch ausfallen. Bei diesen Patienten fehlen aber die typischen körperlichen Zeichen des Cushing-Syndroms.

8 mg/Tag-Dexamethason-Hemmtest. Wenn die Diagnose eines Cushing-Syndroms gesichert ist (pathologischer 2 mg/Tag-Dexamethason-Hemmtest, erhöhtes freies Urinkortisol), kann man versuchen, mit einem 8 mg/Tag-Dexamethason-Hemmtest, ein hypophysenabhängiges Cushing-Syndrom von einem adrenalen Cushing-Syndrom oder von einer ektopischen ACTH-Sekretion zu unterscheiden. Die Zuverlässigkeit dieses Tests ist aber kleiner als diejenige des 2 mg/Tag-Dexamethason-Hemmtests.

Nach Bestimmung des Leerwertes der Urin-17-Hydroxykortikoide oder der Durchführung eines 2 mg/Tag-Dexamethason-Hemmtests erhält der Patient zwei Tage lang alle 6 h 2 mg Dexamethason per os. Am 2. Tag unter dieser Medikation wird ein 24-h-Urin zur Bestimmung der 17-Hydroxykortikoide gesammelt.

Die übermäßige ACTH-Sekretion des hypophysenabhängigen Cushing-Syndroms wird unter dieser Dosierung des Glukokortikoids meistens gehemmt, und die Urin-17-Hydroxykortikoide fallen am 2. Testtag auf 50% oder weniger des Leerwertes ab. Beim Nebennierenrinden-Adenom oder -Karzinom wird dagegen die Steroidausscheidung nicht beeinflußt. Auch die ektopische ACTH-Sekretion läßt sich durch 8 mg/Tag Dexamethason in der Regel nicht beeinflussen. Eine eindeutige Hemmung der 17-Hydroxykortikoide in diesem Test spricht stark für ein hypophysenabhängiges Cushing-Syndrom; eine fehlende Hemmung schließt ein solches aber nicht sicher aus.

γ) Lokalisationsdiagnostik

In den meisten Fällen lassen die Ergebnisse einer Plasma-ACTH-Bestimmung und eines 8 mg/Tag-Dexamethason-Hemmtests eine eindeutige Entscheidung zu, ob die primäre Läsion, die dem Cushing-Syndrom zugrunde liegt, eher in der Hypophyse, in einer der beiden Nebennieren oder in einem anderen Organ zu suchen ist, und die Lokalisation der Quelle einer abnormen Hormonsekretion kann gezielt vorgenommen werden. So kann sich bei leicht erhöhtem Plasma-ACTH und einer eindeutigen Unterdrückung der Urin-17-Hydroxykortikoide durch Dexamethason eine radiologische Untersuchung allein auf die Hypophyse beschränken. Bei nicht meßbar tiefem Plasma-ACTH geht es hingegen in erster Linie um die Lokalisation eines hormonproduzierenden Nebennierenrindentumors, und die Hypophyse kann bedenkenlos ganz außer acht gelassen werden.

Hypophysenadenome. Jeder gezielt auf die Sella turcica gerichteten radiologischen Untersuchung sollen konventionelle Röntgenübersichtsaufnahmen des Schädels in seitlicher und frontaler Projektion vorangehen. Bei etwa 10% aller Patienten mit hypophysenabhängigem Cushing-Syndrom besteht ein so großes Hypophysenadenom, daß die Sella gesamthaft vergrößert ist oder durch eine abnorme Form (z.B. doppelten Sellaboden) auffällt.

Die wichtigste Untersuchungstechnik bei der Suche nach kleinen Hypophysenadenomen ist die konventionelle hypozykloidale Tomographie der Sella turcica in frontaler und seitlicher Projektion. Sie erlaubt auch meistens eine genaue Lokalisation von Mikroadenomen innerhalb der Sella. Wichtige Kriterien für den Nachweis eines kleinen Hypophysentumors sind Volumenzunahme der Sella, fokale Arosion der Corticalis des Sellabodens, Absinken des Sellabodens in frontaler Projektion, Aufrichtung und Verdünnung des Dorsum sellae, Erweiterung des Sellaeinganges.

Zur Erfassung einer allfälligen suprasellären Ausdehnung eines Hypophysenadenoms hat heute die Computer-Tomographie die früher gebrauchte Luftenzephalographie völlig verdrängt. Diese neue Technik erlaubt heute auch eine verfeinerte Diagnostik von intrasellären Mikroadenomen der Hypophyse. Sie ist aber sehr aufwendig und deshalb nicht geeignet zum Screening. Eine Sella-Computer-Tomographie sollte deshalb nur dann angeordnet werden, wenn konventionelle radiologische Befunde für ein Hypophysenadenom sprechen.

Bei Verdacht auf suprasellärse Ausdehnung eines Hypophysenadenoms ist auch eine Prüfung der Gesichtsfelder mit Perimetrie indiziert.

Nebennierenrinden-Tumoren. Die radiologische Darstellung faust- oder kindskopfgroßer kortisolproduzierender Nebennierenrinden-Adenome oder -Karzinome (deren Existenz bei massiv erhöhten Urin-17-Hydroxykortikoiden und evtl. auch Urin-17-Ketosteroiden vermutet werden kann), bietet im allgemeinen keine großen Schwierigkeiten. Einige sind schon im Abdomenleerbild oder bei der intravenösen Pyelographie erkennbar; andere lassen sich durch Arteriographie oder Ultrasonographie darstellen. Die Größe allein gibt noch keinen Hinweis auf die Dignität eines kortisolproduzierenden Tumors. Schwieriger ist die Lokalisation von kleineren gut- oder bösartigen Nebennierentumoren mit einem Durchmesser von 0.5 bis 3 cm, deren Existenz vermutet werden kann, wenn Urin-17-Hydroxykortikoide und Plasmakortisol-Spiegel nur wenig über der oberen Normgrenze liegen, sich aber auch durch hohe Dexamethason-Dosen nicht unterdrücken lassen. Hier kommen vor allem folgende Techniken für die Lokalisation in Frage:

a) Computer-Tomographie der Nebennieren,
b) Radiojod-Cholesterin Szintigraphie der Nebennieren,
c) Phlebographie der Nebennieren mit selektiven Blutentnahmen aus den Nebennierenvenen zur Bestimmung des Plasmakortisols.

Von diesen drei Methoden würde ich der Computer-Tomographie den Vorzug geben, weil sie im Gegensatz zur Phlebographie nicht-invasiv und ungefährlich ist, und weil sie im Gegensatz zur Szintigraphie nicht nur zur Seitenlokalisation eines endokrin aktiven Nebennierenrinden-Adenoms geeignet ist, sondern auch Nebennierenrinden-Karzinome, bilaterale noduläre Hyperplasie und seltene bilaterale kortisolproduzierende Nebennieren-Adenome erkennen läßt.

Ektopisch ACTH-produzierende Tumoren. Da ektopisch ACTH-produzierende Tumoren meistens eine sehr schlechte Prognose mit hoher Mortalität haben, ist ihre Lokalisierung oft mehr von akademischem als von praktischem therapeutischem Interesse. In erster Linie wird sich die Suche nach solchen Tumoren auf die Lungen konzentrieren. Wenn radiologisch keine Hinweise auf einen Lungentumor vorhanden sind, kann ein arteriovenöser Gradient der Plasma-ACTH-Konzentration auf eine Lokalisation der ACTH-Quelle im Bereich des Lungenkreislaufes hindeuten. Anderenfalls kann versucht werden, durch Blutentnahmen auf verschiedenen Höhen der Vena cava zur Plasma-ACTH-Bestimmung Hinweise auf die Lage der ACTH-Quelle zu erhalten. Eine Bestimmung des Kalzitonins im Plasma kann zur Diagnose eines allfälligen medullären Schilddrüsenkarzinoms durchgeführt werden.

e) Allgemeine Therapie

Jedes Cushing-Syndrom ist behandlungsbedürftig. Obwohl es heute Medikamente gibt, die sich für eine wirkungsvolle konservative Therapie des Cushing-Syndroms eignen, so lassen ihre Nebenwirkungen oder ihre oft spät einsetzende oder zeitlich beschränkte Wirkung dennoch in den weitaus meisten Fällen einen chirurgischen Eingriff als Therapie der Wahl vorziehen (Tabelle 12). Voraussetzung dafür ist natürlich, daß ein in der entsprechenden Operationstechnik geschulter und erfahrener Chirurg zur Verfügung steht, und daß der Allgemeinzustand des Patienten den Eingriff erlaubt. Wenn aber bei einem eindeutig diagnostizierten Cushing-Syndrom eine chirurgische Therapie zu riskant oder unmöglich erscheint, so ist sicher auch bei scheinbar stark eingeschränkter Lebenserwartung eine medikamentöse Alternativtherapie indiziert, sei es als Übergangslösung oder als palliative Maßnahme. Eine Radiotherapie der Hypophyse ist dagegen heute nur noch bei denjenigen Patienten mit hypophysenabhängigem Cushing-Syndrom indiziert, die eine chirurgische Behandlung ablehnen.

Jede effektive chirurgische Behandlung des Cushing-Syndroms führt akut von einem Zustand des Hyperglukokortikoidismus zu einem Zustand der Nebennierenrinden-Insuffizienz, welcher Tage, Monate oder auch zeitlebens andauern kann. Eine adäquate Substitutionsbehandlung mit Kortikosteroidhormonen während und nach der Operation ist eine Grundbedingung dafür, daß der Patient den Eingriff überlebt und nach Heilung vom Cushing-Syndrom wieder gesund und leistungsfähig wird. Jeder Patient, der einmal wegen eines Cushing-Syndroms behandelt worden ist, braucht eine regelmäßige, sorgfältige und lebenslange ärztliche Nachkontrolle.

α) Hypophysenabhängiges Cushing-Syndrom

Während früher die totale bilaterale Adrenalektomie die Therapie der Wahl beim hypophysenabhängigen Cushing-Syndrom war, wird heute in vielen Fällen einer transsphenoidalen Hypophysenoperation der Vorzug gegeben. Die wichtigsten Vor- und Nachteile der beiden Eingriffe sind in Tabelle 13 dargestellt. Dringend abraten möchte ich dagegen von anderen chirurgischen Therapien, insbesondere von unilateralen oder subtotalen Adrenalektomien,

46

Tabelle 12. Therapiemöglichkeiten beim Cushing-Syndrom

I. Hypophysenabhängiges Cushing-Syndrom

    1) transsphenoidale Hypophysenoperation
       a) selektive Adenomresektion
       b) totale Hypophysektomie
    2) bilaterale totale Adrenalektomie
    3) Radiotherapie der Hypophyse
    4) Medikamente
       a) Unterdrückung der ACTH-Sekretion
       b) adrenostatische Medikamente

II. Kortisolproduzierendes Nebennierenrinden-Adenom oder -Karzinom

    1) unilaterale Adrenalektomie
    2) adrenostatische Medikamente

III. Bilaterale noduläre Nebennierenrinden-Hyperplasie

    1) bilaterale Adrenalektomie
    2) adrenostatische Medikamente

IV. Ektopische ACTH-Sekretion

    1) operative Entfernung des ACTH-produzierenden Tumors
    2) adrenostatische Medikamente

---

sowie von der subkutanen Reimplantation von exzidiertem Nebennierengewebe in das Gesäß oder in den Oberschenkel. Während viele Endokrinologen und vor allem Neurochirurgen eine mikrochirurgische transsphenoidale Hypophysenoperation in jedem Fall von hypophysenabhängigem Cushing-Syndrom empfehlen, würde ich nach eigenen Erfahrungen heute einen solchen Eingriff von einem präoperativen radiologischen Nachweis eines Hypophysenadenoms abhängig machen. Wenn bei einer mikrochirurgischen Sellaexploration ein Hypophysenadenom gefunden wird, soll es möglichst unter Schonung der Resthypophyse selektiv entfernt werden. Anderenfalls würde ich bei jüngeren Patienten, speziell solchen mit Kinderwunsch, die Hypophyse intakt und später eine bilaterale Adrenalektomie durchführen lassen. In den übrigen Fällen würde ich eine möglichst totale Hypophysektomie empfehlen. Wenn keine radiologischen Hinweise auf ein Hypophysenadenom vorhanden sind oder wenn nach einer durchgeführten Hypophysenoperation oder Hypophysenbestrahlung ein Cushing-Syndrom nicht geheilt ist, würde ich eine totale bilaterale Adrenalektomie durchführen lassen. In diesen Situationen scheinen mir die Vorteile dieser Therapie ihre Nachteile und Risiken bei weitem zu überwiegen (Tabelle 13).
Eine medikamentöse Therapie des hypophysenabhängigen Cushing-Syndroms kann entweder auf die ACTH-Sekretion oder auf die Kortisol-Biosynthese der Nebennierenrinde gerichtet sein. Zur Unterdrückung der übermäßigen ACTH-Sekretion beim hypophysenabhängigen Cushing-Syndrom kann der Serotoninantagonist Cyproheptadin (24 mg/Tag, per os) verordnet werden. Der Erfolg einer solchen Therapie ist meistens nur vorübergehend. Eine störende Nebenwirkung dieses Medikamentes besteht in einer Stimula-

Tabelle 13. Hypophysenoperation oder bilaterale Adrenalektomie beim hypophysenabhängigen Cushing-Syndrom?

Transsphenoidale Hypophysenoperation

Vorteile: 1) kleiner Eingriff, kurze Hospitalisation
2) bei selektiver Adenomentfernung keine Dauersubstitution nötig
3) Rezidive selten

Nachteile: 1) wenn kein Adenom gefunden wird oder ein Adenom nicht selektiv entfernt werden kann, ist totale Hypophysektomie nötig (Panhypopituitarismus, Infertilität)
2) ein gefundenes Adenom ist nicht unbedingt ACTH-produzierend
3) sinnlose Operation bei allfälliger unerkannter ektopischer ACTH-Sekretion

Bilaterale totale Adrenalektomie

Vorteile: 1) sichere rasche Heilung vom Cushing-Syndrom
2) keine Beeinträchtigung der Gonadotropin- und TSH-Sekretion

Nachteile: 1) schwerer Eingriff, evtl. 2 Operationen, längere Hospitalisation
2) führt in jedem Fall zu substitutionsbedürftigem Morbus Addison
3) Risiko des Nelson-Syndroms
4) bei zurückgelassenem oder ektopischem Nebennierenrindengewebe Rezidiv möglich (sehr selten)

---

tion des Appetits. Längere Therapieerfolge, die zum Teil auch nach Absetzen des Medikamentes anhalten und damit fast einer bilateralen Adrenalektomie gleichwertig sind, können durch langfristige Einnahme des Adrenostatikums o,p'-DDD (Mitotan) in relativ kleinen Dosen (1–3 g/Tag, per os) erzielt werden. Häufige Nebenwirkungen dieses Medikamentes sind Nausea, Diarrhoe, Somnolenz und Hautausschläge. Andere Medikamente, die beim hypophysenabhängigen Cushing-Syndrom versucht werden können, sind Bromocriptin (10 mg/Tag) zur Blockierung der ACTH-Sekretion sowie die Steroid-Biosynthesehemmer Metyrapon (1–4 g/Tag), Aminoglutethimid (1–2 g/Tag) oder Trilostan (0.2–1.0 g/Tag).

Zur hypophysären externen Radiotherapie des hyophysenabhängigen Cushing-Syndroms kann eine konventionelle Kobaltbestrahlung (ca. 4500 rad.) oder eine Protonen-Bestrahlung durchgeführt werden. Meistens tritt eine therapeutische Wirkung erst nach mehreren Monaten auf. In der Zwischenzeit kann zur Überbrückung eine medikamentöse Therapie eingesetzt werden.

β) Nelson-Syndrom

Bei 30–40% aller Patienten mit hypophysenabhängigem Cushing-Syndrom entwickelt sich innerhalb von Jahren bis Jahrzehnten nach bilateraler Adrenalektomie ein klinisch manifestes ACTH- und MSH-produzierendes Hypophysenadenom (Nelson-Syndrom). Es äußert sich durch Hyperpigmentation und frontale Kopfschmerzen und kann bei suprasellärer Ausdehnung zu schweren Gesichtsfeldausfällen und anderen neurologischen Ausfallserscheinungen führen. Im Plasma finden wir massiv erhöhte ACTH-Konzentrationen. Solange das Adenom intrasellär wächst, ist es radiologisch nur durch Sella-Tomographie oder Computer-Tomographie zu erkennen. Zur frühen

Erkennung und rechtzeitigen Entfernung empfiehlt es sich, bei allen bilateral-adrenalektomierten ehemaligen Cushing-Patienten, jährlich eine seitliche Schädelröntgenaufnahme und eine augenärztliche Untersuchung mit Perimetrie durchzuführen. Bei auffallend pigmentierten Patienten ist zusätzlich eine Plasma-ACTH-Bestimmung sowie eine Tomographie der Sella (a.p. und seitlich) indiziert. Da der Tumor penetrierend in die restliche Hypophyse einwachsen kann, ist eine selektive Entfernung durch einen transsphenoidalen Eingriff oft nicht möglich, und es muß dann eine totale Hypophysektomie durchgeführt werden.

γ) Adrenales Cushing-Syndrom

Bei einem kortisolproduzierenden Nebennierenrinden-Adenom oder -Karzinom besteht die Therapie der Wahl in einer unilateralen Adrenalektomie (Entfernung des Tumors mit angrenzender Nebenniere). Auch solitäre Metastasen eines Nebennierenrinden-Karzinoms sind wenn möglich operativ zu entfernen. Bei einer bilateralen nodulären Nebennierenrinden-Dysplasie oder -Hyperplasie ist eine bilaterale totale Adrenalektomie indiziert.

Bei einem inoperablen Nebennierenrinden-Karzinom oder bei multiplen Nebennierenrinden-Karzinommetastasen (mit oder ohne endokriner Aktivität) empfiehlt sich immer ein Behandlungsversuch mit o,p′-DDD (Mitotan). Dieses Medikament blockiert nicht nur die Steroidbiosynthese, sondern führt bei relativ geringer allgemeiner Toxizität zu spezifischer Atrophie und Nekrose von Nebennierenrindengewebe. Die höchste Dosis, die von Erwachsenen mit geringen Nebenwirkungen noch ertragen werden kann, beträgt 10 g/Tag. Die Wirksamkeit muß anhand von Plasma-Hormonspiegeln kontrolliert werden, da das Medikament den Metabolismus der Steroidhormone verändert. Langfristige (aber keine definitiven) Heilungen sind beschrieben worden.

δ) Ektopische ACTH-Sekretion

Die ideale Therapie besteht hier in der operativen Entfernung des ACTH-produzierenden Tumors. Wenn dieser unbekannt oder inoperabel ist, empfiehlt sich eine medikamentöse Behandlung mit einem Adrenostatikum (s.S. 48).

ε) Steroidsubstitution

Die Substitutionsbehandlung mit Kortikosteroiden während und nach einer Operation bei Cushing-Patienten (Hypophysektomie oder Adrenalektomie) ist aus dem Behandlungsschema (Tabelle 14) ersichtlich. Solange der Patient Kortison oder Kortisol in einer Tagesdosis von 100 mg und mehr erhält, ist kein zusätzliches Mineralkortikoid erforderlich. Erst bei tieferer Dosis soll bei bilateral adrenalektomierten Patienten zusätzlich noch Fluorokortisol (0.1 mg/Tag, per os) gegeben werden. Die Herabsetzung der Kortison-Tagesdosis soll langsam und schrittweise, entsprechend klinischer Kriterien (Appetit, Nausea, Schwindel, Blutdruck, Temperatur), erfolgen. Durch eine adäquate Kortisontherapie wird die Wundheilung nicht verzögert.

Tabelle 14. Substitutionstherapie bei Adrenalektomie oder Hypophysenoperation wegen Cushing-Syndrom

---

Von Beginn der Narkose an i.v. Infusion von 1 Liter 2:1 (5% [280 mmol/l] Glucose/physiol. NaCl)-Lösung mit 200 mg Kortisol-Hemisuccinat während 8 h. In den folgenden 16 h wieder 1 l derselben 2:1-Lösung mit 200 mg Kortisol-Hemisuccinat. Infusion nie unterbrechen!

Bei Hypotonie trotz genügender Kortisol-Zufuhr soll zusätzlich nach den allgemeinen Prinzipien der Schocktherapie (Volumen, Hypertensiva) vorgegangen werden.

1. und 2. postoperativer Tag: 2 l 2:1-Lösung mit Kortisol-Hemisuccinat, 100 mg/l i.v.;

3. postoperativer Tag: wenn möglich auf Kortisonazetat per os übergehen, 4 × 50 mg pro Tag.

Danach schrittweise Reduktion im Verlauf von 2–3 Wochen auf die Erhaltungsdosis von 25–37,5 mg Kortisonazetat und evtl. 0,1 mg Fluorokortisol per os pro Tag.

Schon während der Hospitalisation muß der Patient eingehend über seine Substitutionstherapie instruiert werden. Er erhält eine Ausweiskarte sowie eine Spritzampulle Paramethason-21-Dinatriumphosphat (20 mg), die er für Notfälle immer bei sich trägt. Als Dauersubstitution erhält der Patient täglich 25–37.5 mg Kortisonazetat per os und eventuell 0.1 mg Fluorokortisol per os.

Bei Streß-Situationen, vor allem bei Fieber, soll der Patient selbständig die tägliche Kortisondosis auf 75–100 mg erhöhen und nachher wieder schrittweise auf seine übliche Tagesdosis zurückgehen. Vor operativen Eingriffen und Geburten soll ein klinischer Endokrinologe über die notwendige Substitutionstherapie konsultiert werden. Ebenfalls soll ein klinischer Endokrinologe darüber entscheiden, ob und wann bei einem ehemaligen Cushing-Patienten nach einer Hypophysenadenomentfernung oder einer einseitigen Adrenalektomie eine Substitutionsbehandlung abgesetzt werden kann. Nach bilateraler Adrenalektomie oder totaler Hypophysektomie ist selbstverständlich in jedem Fall eine lebenslange Substitutionstherapie notwendig.

II. Morbus Conn

1. Pathologie

Der primäre Hyperaldosteronismus mit niederem Reninspiegel im Plasma, hypokaliämischer Alkalose, Hypertonie und Muskelschwäche wird in der Regel durch ein isoliertes Nebennierenrindenadenom ausgelöst, seltener durch ein Nebennierenrindenkarzinom oder eine Nebennierenrindenhyperplasie. Besonders die Kombination dieses Symptomenkomplexes mit einem Rindenadenom wird als Conn-Syndrom bezeichnet. Der Begriff des Conn-Syndromes wird häufig aber auch auf die übrigen Formen des primären Hyperaldosteronismus ausgedehnt. Unter sekundärem Hyperaldosteronismus versteht man, im Gegensatz zu der primären Form, die Folgen der

Tabelle 15. Klassifizierung der Nebennierenrindenveränderungen bei primärem Hyperaldosteronismus. (Nach Neville und O'Hare, 1982)

	Fälle	%
Tumoren		
Adenome	120 ⎫	82
Karzinome	5 ⎭	
Hyperplasien und andere Veränderungen		
einfache Hyperplasie der Zone glomerulosa	4 ⎫	
knotige Hyperplasie der Zone glomerulosa	19 ⎬	18
mikronoduläre Veränderungen bei sonst normaler Zona glomerulosa	5 ⎭	

vermehrten Aldosteronausschüttung bei Aktivierung des Renin-Angiotensin-Systems durch verschiedene Krankheitszustände, also den Hyperaldosteronismus mit erhöhtem Reninspiegel. Schließlich können auch Enzymdefekte der Nebennierenrinde wie die gestörte Kortisolsynthese über eine gesteigerte ACTH-Ausschüttung zu übermäßiger Bildung von Mineralokortikoiden führen.

Im Gegensatz zum Cushing-Syndrom, das wenigstens beim Erwachsenen vor allem durch Nebennierenrindenhyperplasien ausgelöst wird, stehen beim Conn-Syndrom die Tumoren der Nebennierenrinde, und zwar vorwiegend Adenome, ganz im Vordergrund. In der Zusammenstellung von 153 persönlich untersuchten Fällen von Neville u. O'Hare (1982) machen sie 82% aus. Die restlichen 18% verteilen sich auf verschiedene Hyperplasieformen (Tabelle 15). In einer Serie von 25 Beobachtungen der Urologischen Klinik und des Institutes für Pathologie der Universität Zürich lag dem Syndrom 18mal ein Tumor, und zwar 17mal ein Adenom und nur einmal ein Karzinom zugrunde. Bei 3 Patienten wurde der Hyperaldosteronismus mit großer Wahrscheinlichkeit durch eine sogenannte idiopathische Rindenhyperplasie der Nebennieren ausgelöst. In den restlichen 4 Fällen handelte es sich um eine nicht sicher abgrenzbare Nebennierenrindenhyperplasie (Sigg et al. 1982).

a) Nebennierenrindentumoren bei primärem Hyperaldosteronismus

α) Adenome

Die Adenome des Conn-Syndroms sind in der Regel relativ klein. In einer von Neville u. O'Hare (1982) zusammengestellten Serie von 151 Adenomen lag das Gewicht von 34% der Adenome unter 2 g, in weiteren 35% unter 5 g, in 17% unter 10 g und nur in 14% über 10 g. Adenome und auch Karzinome sind bei Frauen häufiger als bei Männern. Sie betreffen bei beiden Geschlechtern vor allem die Altersgruppen zwischen 30 und 50 Jahren. 90% der Adenome sind in Einzahl vorhanden. Sie liegen bei Frauen

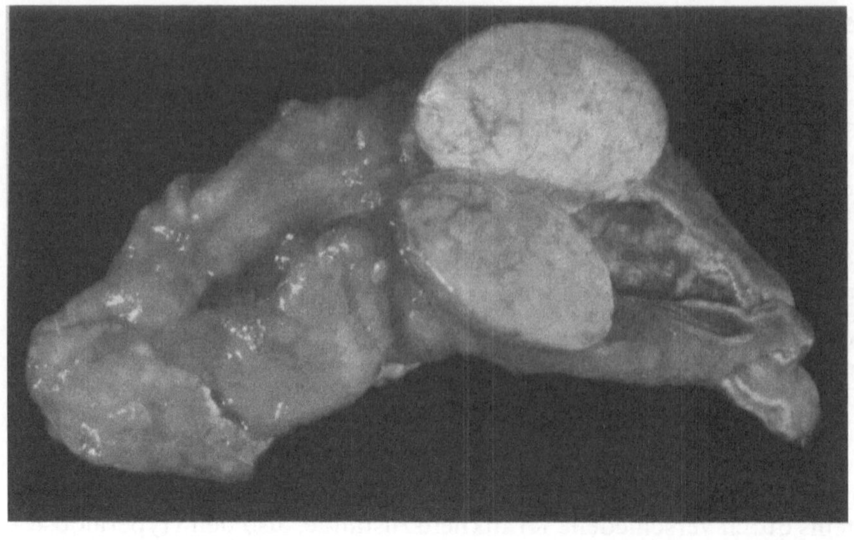

Abb. 14. Rindenadenom der linken Nebenniere bei Conn-Syndrom (im Frischpräparat typisch leuchtend gelbe Schnittfläche des Knotens. Gesamtgewicht der Nebenniere 5,6 g) (52jährige Frau, nach Sigg et al. 1983)

etwas häufiger in der linken als in der rechten Nebenniere. Makroskopisch erscheinen die meist kleinen Adenome als Knötchen, die vollkommen in Nebennierenrindengewebe eingebettet sein können. Ektopische Adenome sind ungewöhnlich. Typische Conn-Adenome fallen schon bei Betrachtung mit bloßem Auge durch ihre intensiv gold-gelb gefärbte Schnittfläche auf (Abb. 14). Mikroskopisch bauen sie sich aus großen lipidreichen spongiozytären Zellen auf, die in Paraffinschnitten ein sehr helles, feinwabiges Zytoplasma aufweisen (Abb. 15). Die Kerne sind wie bei anderen Rindenadenomen wechselnd groß, häufig mit Zytoplasmaeinschlüssen versehen. Neben diesen großen spongiozytären Elementen, sind auch Gruppen von kleineren kompakten Zellen zu sehen, ferner intermediäre Elemente, sogenannte Hybridzellen. Die restliche Nebennierenrinde weist meist eine auffallend breite Zona glomerulosa auf bei relativ schmaler Zona fasciculata. Unter Spironolacton-Behandlung treten in den Aldosteron-produzierenden Adenomzellen sogenannte Spironolacton-Körperchen auf, konzentrisch geschichtete lamelläre Körperchen, Ausdruck einer gestörten Aldosteronproduktion.

β) Karzinome

Karzinome mit übermäßiger Produktion von Aldosteron sind selten. Sie sollen in weniger als 5% der Fälle für den Hyperaldosteronismus verantwortlich sein. Häufig produzieren sie neben Mineralokortikoiden auch andere Steroide. Im Gegensatz zu den Conn-Adenomen sind derartige Karzinome meist groß, über 500 g schwer. Makroskopisch unterscheiden sie sich

52

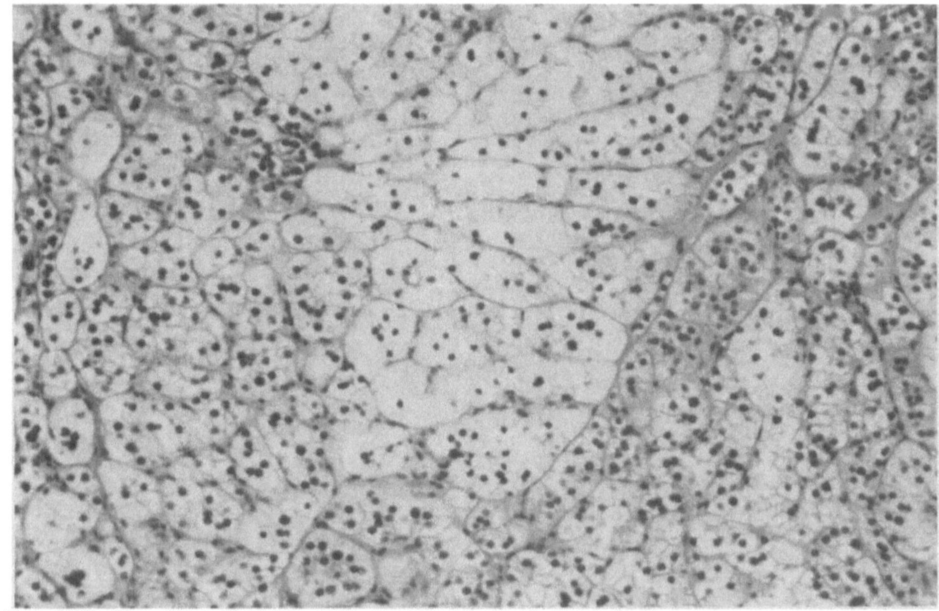

Abb. 15. Ausschnitt aus einem Nebennierenadenom links bei Conn-Syndrom: Nester vorwiegend großer, lipidreicher Spongiozyten (45jährige Frau, HE 140 ×)

kaum von anderen Nebennierenrindenkarzinomen (s. bei Cushing-Syndrom).

Mikroskopisch sollen nach Neville u. O'Hare (1982) große, solide Tumorstränge typisch sein, die durch sinusartige Gefäße mit breiten Kollagenbändern voneinander getrennt werden (Abb. 16). Die Tumorzellen erinnern an Elemente der Zona glomerulosa, wobei das Zell- und Kernbild trotz eindeutiger Malignität relativ regelmäßig sein kann, ja gleichförmiger als in den häufig recht polymorphzelligen Adenomen.

b) Nebennierenrindenhyperplasie bei primärem Hyperaldosteronismus

Bei der sogenannten idiopathischen Nebennierenrindenhyperplasie mit Hyperaldosteronismus sind die Nebennieren häufig kaum wesentlich vergrößert. Dhom (1981) gibt Werte zwischen 5–10 g für eine Nebenniere an. Die Zona glomerulosa ist auf Kosten der Zona fasciculata verbreitert und besteht aus großen hellen Zellen mit reichlich Lipoiden, das heißt, großen Spongiozyten, die häufig in Ballen angeordnet sind, oder kleinen Kompaktzellen (Abb. 17). Man findet aber auch eigentliche knotige Transformationen, wobei die Rinde vollkommen umgebaut werden kann. Schließlich sind Bilder zu sehen, die an die kleinknotige Dysplasie oder Adenomatose der Nebennierenrinde bei Cushing-Syndrom erinnern (Abb. 18). Immer wieder

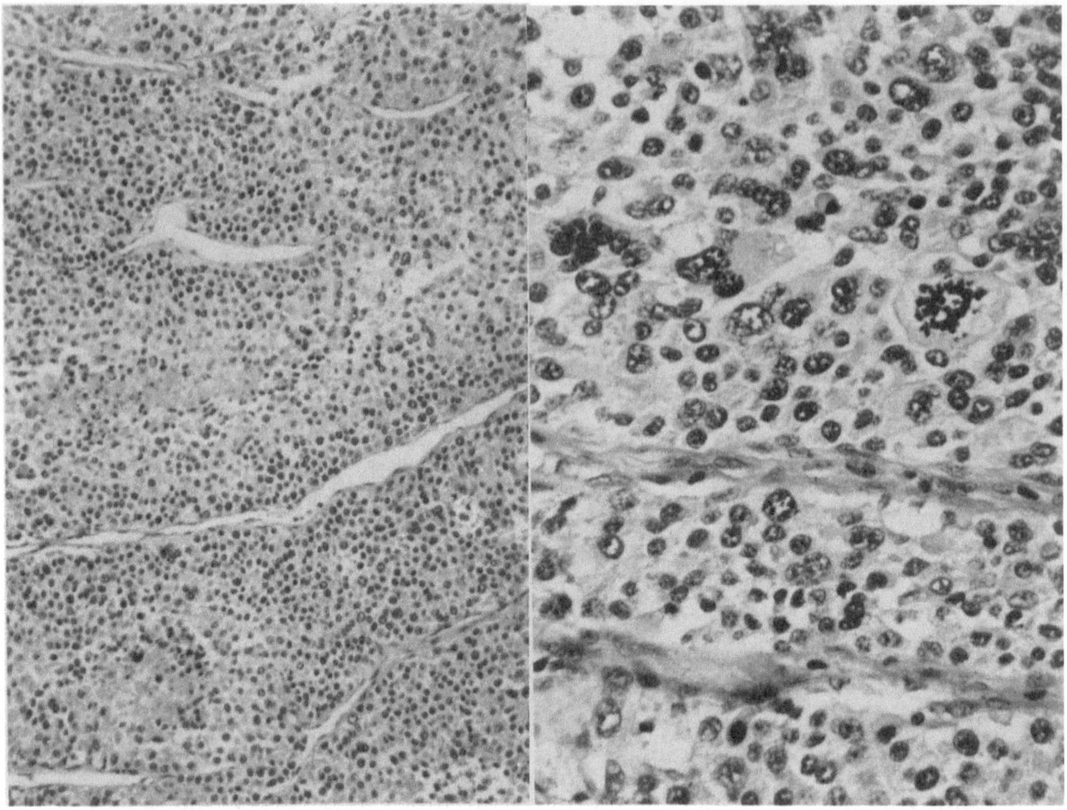

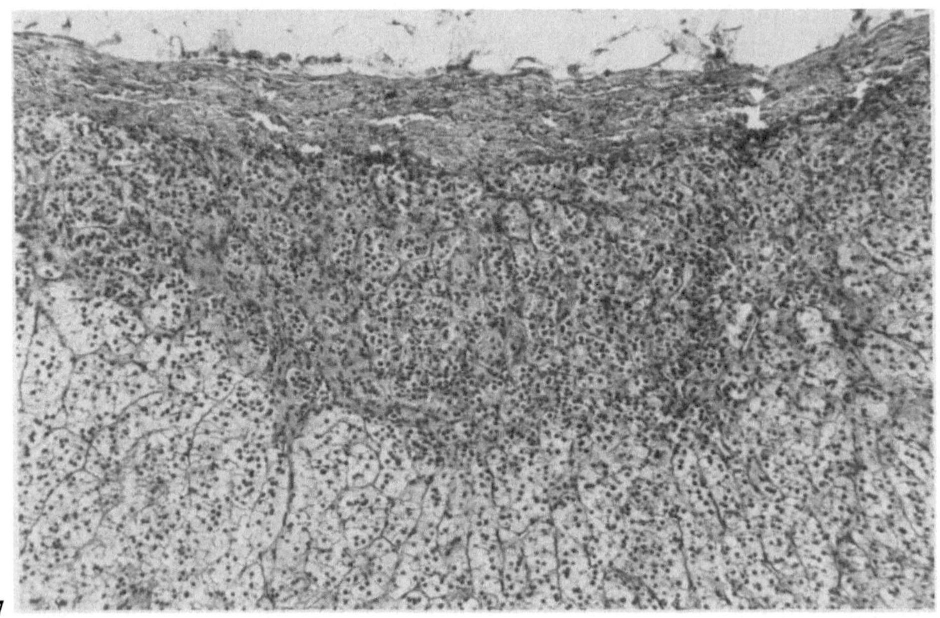

16

17

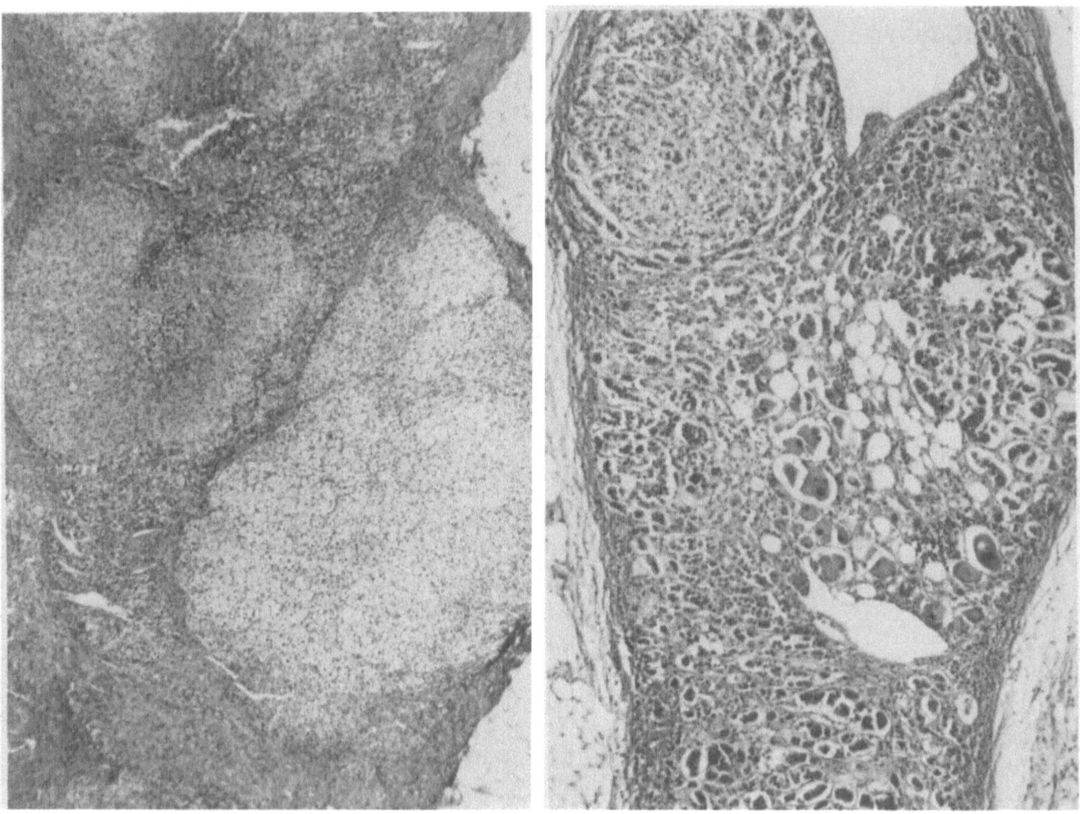

Abb. 18. Kleinknotige Nebennierenrindenhyperplasie, an die primäre knotige Rindendysplasie (oder primäre kleinknotige Rindenadenomatose) des Cushing-Syndrom erinnernd (53jährige Frau). *Links* Übersicht. Kleinknotige Verwerfung der Rindenschicht (HE, 31 ×) *rechts* Ausschnitt mit Herd großer eosinophiler Zellen (wie Abb. 3, Morbus Cushing) (HE, 120 ×)

stößt man in dieser Gruppe scheinbarer Hyperplasien aber auch auf Nebennierenrindenveränderungen, die sich nicht sicher einordnen lassen. Gelegentlich ist auch die Grenze zwischen Adenom und Hyperplasie nicht sicher zu ziehen. So lassen sich in unserem Krankengut von 25 Patienten mit primärem Hyperaldosteronismus die Nebennierenveränderungen von 4 Patienten nicht eindeutig klassifizieren (Sigg et al. 1982).

◀ **Abb. 16.** Nebennierenkarzinom links bei Conn-Syndrom (59jährige Frau): *links* Übersicht: breite relativ monomorphe Trabekel (HE, 120 ×), *rechts* gleicher Tumor bei stärkerer Vergrößerung. (HE, 320 ×)

Abb. 17. Nebennierenrindenhyperplasie bei Conn-Syndrom, mit Vermehrung vorwiegend kleiner Kompaktzellen über den äußeren Abschnitten der Zona fasciculata (65jährige Frau, HE, 80 ×, nach Sigg et al. (1983)

2. Pathophysiologie und Klinik

a) Primärer Hyperaldosteronismus

α) Historisches

Im Jahre 1955 beschrieb Conn erstmals einen Patienten mit hypokaliämischer Hypertonie, bei dem intraoperativ ein aldosteronproduzierendes Nebennierenadenom nachgewiesen werden konnte (Conn-Syndrom, Conn 1955). Nach einseitiger Adrenalektomie normalisierten sich Blutdruck und Elektrolythaushalt des Patienten. Wenige Jahre später entdeckten andere Autoren, daß die gleichen Symptome auch durch eine bilaterale Nebenrindenhyperplasie verursacht werden können (Davis et al. 1967; Ross 1965).

β) Häufigkeit

Unter den endokrinen Hypertonieformen stellt der primäre Aldosteronismus eine der häufigsten Ursachen dar. Nachdem anfänglich angenommen wurde, in 10–20% der Patienten mit Hypertonie könnte ein primärer Aldosteronismus zugrunde liegen, zeigte sich bald, daß die Häufigkeit der Erkrankung nur etwa 0,5–1% aller Hypertonien beträgt (Greminger 1977).

γ) Krankheitsformen

Der primäre Aldosteronismus wird in rund $^2/_3$ der Fälle durch ein solitäres Adenom der Nebennierenrinde und in $^1/_3$ der Patienten durch eine idiopathische bilaterale Nebennierenrindenhyperplasie verursacht (Vetter et al. 1980, 1978; Tabelle 16). Die Differentialdiagnose zwischen Adenom und Hyperplasie ist deshalb bedeutsam, da Adenome einer Adrenalektomie, Patienten mit einer bilateralen Hyperplasie dagegen einer medikamentösen Therapie zugeführt werden sollten.

Tabelle 16. Formen des primären Aldosteronismus

1. Nebennierenadenom	ca. 66%
2. bilaterale Hyperplasie	ca. 33%
3. Nebennierenkarzinom	
4. extraadrenale Tumoren	selten
5. Glukokortikoid-heilbare Form	

Adenom. Die aldosteronproduzierenden Nebennierenadenome sind oft klein und wiegen unter 6 g. In eigenen Untersuchungen zeigten 81% der Fälle einen Adenomdurchmesser von über 1 bis maximal 6 cm. Bei den restlichen 19% der Patienten betrug der Tumordurchmesser 1 cm oder weniger. Der überwiegende Anteil der Fälle wies einen Tumordurchmesser zwischen 0,8 und 2,5 cm auf (Vetter et al. 1981; Abb. 19). Bei Adenomen wird häufig eine mehr oder weniger ausgeprägte Hyperplasie des umgebenden Nebennierengewebes als auch der kontralateralen Nebenniere beobachtet, was gele-

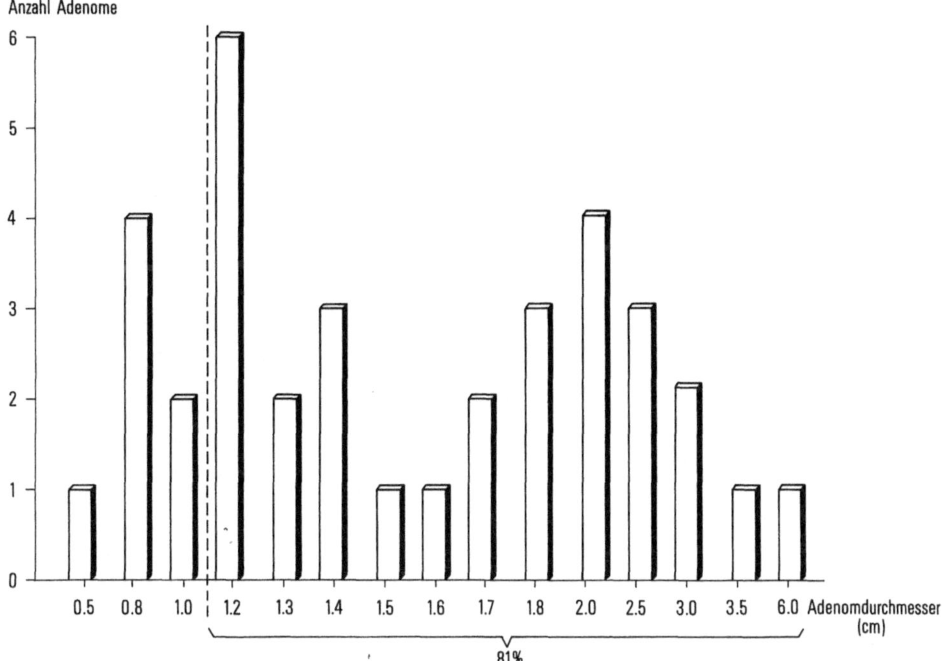

Abb. 19. Durchmesser von 51 Nebennierenadenomen. Der Anteil von Adenomen von über 1 cm Größe (81%) ist besonders gekennzeichnet. 19% der Patienten wiesen kleine 1 cm oder weniger messende Adenome auf, welche mit den meisten Untersuchungsmethoden nur schwer erfaßbar sind

gentlich die Abgrenzung zur Hyperplasie erschweren kann. Linksseitige Adenome sind häufiger und machen in unserem eigenen Krankengut rund $^3/_4$ der Fälle aus. Multiple Adenome einer Nebenniere oder beidseitige Adenome sind ebenso wie aldosteronproduzierende Karzinome selten.

Das Ausmaß der Hormonausschüttung zeigt keine Beziehung zur Adenomgröße. So können kleine Tumore eine hohe Aldosteronproduktion aufweisen und große Adenome mit einer geringen Hormonfreisetzung einhergehen.

Karzinom. Aldosteronproduzierende Karzinome sind sehr selten (Alterman et al. 1968; Foye u. Feichtmeir 1955; Linde et al. 1979). Häufig zeigen diese Tumore gleichzeitig eine Hypersekretion anderer Nebennierenrindenhormone wie Kortisol, Östrogene und Androgene. (Crane et al. 1965; Ehrlich et al. 1963; Lüscher et al. 1984; Marquezy et al. 1973). Bei diesen Patienten liegt damit nach Conn's ursprünglicher Definition streng genommen kein primärer Aldosteronismus vor.

Bilaterale idiopathische Nebennierenrinden-Hyperplasie. Bei der idiopathischen bilateralen Nebennieren-Hyperplasie lassen sich makronoduläre, mikronoduläre und diffusmikroskopische Formen unterscheiden. Die Pa-

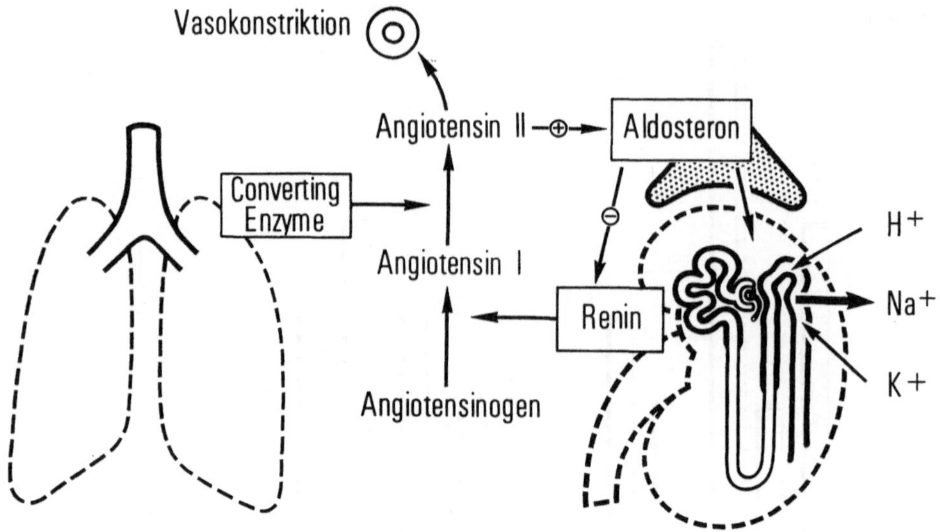

Abb. 20. Pathophysiologie des Renin-Angiotensinsystems

thogenese der Nebennierenrinden-Hyperplasie ist bis heute noch ungeklärt. Möglicherweise spielt ein extraadrenaler aldosteronstimulierender Faktor im Plasma dieser Patienten bei der Pathogenese eine Rolle (Nicholls et al. 1975).

Extraadrenale Tumore. Eine Aldosteronproduktion durch extraadrenale Tumore wurde nur in wenigen Fällen beobachtet. So wurden 2 Fälle mit aldosteronproduzierendem malignem Ovarialtumor und in einem anderen Fall ein ektopes Nebennierenadenom am Unterpol einer Niere beschrieben (Flanagan u. McDonald 1967; Tondesco et al. 1975).

Glukokortikoid-heilbare Form. Patienten mit der seltenen Glukokortikoidheilbaren Form des primären Aldosteronismus zeigen unter einer Glukokortikoid-Therapie (z.B. 1 mg Dexamethason für 1–2 Wochen) eine Normalisierung des Blutdruckes und der Aldosteronproduktion (Salti et al. 1969).

δ) Pathogenese

Aldosteron, das wichtigste Mineralokortikoid des Menschen, wird in der Zona glomerulosa der Nebennierenrinde über eine Reihe von Vorstufen produziert. Die Hauptwirkung des Aldosterons besteht in einem Austausch von Kalium und Wasserstoffionen gegen Natriumionen im distalen Tubulus der Nieren (Abb. 20). Ähnliche Wirkungen lassen sich auch im Darm sowie in den Speichel- und Schweißdrüsen nachweisen.

Aus der pathologischen Steigerung dieses Wirkmechanismus lassen sich die Leitsymptome des primären Aldosteronismus ableiten: Hypokaliämische Hypertonie und Alkalose (Conn et al. 1964). Aufgrund des sogenannten „Escape-Phänomens" kommt es selten zu einer ausgeprägten Hypernatri-

58

ämie. Aus ungeklärten Gründen kann sich das Natrium nach einiger Zeit der Aldosteronwirkung entziehen, womit eine Hypernatriämie häufig nicht oder nur angedeutet nachweisbar ist.

Die Pathogenese der Hypertonie beim primären Aldosteronismus ist nicht restlos geklärt, allerdings dürfte die Ausdehnung des Plasmavolumens, der Extrazellulärflüssigkeit und des austauschbaren Natriums eine entscheidende Rolle spielen (Biglieri u. Forsham 1961; Conn 1961; Ferris et al. 1978). Entsprechend läßt sich auch am wirksamsten durch eine Reduktion des Plasmavolumens (z.B. durch eine Therapie mit Diuretika) bei diesen Patienten eine Senkung des Blutdruckes erreichen. Die Zunahme des Blutvolumens führt zu einer Hemmung der renalen Reninsynthese. Daraus resultiert die für den primären Aldosteronismus typische Konstellation von pathologisch hohen Plasmaaldosteron-Werten und niedriger oder nicht meßbarer Plasmarenin-Aktivität (Abb. 21).

ε) Klinik

Die Diagnose des primären Aldosteronismus wird unter anderem dadurch erschwert, daß — im Gegensatz etwa zum Cushing-Syndrom — keine typischen klinischen Symptome nachweisbar sind (Conn et al. 1964; Vetter et al. 1980). Die meisten Beschwerden der Patienten lassen sich auf den Kaliummangel zurückführen (Tabelle 17). Ein Großteil der Patienten leidet daher unter Muskelschwäche und Müdigkeit. Seltener lassen sich intermittierende Lähmungen, Tetanie und Parästhesien beobachten. Eine Einschränkung der Konzentrationsfähigkeit der Niere mit Polyurie und Nykturie aufgrund einer kaliopenischen Tubulopathie kommt ebenfalls vor.

Die wichtigsten klinischen Daten in unserem Patientengut mit primärem Aldosteronismus sind in Tabelle 18 aufgeführt (Vetter et al. 1980). Frauen sind in der Gruppe der Patienten mit unilateralem Adenom deutlich häufiger betroffen, während die bilaterale Hyperplasie umgekehrt bei Männern häufiger auftritt. Im Gegensatz zu anderen Autoren, welche bei Patienten

Tabelle 17. Klinik des primären Aldosteronismus

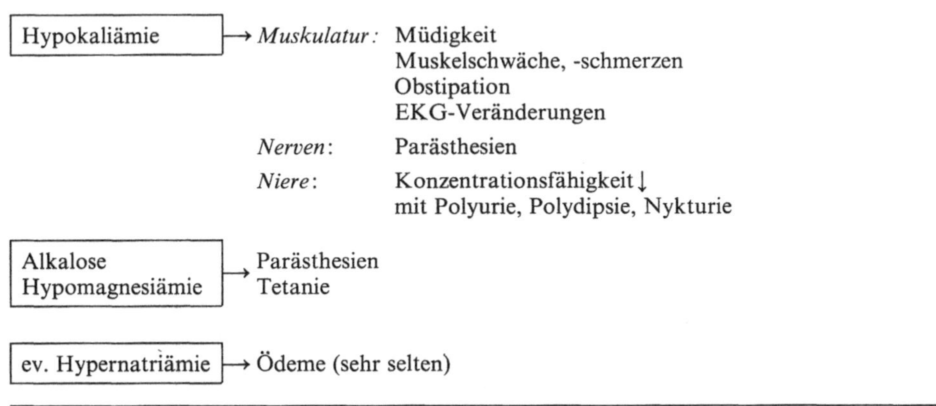

Tabelle 18. Wichtigste klinische Daten von 37 Patienten mit primärem Aldosteronismus. Angegeben sind Mittelwerte und der Bereich der Einzelwerte

	Unilaterales Adenom ($n = 25$)		Bilaterale Hyperplasie ($n = 12$)	
	Mittelwert	Bereich	Mittelwert	Bereich
Alter	46 Jahre	(29–60)	47 Jahre	(25–65)
Geschlecht	18♀/7♂		3♀/9♂	
Blutdruck systolisch	198 mmHg	(170–250)	190 mmHg	(140–230)
Blutdruck diastolisch	118 mmHg	(105–130)	124 mmHg	(100–140)
Serum-Kalium (Norm: 3,5–4,5 mmol/l)	2,7 mval/l	(2,0–3,5)	3,0 mval/l	(2,2–4,0)
Serum-Natrium (Norm: 137–142 mmol/l)	141 mval/l	(136–146)	141 mval/l	(138–143)
Urin-Kaliumexkretion	79 mval/24 h	(33–125)	80 mval/24 h	(40–125)
Aldosteron-18-Glukuronid (Norm: 2–13 µg/24 h)	56 µg/24 h	(8–440)	28 µg/24 h	(4–65)

mit Adenom ein signifikant jüngeres Alter beschrieben, ließen sich in unserem Kollektiv keine wesentlichen Altersunterschiede zwischen den beiden Krankheitsformen nachweisen.

Wie bei anderen endokrinen Hypertonieformen häufig zu beobachten, ist die Blutdruckerhöhung mit diastolischen Werten von im Mittel über 115 mmHg beim primären Aldosteronismus deutlich ausgeprägt. Entgegen früherer Auffassungen handelt es sich nicht um eine benigne Hypertonieform. Kardiovaskuläre Komplikationen wie zerebraler Insult, Herzinfarkt und Angina pectoris lassen sich bei einem hohen Prozentsatz der unbehandelten Patienten beobachten (Ferris et al. 1978).

ζ) Laborchemie

Serum-Kalium und Alkalose. Das biochemische Leitsymptom des primären Aldosteronismus ist eine hypokaliämische Alkalose. In etwa 10% der Fälle finden sich normale Kaliumwerte. Bei diesen Patienten ist die Normokaliämie möglicherweise Ausdruck einer Natriumrestriktion. Unter Salzentzug wird das Natriumangebot im distalen Tubulus vermindert und damit der aldosteronabhängige Natrium-Kalium-Austausch eingeschränkt. Entsprechend läßt sich unter Salzbelastung (200 mval Natrium pro Tag und mehr) eine Hypokaliämie induzieren. Ausgesprochen tiefe Kaliumwerte lassen sich beim Nebennierenkarzinom beobachten. Bei zwei eigenen Patienten betrug das Kalium 1,4 bzw. 1,7 mval/l (Marquezy et al. 1973). Die Serum-Natrium-Konzentration liegt wie erwähnt meist im oberen Normalbereich.

Urinkaliumausscheidung. Beim primären Aldosteronismus kommt es hauptsächlich aufgrund renaler Verluste zum Kaliummangel. Die Patienten weisen, insbesondere in Bezug auf die tiefen Serum-Kalium-Werte, eine hohe

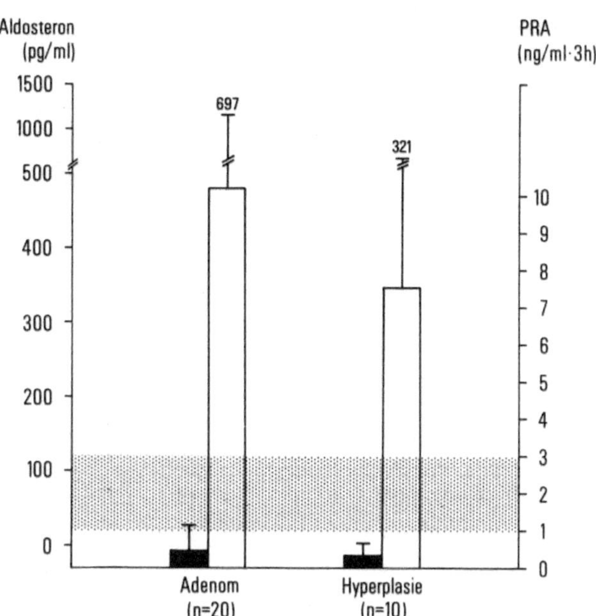

Abb. 21. Plasma-Renin-Aktivität (■) und Plasmaaldosteron (□) bei 20 Patienten mit einem aldosteronproduzierenden Adenom und 10 Fällen mit idiopathischer bilateraler Nebennierenhyperplasie. Der Normbereich ist mit einem Raster gekennzeichnet

Kaliumausscheidung im Urin auf. Die Bestimmung der Kaliumexkretion im 24-Stunden-Urin ist daher ein wertvoller Suchtest. Nach unserer Erfahrung liegt die Kaliumausscheidung bei Patienten mit primärem Aldosteronismus durchwegs über 30 mval/24 h, was bei gleichzeitiger Hypokaliämie sehr hoch ist (Vetter et al. 1980; Tabelle 18).

b) Aldosteron und Plasma-Renin-Aktivität

Zur Sicherung der Diagnose muß die Bestimmung des Renins und Aldosterons im peripheren Venenblut durchgeführt werden. Bei Vorliegen eines primären Aldosteronismus läßt sich eine pathologisch erhöhte Plasma-Aldosteron-Konzentration bei tiefen oder supprimierten Reninwerten nachweisen (Abb. 21, Tabelle 19). Patienten, die mit dem Aldosteron-Antagonisten Spironolacton behandelt wurden, können eine normale oder sogar erhöhte Plasma-Renin-Aktivität aufweisen. Unter diesen Bedingungen ist eine Differentialdiagnose zwischen primärem und sekundärem Aldosteronismus nicht möglich. Das Medikament sollte daher 4–6 Wochen vor Durchführung der Bestimmung abgesetzt und durch ein anderes kalium-sparendes Diuretikum (z.B. Triamteren oder Amilorid in Kombination mit einem Thiazid-Diuretikum) ersetzt werden.

Ein sekundärer Hyperaldosteronismus aufgrund einer Nierenarterienstenose, eines Barttersyndroms oder unter Diuretikatherapie kann, aufgrund der normalen oder erhöhten Plasma-Renin-Aktivität, von einem Conn-Syndrom abgegrenzt werden. Beim sogenannten Pseudoaldosteronismus, welcher durch einen Lakritzen- oder Medikamentenabusus (Carbenoxolon, Mi-

Tabelle 19. Differentialdiagnose verschiedener Formen des Aldosteronismus

	Primärer Aldosteronismus	Sekundärer Aldosteronismus	Pseudoaldosteronismus
Plasma-Aldosteron	⬆	⬆	⬇
Plasma-Renin-Aktivität	⇩	⇧	⇩
Ursachen	Nebennierenadenom Nebennieren-hyperplasie Nebennierenkarzinom	Nierenarterienstenose Bartter-Syndrom Medikamentös (z.B. Diuretika u.a.)	Lakritzenabusus Medikamente (z.B. Carbenoxolon, Mineralokortikoide)

neralokortikoide) verursacht wird, finden sich typischerweise sowohl tiefe Aldosteronwerte als auch eine niedrige Plasma-Renin-Aktivität (Baer et al. 1970; Tabelle 19).

Nach unseren Erfahrungen liegen die Plasma-Aldosteron-Werte bei Patienten mit unilateralem Adenom im Mittel höher als bei Patienten mit bilateraler Hyperplasie (Abb. 21). Die höchsten Aldosteronkonzentrationen zeigen hormonell aktive Nebennierenkarzinome (Lüscher et al. 1984). Aufgrund der starken Überlappung der Werte in den 3 Gruppen ist allerdings eine Differentialdiagnose der verschiedenen Krankheitsformen nicht möglich. An Stelle der Plasma-Aldosteron-Konzentration wird auch die Bestimmung der Aldosteron-18-Glukuronid-Ausscheidung im 24-Stunden-Urin durchgeführt. Allerdings konnten wir bei 27% unserer Patienten mit primärem Aldosteronismus eine normale Ausscheidung dieses Aldosteron-Metaboliten beobachten (Vetter et al. 1978). Die Bestimmung des Plasma-Aldosterons sollte daher bei allen Patienten mit Verdacht auf primärem Aldosteronismus durchgeführt werden.

Zahlreiche Tests zur Diagnose des primären Aldosteronismus sind in der Literatur beschrieben worden. Seit allerdings die Plasma-Aldosteron-Konzentration und die Plasma-Renin-Aktivität mittels Radioimmunoessay exakt bestimmbar geworden sind, ist die Durchführung solcher Manöver zur Diagnose des primären Aldosteronismus nur in seltenen Fällen und meist nur bei wissenschaftlichen Fragestellungen notwendig.

c) Differentialdiagnose unilaterales Adenom — bilaterale idiopathische Hyperplasie

Die Differentialdiagnose zwischen Adenom und bilateraler idiopathischer Hyperplasie ist wie erwähnt von großer praktischer Bedeutung, da nur Adenome günstig auf eine Adrenalektomie ansprechen. Eine präoperative Abgrenzung der beiden Formen des primären Aldosteronismus ist daher unerläßlich.

Nach unseren Erfahrungen lassen sich Patienten mit Adenom und Hyperplasie aufgrund peripherer Hormonbestimmungen nicht sicher voneinander abgrenzen. Ebensowenig scheint mittels Suppressionsmanövern mit Dexamethason eine zuverlässige Unterscheidung möglich. Von Ganguly u. Mitarb. wurde erstmals bei Patienten mit Adenom ein paradoxer Abfall der mittleren Plasmaaldosteron-Konzentration nach mehrstündiger Orthostase beschrieben, während bei Patienten mit Hyperplasie konstant ein Hormonanstieg nachweisbar war (Ganguly 1973). Offenbar ist bei Patienten mit Adenom das Verhalten des Plasmaaldosterons ACTH-gesteuert und deshalb von der Orthostase häufig unabhängig, während sich bei Patienten mit Hyperplasie ein orthostaseinduzierter Anstieg der Plasma-Renin-Aktivität und des Plasmaaldosterons beobachten läßt. Im Einzelfall ermöglicht aber auch dieser Stimulationstest wegen der starken Streuung der individuellen Werte keine sichere Abgrenzung der beiden Formen des primären Aldosteronismus (Vetter et al. 1978).

Andere sogenannte Lateralisationsmethoden müssen daher zur Differentialdiagnose und Seitenlokalisation der Adenome verwendet werden. Diese Methoden sind:

- Nebennierenphlebographie
- Aldosteronbestimmung im Nierenvenenblut
- Jod-131-Cholesterin-Szintigraphie
- Computer-Tomographie

Mit der Entwicklung der Nebennierenszintigraphie und Computer-Tomographie ist die Bedeutung der invasiven Untersuchungsmethoden (Phlebographie, Aldosteronbestimmung im Nierenvenenblut) zurückgegangen. Neben der Differentialdiagnose zwischen Adenom und Hyperplasie soll mittels dieser radiologischen Untersuchungsmethoden auch eine exakte präoperative Seitenlokalisation eines Adenoms erfolgen, die es dem Chirurgen ermöglicht, den komplikationsloseren, dorsalen Zugang zu wählen (Linde et al. 1979).

α) Nebennierenphlebographie

Diese von Bucht u. Mitarb. erstmals verwendete Methode, vermag Adenome bis zu einem Durchmesser von ca. 1 cm zu erfassen (Bucht 1962; Bucht et al. 1964). Kleine Adenome können daher dem Nachweis entgehen. Nach unseren Erfahrungen gelingt mit der Nebennierenphlebographie in 50–60% der Fälle die Darstellung eines Adenoms (Abb. 22). Die Sondierung der rechten Nebennierenvene ist aber technisch schwierig und in 20–30% der Fälle nicht möglich. Deshalb entgehen rechtsseitige Adenome weit häufiger dem phlebographischen Nachweis als Adenome der linken Nebennierenrinde.

Da das Kontrastmittel unter großem Druck injiziert wird, kann als Komplikation zuweilen eine Extravasation des Kontrastmittels auftreten. Schädigungen des Nebennierengewebes mit Remission des primären Aldosteronismus oder sogar Nebennierenrinden-Insuffizienz wurden jedoch nur sehr selten beobachtet (Eagan u. Page 1971; Fischer et al. 1971). Immerhin klagt etwa $^1/_3$ der Patienten wegen intraadrenaler Blutungen für einige Stunden nach dem Eingriff über Flankenschmerzen.

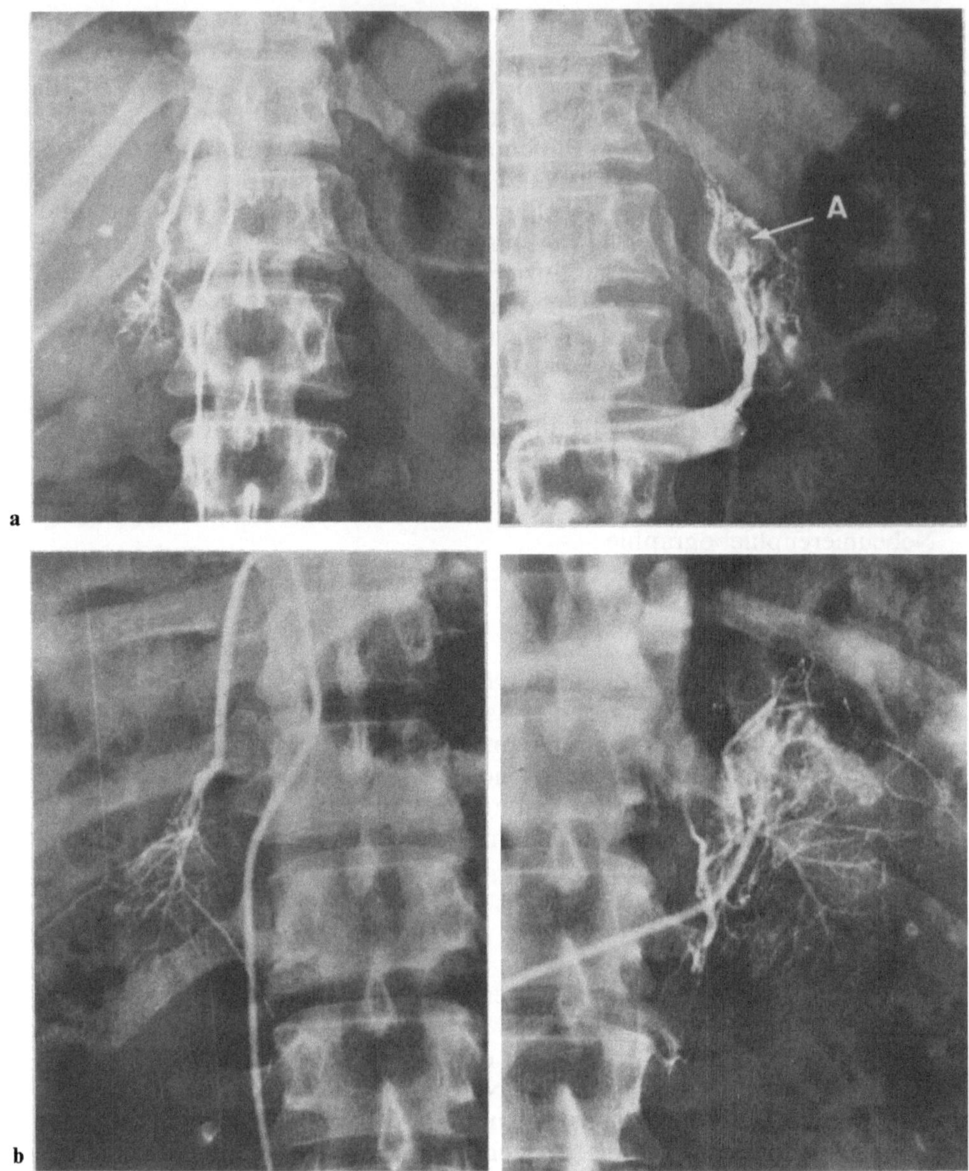

Abb. 22a, b. Phlebographie der Nebennieren.
In **a** ist in der linksseitigen Phlebographie ein Nebennierenadenom (A) erkennbar, während sich das gegenseitige Organ normal darstellt, **b** zeigt eine bilaterale idiopathische Nebennierenhyperplasie

β) Aldosteronkonzentration im Nebennierenvenenblut

Diese Methode erlaubt die Seitenlokalisation eines Adenoms, wenn vor Durchführung einer Phlebographie entweder Blut aus beiden Nebennierenvenen gewonnen wurde oder wenn in einer nur einseitig kanülierten Vene

64

ein niedriger Aldosteronwert (<1000 pg/ml) ermittelt wurde. Im letztgenannten Fall liegt das Adenom auf der kontralateralen Seite. Die gleichzeitige Bestimmung der Kortisol-Konzentration ist unerläßlich, um den Beweis zu erbringen, daß sicher Blut aus einer Nebennierenvene entnommen wurde. Dabei sollte der in einer Nebennierenvene ermittelte Kortisolwert mindestens drei- bis vierfach höher liegen als ein in der Vena cava gemessener Wert. Die Analyse der Aldosteronwerte ist durch starke, rhythmische Schwankungen der Aldosteronkonzentration innerhalb weniger Minuten sowohl auf der gesunden als auch auf der Adenomseite belastet (Vetter et al. 1980). Unter Dexamethason-Therapie lassen sich bilaterale Hyperplasien und Adenome nicht mehr unterscheiden.

γ) Jod-131-Cholesterin-Szintigraphie

Als drittes Verfahren zur Lokalisierung eines Adenoms steht uns schließlich die Jod-131-Cholesterin-Szintigraphie zur Verfügung (Basmadjian et al. 1975; Hogan u. McRae 1976; Kojima et al. 1975). Diese Methode macht sich die Aufnahme einer radioaktiven markierten Vorstufe der Kortikosteroide, nämlich des 131-Jod-Cholesterins, durch die Nebennieren zunutze. Bei typischen Adenomfällen kommt es im Szintigramm zu einer deutlich vermehrten Speicherung der erkrankten Seite, während sich die kontralaterale Nebenniere aufgrund der supprimierten Aldosteronproduktion schwach oder gar nicht darstellt (Abb. 23a). Bei beidseitiger Hyperplasie ist eine übermäßige Aufnahme von Radioaktivität über beiden Nebennieren nachweisbar (Abb. 23b). Allerdings haben einige Autoren darauf hingewiesen, daß aus anatomischen und funktionellen Gründen eine asymmetrische Speicherung nicht selten auch bei beidseitiger Hyperplasie nachweisbar ist. Conn u.Mitarb. haben daher sogenannte Suppressions-Szintigramme unter Dexamethason-Therapie empfohlen (Conn et al. 1976). Nach unserer Erfahrung verbessert Dexamethason die Wertigkeit der Methode nicht wesentlich (Fischer et al. 1971). In eigenen Untersuchungen wurden 11 von 40 Patienten

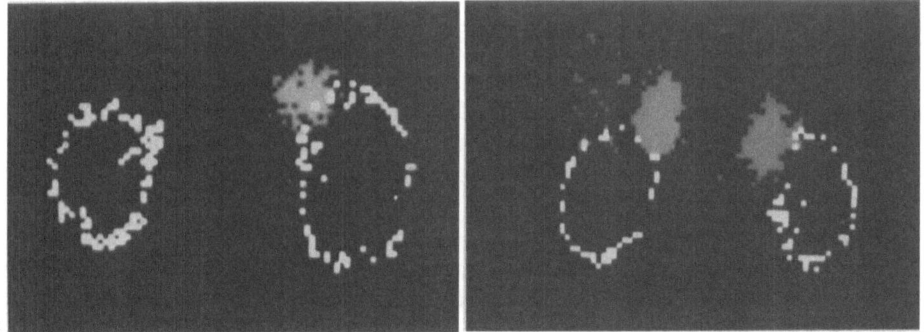

a   b

Abb. 23a, b. Cholesterin-J^{131}-Szintigraphie der Nebennieren bei einem Patienten mit Nebennierenadenom (a) und einem Fall mit bilateraler idiopathischer Nebennierenhyperplasie (b). Bei Vorliegen eines Adenoms stellt sich die supprimierte Gegenseite nicht dar (a), während bei beidseitiger Hyperplasie eine übermäßige Radioaktivitätsanreicherung über beiden Nebennieren nachweisbar ist

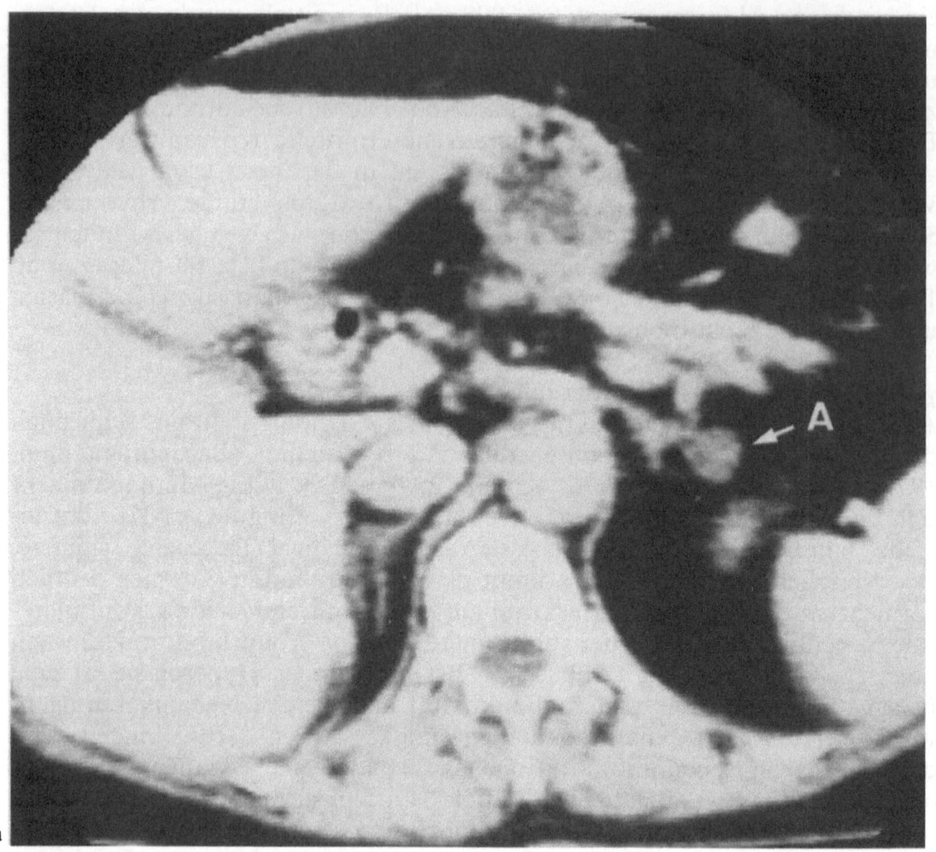

Abb. 24a, b. Computer-Tomographie eines rechtsseitigen Nebennierenadenoms. Die Nebenniere ist v-förmig erkennbar, das runde Adenom (A) liegt peripher im vorderen Nebennierenschenkel (**a**) und ist in der Vergrößerung noch deutlicher sichtbar (**b**)

mit Adenom wegen bilateraler Isotopenaufnahme falsch klassifiziert, während nur bei einem Patienten mit bilateraler Hyperplasie eine unilaterale Aufnahme des J-131-Cholesterins beobachtet werden konnte (Fischer et al. 1982). Die Hauptursache einer bilateralen Darstellung bei unilateralem Adenom war eine vorgängige Spironolacton-Therapie. Eine Behandlung mit Aldosteronantagonisten sollte daher ca. 2 Wochen vor Durchführung der Szintigraphie abgesetzt werden (Fischer et al. 1982).

δ) Computer-Tomographie
Die Computer-Tomographie ermöglicht den Nachweis von aldosteronproduzierendem Adenom mit einem Durchmesser von 1 cm oder mehr (Linde et al. 1979; Vetter et al. 1981; Abb. 24) Dazu sollten dünne Schichtebenen gewählt und zur besseren Abgrenzung der Nebenniere gegenüber Nachbarstrukturen intravenös Kontrastmittel verabreicht werden. Da Adenome nicht selten weniger als 1 cm groß sind, werden diese durch die Untersuchungsmethode verpaßt. In eigenen Untersuchungen wurden 2 von 17 Pa-

66

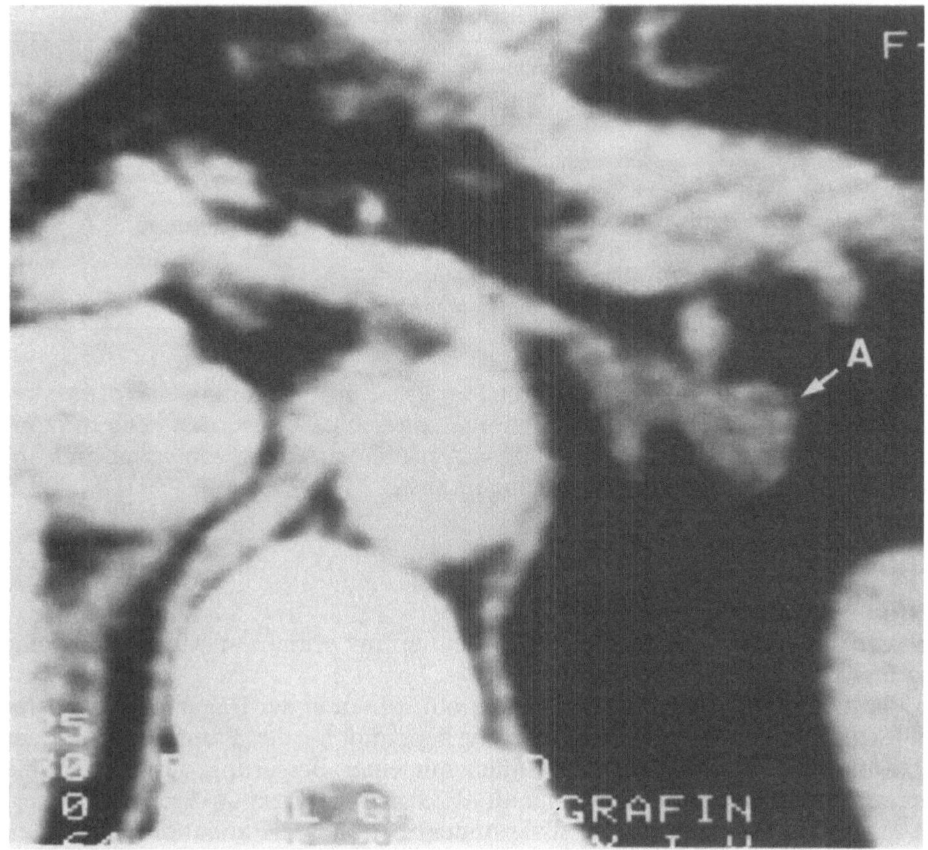

Abb. 24b

tienten mit unilateralem Aldosteronismus computertomographisch nicht erfaßt. Beide Adenome wiesen einen Durchmesser von 0,8 cm auf (Biglieri u. Forsham 1961). Kleine Adenome können nur dann erfaßt werden, wenn sie peripher in den Nebennierenschenkeln gelegen sind (Abb. 24).

Andererseits wiesen 6 von unseren 9 Patienten mit bilateraler idiopathischer Nebennieren-Hyperplasie im Computer-Tomogramm einen unauffälligen Befund auf (Vetter et al. 1981). Die computertomographische Diagnose einer bilateralen Hyperplasie ist daher nur bei stark vergrößerten Nebennieren und insbesondere bei der makronodulären Form möglich, wobei bei letzterer die Gefahr einer Verwechslung mit einem solitären Adenom besteht. Bei unauffälligem Befund sollten daher weitere Lateralisationsmethoden wie eine Nebennierenszintigraphie angeschlossen werden.

ε) Welche Lateralisationsmethode?

Wegen der relativ hohen Komplikationsrate invasiver Methoden wenden wir heute zunächst nur die Szintigraphie und die Computer-Tomographie an. Nur wenn beide Methoden nicht zu den gleichen diagnostischen Schluß-

Tabelle 20. Diagnostische Maßnahmen bei primärem Aldosteronismus

1. *Klinik*:	Blutdruckmessung
2. *Labor*:	Kalium, Natrium im Serum Urinkaliumexkretion
3. *Hormonmessungen*:	Plasmaaldosteron Plasma-Renin-Aktivität
4. *Lateralisationsmethoden*:	Computer-Tomographie Nebennierenszintigraphie evtl. Nebennierenphlebographie Aldosteronbestimmung im Nebennierenvenenblut

folgerungen führen, sollte eine Phlebographie mit vorgängigen Hormonbestimmungen im Nebennierenvenenblut angeschlossen werden. Die diagnostischen Maßnahmen bei Verdacht auf primären Aldosteronismus sind ab-
schließend in Tabelle 20 zusammengefaßt.

d) Therapie

α) Unilaterales Abdomen

Das therapeutische Vorgehen bei Patienten mit primärem Aldosteronismus
ist in Tabelle 21 dargestellt.

Patienten mit einem solitären Adenom sollten in der Regel einseitig adrenalektomiert werden, da postoperativ bei rund $^2/_3$ der Patienten mit einer
Heilung und in den restlichen Fällen mit einer Besserung der Hypertonie
gerechnet werden kann (Ferris et al. 1975; Rapaport et al. 1952; Tenschert
et al. 1982). Allerdings kann insbesondere bei älteren Patienten oder Fällen
mit erhöhtem Operationsrisiko durchaus vorerst eine medikamentöse Therapie versucht werden. Die wichtigsten klinischen Daten vor und nach unilateraler Adrenalektomie bei 15 Patienten mit Nebennierenadenom sind in Tabelle 22 aufgeführt. Besonders bei langjähriger Hypertonieanamnese kann
als prognostischer Test präoperativ eine Therapie mit Aldosteronantagonisten (Sprionolacton 400 mg oral/die) versucht werden. Normalisiert sich
unter einer derartigen Therapie der Blutdruck nach 2–4 Wochen weitgehend,
so ist auch nach Adenomentfernung eine gute Blutdruckantwort zu erwarten
(Spark u. Melby 1968). Etwa 1 Woche vor einer geplanten Operation sollten
Aldosteronantagonisten abgesetzt werden, da es nach Adenomentfernung
wegen der meist geringen Aldosteronproduktion der Gegenseite postoperativ fast immer zu einem Anstieg des Serumkaliums auf pathologische Weise
kommt. Aus diesem Grund ist auch unmittelbar postoperativ eine orale
oder intravenöse Kaliumsubstitution meist nicht notwendig. Ebenso ist in
der Regel eine postoperative Hormonsubstitution nicht erforderlich. Medikamentöse Aldosteronsynthesehemmer wie der 3-Beta-Dehydrogenasehem-
mer Trilostan sollten ebenfalls etwa eine Woche präoperativ abgesetzt werden. Bei Ausbleiben des erwarteten Operationserfolges sollte die Diagnose
eines einseitigen Adenomes überdacht und erneut Hormonbestimmungen
im peripheren Venenblut (Plasmaaldosteron und Plasma-Renin-Aktivität)

68

Tabelle 21. Therapie des primären Aldosteronismus

Adenom	*Bilaterale Hyperplasie*	*Karzinom*
Adrenalektomie	Medikamentöse Therapie	1. Adrenalektomie
	1. Spironolacton (100 mg/d) Hydrochlorothiazid (50–100 mg/d) oder	2. Chemotherapie: o,p'-DDD 1,5–6 g/d
	2. Amilorid (5–10 mg/d) Hydrochlorothiazid (50–100 mg/d) oder	
	3. Triamteren (50–100 mg/d) + Hydrochlorothiazid (50–100 mg/d)	

Tabelle 22. Wichtigste klinische Daten vor und nach unilateraler Adrenalektomie bei 15 Patienten mit Nebennierenadenom. Statistisch signifikante Unterschiede sind mit Sternen gekennzeichnet (* $p < 0,001$; ** $p < 0,005$; nach Spark u. Melby 1968). Die Normalbereiche sind links in Klammern aufgeführt

	präoperativ		postoperativ
Blutdruck systolisch	202 ± 32 mmHg	⊢————*————⊣	124 ± 15 mmHg
diastolisch	116 ± 14 mmHg	⊢————*————⊣	85 ± 13 mmHg
Normoton	0% ($n = 0$)		67% ($n = 10$)
Natrium (137–142 mmol/l)	$143,5 \pm 2,4$ mmol/l	⊢————*————⊣	$139,7 \pm 2,6$ mmol/l
Kalium (3,5–4,5 mmol/l)	$2,8 \pm 0,8$ mmol/l	⊢————*————⊣	$4,0 \pm 3,2$ mmol/l
Aldosteron (20–120 pg/ml)	298 ± 150 pg/ml	⊢————*————⊣	65 ± 64 pg/ml
Plasma-Renin-Aktivität (0,2–3 ng/ml·3 h)	$0,3 \pm 0,1$ ng/ml·3 h	⊢————**————⊣	$3,2 \pm 2,4$ ng/ml·3 h

durchgeführt werden. Patienten mit primärem Aldosteronismus können insbesondere bei langer Krankheitsdauer eine hypertensive und kaliopenische Nephropathie mit Veränderungen der Glomerula, Arteriolen und Tubuli aufweisen, welche in einigen Fällen mit einem unbefriedigenden Operationsresultat einhergehen können.

β) Bilaterale idiopathische Nebennierenrinden-Hyperplasie

Patienten mit bilateraler Hyperplasie, welche einseitig adrenalektomiert wurden, zeigen postoperativ nach vorübergehender Normalisierung der Plasma-Aldosteron-Konzentration einen Wiederanstieg auf pathologische Werte bei gleichzeitigem Nachweis einer Hypokaliämie (Tenschert et al. 1982).

Da bei bilateraler Hyperplasie die Hypertonie durch eine operative Entfernung einer Nebenniere oder durch subtotale beidseitige Adrenalektomie ungenügend oder nur vorübergehend beeinflußt wird, sollten diese Patienten einer antihypertensiven Therapie zugeführt werden.

Patienten mit Nebennierenrinden-Hyperplasie und solche mit Adenom, bei denen keine Operation durchgeführt werden kann, sollten mit einem Aldosteronantagonisten (100 mg Spironolacton täglich) allein oder bei ungenügender Wirksamkeit kombiniert mit einem Thiazid-Diuretikum (50–100 mg Hydrochlorothiazid täglich) behandelt werden (Tabelle 22).

Wird eine rasche Blutdruck- und Elektrolyt-Normalisierung angestrebt, so kann mit 400 mg Spironolacton pro Tag begonnen werden. Damit wird in der Regel in 2–4 Wochen eine Normalisierung erreicht. Die Nachteile einer hochdosierten Spironolacton-Therapie sind aber häufig das Auftreten einer gastrointestinalen Unverträglichkeit oder einer Gynäkomastie. Eine schrittweise Reduktion auf 100 mg ist daher unter diesen Umständen unbedingt erforderlich. Langdauernde hohe Spironolacton-Dosen führen neben einer höheren Nebenwirkungsrate bei Patienten mit primärem Aldosteronismus auch zu einer Stimulierung der supprimierten Reninsekretion, welche ihrerseits über eine vermehrte Angiotensin-II-Synthese der Aldosteronproduktion durch den Tumor bzw. die bilaterale Hyperplasie zusätzlich aktivieren kann. In der Langzeittherapie ist jedoch nur in Ausnahmefällen eine Erhöhung der Dosis auf 200 mg täglich erforderlich.

Bei Fällen mit spironolakton-induzierten Nebenwirkungen, vor allem bei der meist schmerzhaften Gynäkomastie, können als Ausweichpräparate andere kaliumsparende Diuretika wie Amilorid (5–10 mg/d) oder Triamteren (50–100 mg/d) ebenfalls in Kombination mit einem Thiazid-Diuretikum eingesetzt werden. Seit einiger Zeit sind auch medikamentöse Aldosteronsynthesehemmer wie der 3-Beta-Dehydroxylasehemmer Trilostan zur Behandlung des primären Aldosteronismus erhältlich.

γ) Aldosteron-produzierendes Nebennierenkarzinom

Karzinome sollten frühzeitig adrenalektomiert werden. Unbehandelt beträgt die mittlere Überlebenszeit nach Diagnosestellung bei hormonell aktiven Karzinomen der Nebennierenrinde nur wenige Monate ((Hutter u. Kayhoe 1966; Lüscher et al. 1984). Meist treten aber auch nach radikaler Entfernung des Primärtumors nach einigen Monaten lokale oder systemische Metastasen (meist in den regionalen Lymphknoten, der Niere sowie in der Leber und in der Lunge) auf. Ein Wiederanstieg der nach Adrenalektomie normalisierten Plasma-Aldosteron-Werte oder der Aldosteron-18-Glukuronid-Ausscheidung im Urin kann als Hinweis für ein Rezidiv oder das Auftreten von Metastasen gewertet werden. Eine Nachkontrolle der Hormonwerte ist daher bei operierten Patienten angezeigt. Bei metastasierenden Tumoren bietet sich eine Chemotherapie mit dem DDT-Derivat o,p′-DDD (Lysodren) mit oder ohne lokale Radiotherapie an (Hutter u. Kayhoe 1966). In der Regel wird mit 1–2 g/Tag begonnen. Gastrointestinale Nebenwirkungen (Brechreiz, Erbrechen, Diarrhöe) treten bei rund $^3/_4$ aller Patienten auf und erlauben häufig keine weitere Dosissteigerung. Obschon die Erfahrungen mit dieser Substanz bei den häufigeren Cushing-Karzinomen größer sind, konnte auch bei den wenigen Patienten mit aldosteronproduzierenden Karzinomen unter dieser Therapie vorübergehend eine Normalisierung der Hormonsekretion und damit auch des Blutdruckes und der Elektrolytstörungen erreicht werden (Hutter u. Kayhoe 1966; Lüscher et al. 1984). Ob damit auch eine Verlängerung der Überlebenszeit verbunden ist, kann aufgrund der bisherigen Erfahrungen noch nicht entschieden werden. Bei einem eigenen mit o,p′-DDD behandelten Patienten betrug die Überlebenszeit 10 Monate.

C. Das Adrenogenitalsyndrom

1. Einleitung

Von adrenogenitalem Syndrom (AGS) spricht man bei jenen kongenitalen Enzymdefekten der Steroidbiosynthese, bei denen die Kortisolproduktion mitbetroffen ist. Die Folge der erniedrigten Kortisolproduktionsrate ist eine erhöhte ACTH-Sekretion des Hypophysenvorderlappens und — wenn diese längere Zeit dauert — eine bilaterale Hyperplasie der Nebennierenrinden.

Im wesentlichen sind zur Bildung von Glukokortikoiden aus Cholesterin 5 enzymatische Umwandlungen nötig: eine 20,22-Desmolase zur Umwandlung von Cholesterin in Pregnenolon, eine 17-Hydroxylase zur Umwandlung von Pregnenolon in 17OH-Pregnenolon oder von Progesteron in 17OH-Progesteron, eine 3β-Dehydrogenase zur Umwandlung von Pregnenolon

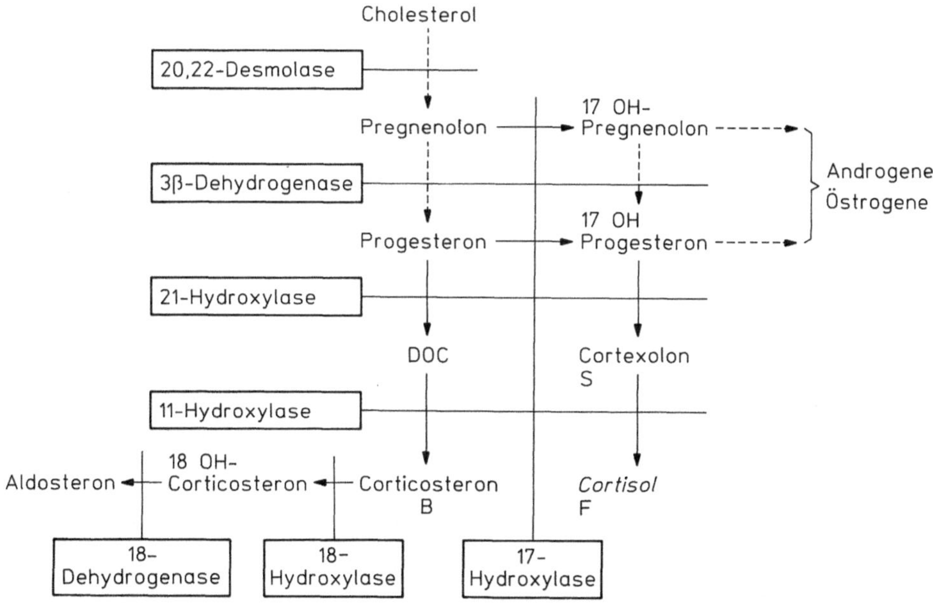

Abb. 25

in Progesteron oder von 17OH-Pregnenolon in 17OH-Progesteron, eine 21-Hydroxylase zur Umwandlung von Progesteron in DOC oder von 17OH-Progesteron in S, und eine 11β-Hydroxylase zur Umwandlung von DOC in Kortikosteron oder von S in Kortisol (Abb. 25).

Je nach dem fehlenden oder in seiner Aktivität verminderten Enzym entstehen verschiedene Formen des adrenogenitalen Syndroms, die sich auch klinisch teilweise unterscheiden lassen.

2. Klinik

Unter den klinischen Symptomen lassen sich drei Hauptgruppen unterscheiden: das Salzverlustsyndrom, die Hyperpigmentierung und die Folge der Androgenüberproduktion.

Das *Salzverlustsyndrom* ist die Folge eines durch den Enzymdefekt bedingten Aldosteronmangels und unterscheidet sich deshalb nicht von der Symptomatologie beim Morbus Addison oder beim isolierten Hypoaldosteronismus. Die Symptome treten beim jungen Säugling im Alter von einigen Tagen bis Wochen auf, nicht jedoch unmittelbar nach der Geburt. Bei stark pigmentierten Neugeborenen und bei Mädchen mit ausgeprägter Intersexualität (siehe unten) ist ein späterer Salzverlust eher zu befürchten.

Die Säuglinge werden anorektisch, lethargisch und es kommt zu einem Stillstand der Gewichtszunahme oder einer Gewichtsabnahme. Später kommen Erbrechen (meist weniger kräftig als z.B. bei Pylorusstenose), Exsikkose und Schock hinzu. Im Serum findet man erniedrigtes Natrium und erhöhtes Kalium.

Die *Hyperpigmentierung* entsteht als Folge der erhöhten MSH-Sekretion aus dem Hypophysenvorderlappen. Diese hängt ihrerseits mit der erhöhten ACTH-Sekretion zusammen. Der Mechanismus ist derselbe wie beim Morbus Addison. Die Pigmentierung an sich hat keine pathologische Bedeutung, ist aber ein wichtiges klinisch-diagnostisches Zeichen. Sie betrifft in ausgeprägten Fällen den ganzen Körper, auch die Schleimhäute z.B. in der Mundhöhle, ist aber meist in der Genitalgegend ausgeprägter als an anderen Hautpartien.

Die *Androgenüberproduktion* ist schon in utero vorhanden. Sie hat beim männlichen Föten keine unmittelbaren Konsequenzen (normales äußeres Genitale bei der Geburt), führt aber beim weiblichen Föten zu einer Virilisierung bzw. zu einem intersexuellen äußeren Genitale. Diese Intersexualität kann je nach Schweregrad des Enzymdefektes von leichter Klitorishypertrophie bis zu vollständiger Maskulinisierung variieren (Pseudohermaphroditismus femininus, Abb. 26).

Besteht kein Salzverlust oder überlebt das Kind ein leichteres Salzverlustsyndrom in der Säuglingsperiode ohne Therapie, so äußert sich die Androgenüberproduktion in der späteren Kindheit und Adoleszenz durch beschleunigte Knochenreifung und Auftreten von männlichen sekundären Geschlechtsmerkmalen bei beiden Geschlechtern (Pseudopubertas präcox). Die

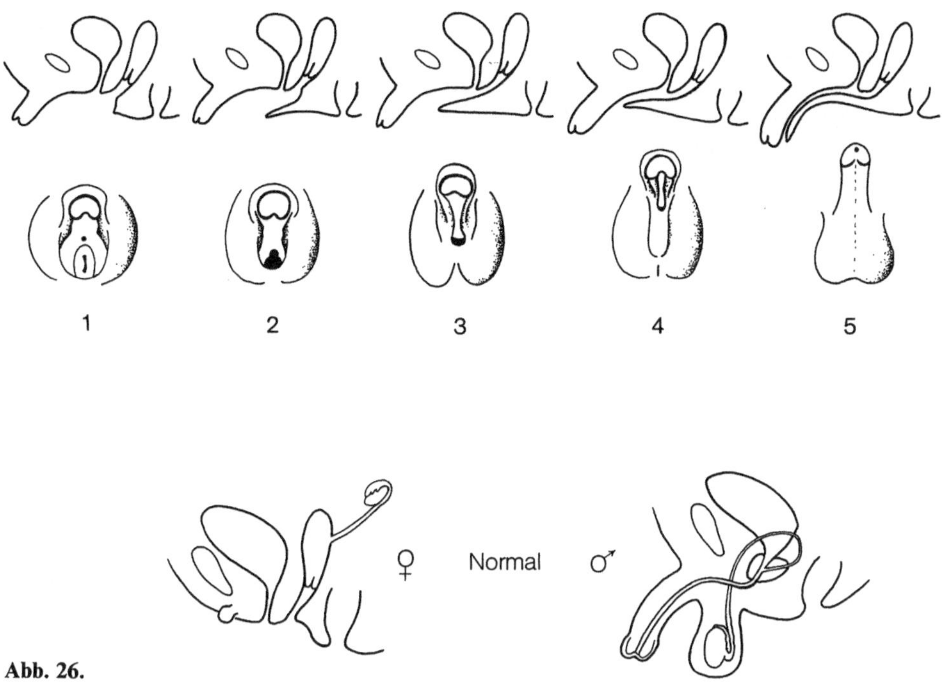

Abb. 26.

Wachstumsgeschwindigkeit ist beschleunigt, aber der Epiphysenschluß bzw. der Abschluß des Wachstums erfolgt früher als bei gesunden Kindern. Dies hat zur Folge, daß unbehandelte jüngere Kinder für ihr chronologisches Alter groß, Adoleszente und Erwachsene aber kleinwüchsig sind.

a) Formen des adrenogenitalen Syndroms

Die folgenden Enzymdefekte, die die Kortisolsynthese betreffen, sind bisher bekannt:

Lipoidhyperplasie der Nebennieren (20α-Hydroxylase- bzw. 20,22-Desmolasemangel). Cholesterin kann nicht in Pregnenolon umgewandelt werden. Es werden praktisch keine Steroide gebildet. Die Patienten haben ein schweres Salzverlustsyndrom. Knaben und Mädchen haben ein weibliches äußeres Genitale. Bei XX-Individuen kann das Syndrom klinisch nicht von der kongenitalen Nebennieren-Hypoplasie (kongenitaler M. Addison) unterschieden werden, es sei denn, es gelingt, die vergrößerten Nebennieren szintigraphisch oder computertomographisch nachzuweisen. Nur wenige Patienten haben die Neugeborenenperiode oder das Säuglingsalter überlebt.

3β-Dehydrogenasemangel. Pregnenolon und 17OH-Pregnenolon kann nicht in Progesteron und 17OH-Progesteron umgewandelt werden. Die Δ5-Steroide (Pregnendiol, Pregnentriol als Urinmetaboliten von Pregnenolon und

73

17OH-Pregnenolon), sowie DHEA sind erhöht. Auch diese Patienten haben ein Salzverlustsyndrom.

Knaben sind unvollständig maskulinisiert (Hypospadie) und Mädchen können ein weibliches oder intersexuelles Genitale haben, da Testosteron nicht gebildet werden kann, aber das schwache Androgen DHEA erhöht ist.

21-Hydroxylasemangel. Progesteron und 17OH-Progesteron können nicht in Stellung 21 hydroxyliert werden.

17OH-Progesteron und Testosteron im Plasma sind erhöht. Im Urin sind vor allem die Metaboliten von 17OH-Progesteron (Pregnantriol und Pregnantriolon) stark erhöht. Knaben haben ein normales äußeres Genitale. Oft ist der Penis vergrößert und das Skrotum pigmentiert.

Mädchen haben ein intersexuelles Genitale, das je nach Schwere des Enzymdefektes von leichter Klitorishypertrophie bis zu fast vollständiger Maskulinisierung variieren kann (Abb. 26).

Ein Salzverlustsyndrom kann vorhanden sein oder fehlen. Nach heutiger Auffassung sind die Fälle mit oder ohne Salzverlust nicht prinzipiell verschieden. Man nimmt an, daß ein Salzverlust in allen Fällen besteht, daß dieser aber bei leichteren Fällen kompensiert werden kann (durch vermehrte Salzzufuhr und/oder erhöhtes Renin).

11β-Hydroxylasemangel. S und DOC können in Stellung 11 nicht hydroxyliert werden. DOC und S im Plasma und die Metaboliten THS und THDOC im Urin sind erhöht. Der Genitalbefund ist gleich, wie beim 21-Hydroxylasedefekt und eine klinische Unterscheidung von diesem ist beim Neugeborenen nicht möglich.

Ein Salzverlust besteht meistens nicht. Im Laufe der Zeit kann sich (meist erst nach einigen Jahren ohne Behandlung) eine Hypertonie mit Hypernatriämie und Hypokaliämie entwickeln, da das vermehrt produzierte DOC ein schwaches Mineralokortikoid ist.

b) Häufigkeit

Man rechnet mit einem Fall von AGS (alle Typen) auf etwa 14000 Neugeborene. In etwa 85% der Fälle handelt es sich um 21 Hydroxylasedefekte, in etwa 15% um 11β-Hydroxylasedefekte. Lipoidhyperplasie und 3β-Dehydrogenasedefekt sind selten und wurden nur in Einzelfällen beschrieben.

c) Genetik

21- und 11β-Hydroxylasedefekt werden autosomal-rezessiv ererbt. Über die Genetik der seltenen anderen Formen ist nichts Genaues bekannt.

Heterozygote für den 21-Hydroxylasedefekt können anhand der stärkeren Reaktionen von Plasma-17OH-Progesteron auf ACTH teilweise erkannt werden. Wegen Überlappung der Werte mit denjenigen Normaler ist eine sichere Trennung nicht immer möglich. Ist ein sicherer Fall von AGS in der Familie bekannt, so können Heterozygote auch mittels HLA-Gewebstypsierung erkannt werden, da eine genetische Koppelung zwischen dem Gen für die 21-Hydroxylase und demjenigen für HLA-Gewebstypen (beide auf dem Chromosom 6) besteht.

Heterozygote für den 11β-Hydroxylasedefekt und die seltenen Typen können bisher biochemisch nicht erkannt werden. Eine Koppelung mit den HLA-Gewebstypen besteht hier nicht.

d) Diagnose

Für eine exakte Diagnose sind spezifische Steroidbestimmungsmethoden erforderlich. Die Bestimmungen können im Plasma (radioimmunologisch) oder im Urin (z.B. durch Gaschromatographie) durchgeführt werden.

e) Behandlung

Die Behandlung ist im Prinzip einfach, stellt aber in der Praxis, vor allem während der Kindheit und Adoleszenz, erhebliche Anforderungen, da die Dosierung den ändernden Verhältnissen angepaßt werden muß. Sie besteht aus Zufuhr von Kortisol, womit einerseits der Mangel ausgeglichen, andererseits die erhöhte ACTH-Sekretion und damit die Androgenüberproduktion gehemmt wird.

Die mittlere Hydrokortisondosis, die für eine gute Einstellung notwendig ist, beträgt 20 mg/m^2/Tag per os. Am besten wird der größere Teil (ca. 2/3) der Dosis morgens, der Rest abends gegeben, um den Kortisol-Tagesrhythmus zu imitieren.

Bei interkurrenten Krankheiten (besonders mit Fieber und/oder Erbrechen) muß die Glukokortikoiddosis auf das 2–3fache erhöht werden. Gegebenenfalls (bei Bewußtlosigkeit oder Erbrechen) muß auf die parenterale Verabreichung (z.B. Ultracorten H i.m. oder i.v.) übergegangen werden.

Bei Bestehen eines Salzverlustes muß zusätzlich ein Mineralokortikoid verabreicht werden (z.B. Florinef 0.05 bis 0.1 mg tgl.). Dieses muß in Streßsituationen im allgemeinen nicht erhöht werden. Als parenterales Mineralokortikoid kommt Percorten ölig (2–3 mg tgl. i.m.) in Frage.

Bei älteren, schwer einzustellenden Patienten (z.B. Patienten mit 11β-Hydroxylasedefekt und Hypertonie, Frauen mit Amenorrhöe) kann eventuell eine Besserung durch Umstellung von Hydrocortison auf Dexamethason (z.B. 2 × 0.5 mg tgl.) erzielt werden, da dieses eine längere Halbwertszeit hat.

Dexamethason ist jedoch nicht zu empfehlen, solange das Wachstum noch nicht abgeschlossen ist.

Zur Kontrolle der Einstellung genügen einfache Steroidbestimmungsmethoden (z.B. Gesamt-17-Ketosteroide im Urin). Wichtiger sind die Kontrollen von Wachstum und Knochenreifung.

Bei optimaler Behandlung durchlaufen die Patienten eine normale Pubertät, erreichen eine normale Erwachsenengröße und sind später fertil. Bei ungenügender Behandlung entstehen Pseudopubertas präcox, Knochenaltervorsprung, Großwuchs (beim jungen Kind), Kleinwuchs (beim älteren Kind und Erwachsenen), Oligo- oder Amenorrhöe und Hirsutismus beim Mädchen und Frauen, sowie Sterilität bei beiden Geschlechtern.

Die Genitalmißbildung bei Mädchen mit 21- oder 11β-Hydroxylasedefekt oder bei Knaben mit 3β-Dehydrogenasedefekt muß chirurgisch behandelt werden. Dabei ist es von großer psychologischer Wichtigkeit, diese Korrektur nicht zu lange hinauszuzögern. Nach übereinstimmender Meinung der Experten ist es am besten, die Genitalkorrektur in den ersten Lebensmonaten durchzuführen, damit das Kind selbst nicht auf seine Anomalie aufmerksam wird und damit die emotionale Beziehung der Mutter zum Kind durch die Mißbildung nicht gestört wird. Bei Mädchen ist oft zusätzlich eine Vaginalplastik erforderlich. Dieser Eingriff wird am besten erst in der Adoleszenz (nach Abschluß des Wachstums) oder im jungen Erwachsenenalter durchgeführt.

D. Die hormoninaktiven Nebennierentumoren

1. Einleitung

Diese Tumoren sind selten. Vor der Operation ist es allgemein nicht möglich, eine genaue Herkunft des Tumors festzustellen.

Retroperitoneale Blutungen bilden große, sogenannte hämorrhagische Pseudozysten, wenn sie sich nur zum Teil resorbiert haben.

Die serösen Zysten erreichen große Dimensionen, weil sie außer Verdrängungserscheinungen keine wesentlichen Beschwerden verursachen.

Die benignen Tumoren sind im allgemeinen Lipome. Fibrome, Myxome, Hydatiden Zysten und Hamartome.

Die malignen Nebennierentumoren sind Ganglioneurome und sehr selten Sarkome.

Die embryonalen Nebennierenkarzinome des Kindes sind durch eine hohe Mortalität gekennzeichnet. Man unterscheidet zwischen Sympathogoniomen und Sympatoblastomen.

2. Symptomatologie

a) Die hämorrhagischen Pseudozysten

Bei normalen anatomischen Verhältnissen kann eine Blutung im Bereich der Nebennieren jederzeit auftreten. Das organisierte Hämatom erreicht hie und da mächtige Dimensionen. Das mittlere Volumen kann 500–1000 cc betragen. Verkalkungen sind häufig. Die Zysten bilden starke Verwachsungen mit der Niere, dem Zwerchfell, der Leber und den großen Gefäßen. Die Nebennieren selbst sind aufgesplittert oder verdrängt. Zystenrupturen sind bekannt.

Die häufigsten Ursachen müssen klinisch anhand der symptomatologischen Zeichen abgeklärt werden:

- die Traumata der lumbalen Gegend können auch sehr spät nach dem Ereignis sich durch eine Spätblutung bemerkbar machen
- Intoxikationen, vor allem bei der Urämie oder beim Diabetes
- hämorrhagische Erkrankungen
- Hämopathie: Leukämie

– Schwangerschaft
– die schweren Verbrennungen
– vaskuläre Erkrankungen: Alterome. Aneurysma.

b) Die seröse Zyste

Ihre Ursache ist unklar. Die Möglichkeit besteht, daß es sich um zystische
Lymphangiome handelt, u. U. mit zusätzlichen hämangiomatösen Kombinationen.

Diese Gebilde erreichen beachtliche Dimensionen bis spontane Symptome auftreten. Die Verwachsungen mit den Organen der immediaten Umgebung sind gering, so daß die chirurgische Ablösung gewöhnlich keine wesentlichen Schwierigkeiten bietet. Vorteilhaft ist aber, daß der Zugang dieser
großen Tumoren eine genügende Darstellung des zystischen Tumors erlaubt.

c) Die malignen Nebennierentumoren

Ca. 30–40% der Nebennierenkarzinome entwickeln sich ohne endokrinologische Symptomatologie. Anfänglich können sie nicht diagnostiziert werden.
Außer ungenaue und wechselnde lumbale ziehende Beschwerden oder sub-
kostale inkonstante Störungen mit Ausstrahlungen in die Axilla, in die Ska-
pulagegend oder medialwärts, findet man keine klassische Symptomatologie,
welche zur Vermutungsdiagnose führen kann.

Nur die großen Tumoren können palpiert werden, so daß man in der
Regel die Diagnose zu spät für eine radikale chirurgische Therapie stellt.
Die Nieren werden nach unten verdrängt. Bald erscheinen auch Kompres-
sionssymptome auf Duodenum, Magen und Leber: in der Folge sind alle
Nachbarorgane nicht nur verdrängt, sondern auch infiltriert.

Die funktionell inaktiven, malignen medullären Nebennierentumoren
sind fast exklusiv sympathisch bedingt.

Die Prognose dieser Tumoren ist außerordentlich schlecht, vor allem
weil sie nicht frühzeitig genug diagnostiziert wurden. Bei Kindern verlaufen
diese schweren malignen Tumoren in der Regel deletär.

3. Diagnose

Wenn die nicht endokrinen Nebennierentumoren eine gewisse Größe erreicht haben, können sie bei der Palpation getastet werden. Der Tumor
kann u. U. die ganze Flanke füllen mit lumbalem Kontakt, Zwerchfellhochstand, Asymetrie des Abdomens und kann bis zum kleinen Becken
reichen.

Eine exakte Diagnose ist schwierig. Differentialdiagnostisch kommen
alle großen zystischen Abdominaltumoren in Frage; ausgehend von der

Niere, der Milz, der Leber und vom Pankreas. Die Echinococcus-Zysten, die Pseudozysten des Pankreas, müssen ausgeschlossen werden.

Die Röntgenaufnahmen des Abdomens mit Magen-Darm-Passage ergeben eindeutig die ausgedehnte Verdrängung in der Abdominalhöhle.

Die Sonographie und das Computer-Tomogramm können die Dimensionen sowie die Abgrenzung von den Nachbarorganen zur Darstellung bringen, jedoch bleibt dabei die genaue Ursache der Erkrankung weiter unklar. In der großen Mehrzahl der Fälle wird einzig und allein die operative Freilegung ein klares Bild schaffen.

Bei den malignen Tumoren ist die Situation bei der Punktionsbiopsie ausschlaggebend. Diese Maßnahmen sind vor allem bei den schweren Fällen zu treffen, weil sie u. U. fähig sind, diesen Patienten eine unnötige Freilegung zu ersparen.

E. Radiologie

1. Einleitung

Hauptaufgabe der röntgenologischen Untersuchungsmethoden ist die Bestätigung und vor allem die Lokalisation eines bereits klinisch erhobenen Befundes. Erst an zweiter Stelle dienen sie der Differenzierung zwischen Hyperplasie, Adenom oder Karzinom der Nebennieren. Die Wahl der anzuwendenden Methode ist somit klinisch orientiert und hat spezifische Fragestellungen zu beantworten, die bei der jeweils klinisch biochemisch gestellten Diagnose auftreten und das therapeutische Vorgehen beeinflussen. Handelt es sich um ein solitäres Adenom oder eine diffuse Hyperplasie, ist der Prozeß einseitig oder beidseitig lokalisiert, liegt ein extraadrenaler Prozeß vor?

2. Untersuchungsmethoden

Konventionelle Untersuchungsmethoden wie die Abdomen-Übersichtsaufnahme, intravenöse Ausscheidungs-Urographie und die Nephrotomographie erlauben lediglich das Erfassen von größeren oder Verkalkungen aufweisenden Nebennieren-Prozessen. Eine nähere Differenzierung des vorliegenden Prozesses ist nur ausnahmsweise möglich. Diese „orientierenden" Untersuchungsmethoden haben ihre Berechtigung höchstens im Rahmen der allgemeinen urologischen Abklärung.

Das Pneumoretroperitoneum hat nur noch eine geschichtliche Bedeutung, da diese für den Patienten recht belastende Untersuchungsmethode durch die Entwicklung von präziseren Untersuchungen verdrängt wurde.

Die isotopen Szintigraphie mittels 131-J-19-Cholesterin kann Größe und Funktionszustand der Nebennieren erfassen sowie 1–2 cm große Rindentumoren lokalisieren (Beyer et al. 1974; Conn et al. 1971; Sarkar et al. 1975).

Mittels der Dexamethason-modifizierten Nebennierenszintigraphie kann beim hyporeninämischen Aldosteronismus das Erfassen eines Adenoms und seine Differenzierung von der mikro- oder makronodulären Hyperplasie mit größerer Treffsicherheit erfolgen. Auch intraadrenal liegende Phäochromozytome können durch die fehlende oder herabgesetzte Tracer-Aktivität in der entsprechenden Nebenniere erfaßt und somit lokalisiert werden (Conn et al. 1976; Sturman et al. 1974).

In den letzten Jahren wurde 131-J-MIBG (metaiodobenzylguanidine), ein Radiopharmakon das adrenergisches Gewebe lokalisiert, mit Erfolg für die Diagnose des intra- und extraadrenalen Phäochromozytoms und dessen Rezidive eingesetzt. Empfohlen wird die Anwendung des MIBG-Scanning in Ergänzung der computertomographischen Untersuchung (Francis et al. 1983).

Die Ultraschalluntersuchung soll sowohl die normalen Nebennieren mit einer Treffsicherheit von etwa 80% als auch Hyperplasien oder relativ kleine Adenome erfassen können (Sample 1978; Yeh et al. 1978). Unsere Erfahrung hat gezeigt, daß die normalen Nebennieren oder kleine Adenome nur ausnahmsweise mit Sicherheit zu erkennen sind. Die Identifikation einer normalen Nebenniere oder einer kleinen Nebennieren-Masse ist technisch schwierig, da das „akustische Signal" der Nebenniere demjenigen des umgebenden Gewebes ähnelt und außerdem luftgefüllte Hohlräume im Abdomen oder die Rippen nicht penetrierbare Hindernisse für die Ultraschallwelle darstellen (Abrams et al. 1982). Bei Neugeborenen gelingt die Visualisierung häufiger, da die Nebennieren proportional größer und das perirenale Fettgewebe weniger ausgedehnt sind als beim Erwachsenen (Oppenheimer et al. 1983; Yeh 1980). Besonders hilfreich erweist sich der Ultraschall bei der Lokalisation von extraadrenalen Prozessen. Als nicht-invasive und ionisationsfreie Untersuchungsmethode ist sie als Screening-Untersuchung ideal geeignet, wenn auch von beschränkter Aussagekraft bei intraadrenalen Prozessen.

Mit der Computer-Tomographie können die Nebennieren in einem deutlich höheren Prozentsatz als mit der Ultraschalldiagnostik konstant erfaßt werden und pathologische Nebennieren-Prozesse exakter differenziert werden (Karstaedt et al. 1978; Wilms et al. 1979).

Lage, Form und Größe der normalen Nebennieren kommen computertomographisch in über 90% der Fälle auf einer sehr übersichtlichen Weise zum Vorschein (Abb. 27). Die linke Nebenniere liegt anteromedial des oberen Pols der linken Niere mit ihrer lateralen Kontur dorsal der Milzgefäße und des Pankreasschwanzes und ihrer medialen Kontur lateral des linken Crus des Diaphragma und der Aorta. Die ventrale Fläche reicht nach kranial bis an die Kardiaregion des Magens, während der kaudale Anteil bis zum Pankreas und den Milzgefäßen herabreicht. Sie weist häufig eine Dreieckform mit einer ventralen Fläche und einer konkaven dorsalen Fläche, die sich in einen medialen und einen lateralen Schenkel teilt.

Die rechte Nebenniere liegt kranial und anteromedial des oberen Pols der rechten Niere, unmittelbar hinter der Vena cava inferior, mit ihrer lateralen Kontur direkt neben der posteromedialen Fläche des rechten Leberlappens und der medialen Kontur lateral des rechten Crus des Diaphragma. Nach kranial reicht ihre laterale Fläche bis zur peritoneumfreien Fläche der Leber mit welcher sie sich in direktem Kontakt befindet. Sie weist häufig eine lineare oder V-Form mit ungleich langen Schenkeln auf. Die Größe der normalen Nebennieren beträgt nach Montagne u.Mitarb. (Montagne et al.) im antero-posterioren Durchmesser 2–2,5 cm und ihre Dicke weniger als 1 cm.

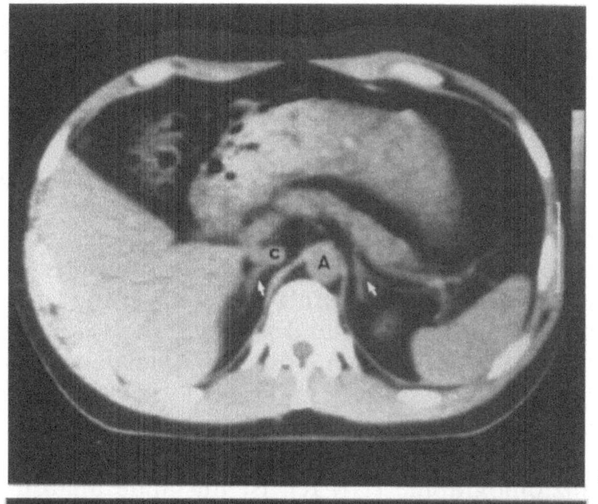

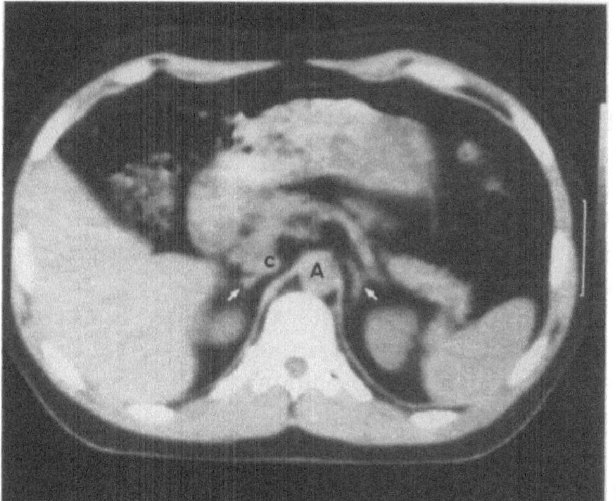

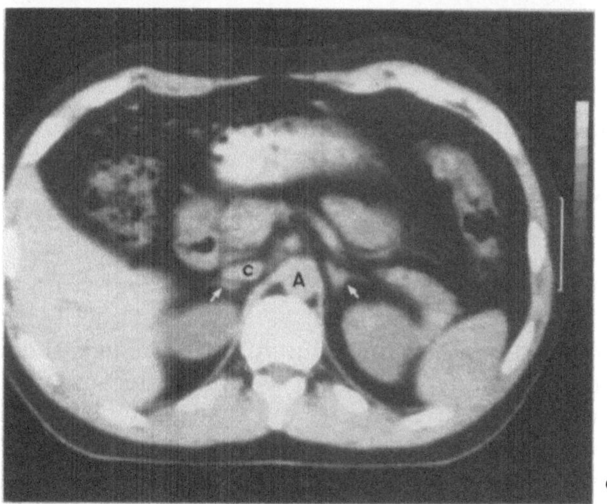

Abb. 27 a–c. Normale Nebennieren (*Pfeile*) im Computer-Tomogramm. Deszendierende Schnittebenen. Im kranialen Bereich (**a**) kommen die medialen Schenkel und im kaudalen Bereich (**c**) die lateralen Schenkel am übersichtlichsten zum Vorschein. A (Aorta), C (VCI)

Diffuse Hyperplasien, kleinste Adenome sowie große intra- und extraadrenale Tumoren können diagnostiziert und bis zu einem gewissen Grade auch differenziert werden. Vorteile der Computer-Tomographie sind das nicht-invasive Wesen der Methode bei gleichzeitigem Erfassen fast sämtlicher Nebennierenprozesse. Dadurch hat sich die Methode zur Standarduntersuchung der radiologischen Abklärung der Nebennieren etabliert.

Die angiographischen Untersuchungen — Arteriographie und Phlebographie — einst die Domäne der Nebennierenradiologie, haben ihre Bedeutung zugunsten der nicht-invasiven Computer-Tomographie eingebüßt. Da sie jedoch eine sehr akurate Differenzierung zwischen Hyperplasie, Adenom und Karzinom liefern und zudem mittels der selektiven venösen Katheterisierung Blutentnahmen ermöglichen, die eine anatomisch gezielte biochemische Analyse gestatten, sind sie bei gezielten klinischen Fragestellungen weiterhin unerläßlich (Dunnick et al. 1982).

Eine neuere, ionisationsfreie Untersuchungsmethode, die Kernspinresonanztomographie (NMR), ist imstande anatomisch-topographische Informationen zu liefern und verschiedene normale und anormale „Gewebetypen" voneinander zu differenzieren. Im Bereich der Nebennieren erweist sich ihre Aussagekraft vergleichbar mit derjenigen der Computer-Tomographie und es scheint, daß sie sogar imstande ist, zwischen Mark- und Rindenregion der Nebennieren zu unterscheiden; eine Fähigkeit, die von besonderer Bedeutung bei der Evaluation der Hyperplasie wäre (Hricak 1983).

Der Einsatz dieser Methode ist zur Zeit auf einige wenige Zentren limitiert und ihre diagnostischen Möglichkeiten noch nicht vollumfänglich erfaßt.

Zusammenfassend ist, vom breiten Spektrum der radiologischen Untersuchungsmethoden als Aussagekräftigste, die Computer-Tomographie und die selektiven Blutentnahmen zur biochemischen Bestimmung der Nebennierenhormonen zu betrachten.

3. Angiographische Techniken

Sowohl die arteriographischen als auch die phlebographischen Untersuchungen erfolgen mittels eines in das Gefäß-System eingeführten Katheters, am vorteilhaftesten durch ein Femoralgefäß.

a) Arteriographie

Bewährt hat sich die Durchführung einer abdominalen Aortographie mit anschliessender selektiver Katheterisierung der Nebennierenarterien. Dadurch können einerseits die anatomischen Gegebenheiten der selektiv zu katheterisierenden Nebennierenarterien abgeklärt werden und andererseits extraadrenal lokalisierte Prozesse oder eventuelle Metastasen in anderen

Abdominalorganen miterfaßt werden. Um eine vollständige Erfassung der Nebennieren zu erreichen, sind Kontrastmittelinjektionen in alle versorgenden Arterien notwendig. Kontrastmittelinjektionen sind häufig auch im Truncus coeliacus oder in einer Nierenarterie notwendig; Stammgefäße, aus welchen nicht selten die Arteria suprarenalis superior, bzw. inferior abgehen. In solchen Fällen hat sich die Pharmakoangiographie bewährt, die darin besteht, daß eine vorgängige Injektion von Adrenalin zur Konstriktion der viszeralen Gefäße und dadurch zur Umleitung des Kontrastmittels in die adrenalen Gefäße führt. Verwendet werden hierfür vorgeformte Katheteren mit entsprechend kleinem Durchmesser, um die selektive Einführung in die teilweise sehr kleinen Nebennierenarterien zu ermöglichen. Die normale Nebennieren-Arteriographie weist in der arteriellen Phase feine, geschlängelte Gefäße auf und führt zu einer intensiven Anfärbung des Parenchyms (Abb. 28).

b) Phlebographie

Im Gegensatz zu der arteriellen Darstellung der Nebennieren, wo häufig drei oder mehr Kontrastmittelinjektionen für jedes Organ erforderlich sind, kann von der venösen Seite mit einer einzigen retrograden Kontrastmittelinjektion in die Vena suprarenalis das gesamte Organ erfaßt werden. Verwendet werden kleinkalibrige Katheteren mit jeweils spezieller Form für die Einführung in die rechte und in die linke Nebennierenvene. Während die Katheterisierung der linken Nebennierenvene, welche in die linke Nierenvene drainiert, in den meisten Fällen zu erreichen ist, gelingt diejenige der rechten Nebennierenvene nur in etwa 70% der Fälle (Pouliadis 1980). Dies ist darauf zurückzuführen, daß die rechte Nebennierenvene ein sehr schmales und kurzes Gefäß ist, welches überdies direkt in die Vena cava inferior drainiert. Die venöse Füllung führt zur kräftigen Darstellung der intraadrenalen Venen und einer relativ schwachen parenchymatösen Anfärbung (Abb. 29).

Der große Vorteil der phlebographischen Untersuchungsmethode gegenüber der arteriographischen liegt in der Möglichkeit der selektiven Blutentnahmen zur biochemischen Bestimmung der Nebennierenhormone. Diese werden ergänzt mit Blutentnahmen aus der Vena cava inferior oberhalb sowie unterhalb der Einmündung der Nebennierenvenen, bzw. der linken Nierenvene, um einen Vergleich der Werte vornehmen zu können (Tabelle 23). Da die Sekretion der Nebennierenhormone vom „Trauma" der Kontrastmittelinjektion beeinflußt werden kann, sollten die Blutentnahmen vor Durchführung der Phlebographie vorgenommen werden. Dies trifft ganz besonders zu bei der Abklärung von Phäochromozytomen, wo die Sekretion von Adrenalin und Noradrenalin großen Schwankungen unterliegt. Diesbezüglich haben sich die simultanen Blutentnahmen jeweils aus einer Nebennierenvene und aus der Vena cava inferior bewährt. Zu diesem Zwecke wird ein zweiter Katheter von der gegenseitigen Leiste aus auf Höhe der Cavabifurkation plaziert.

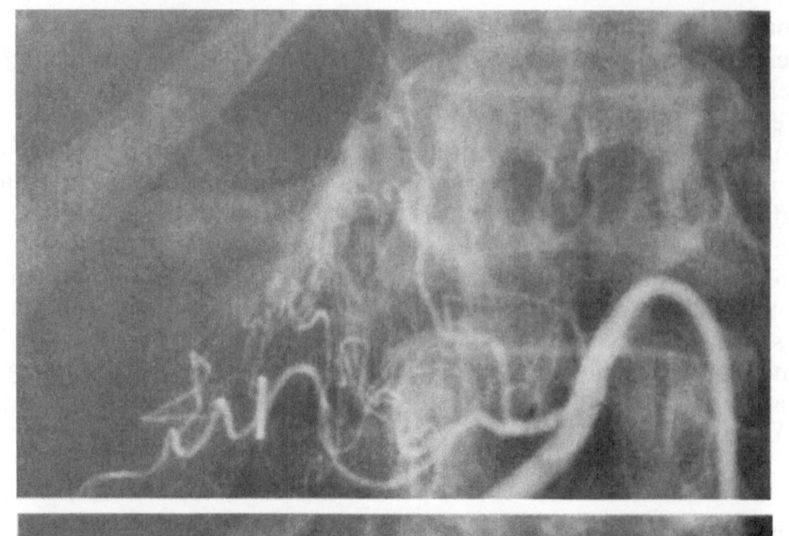

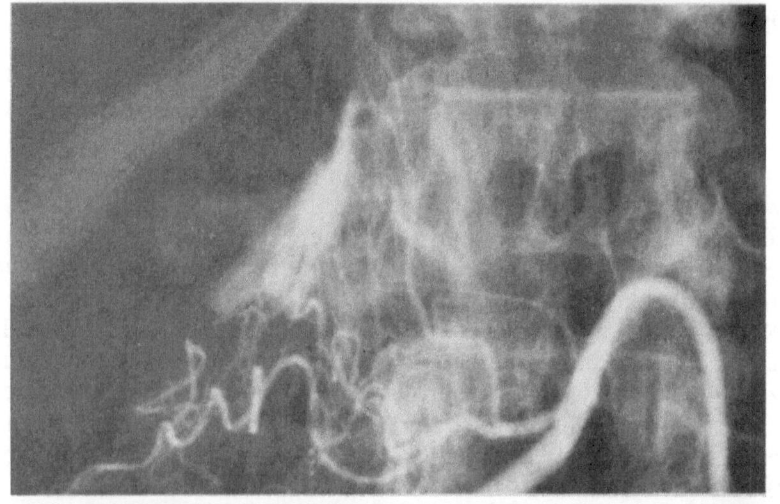

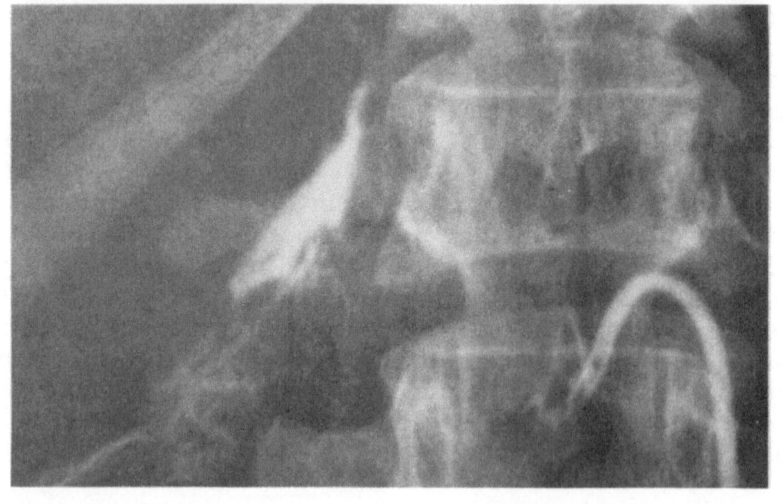

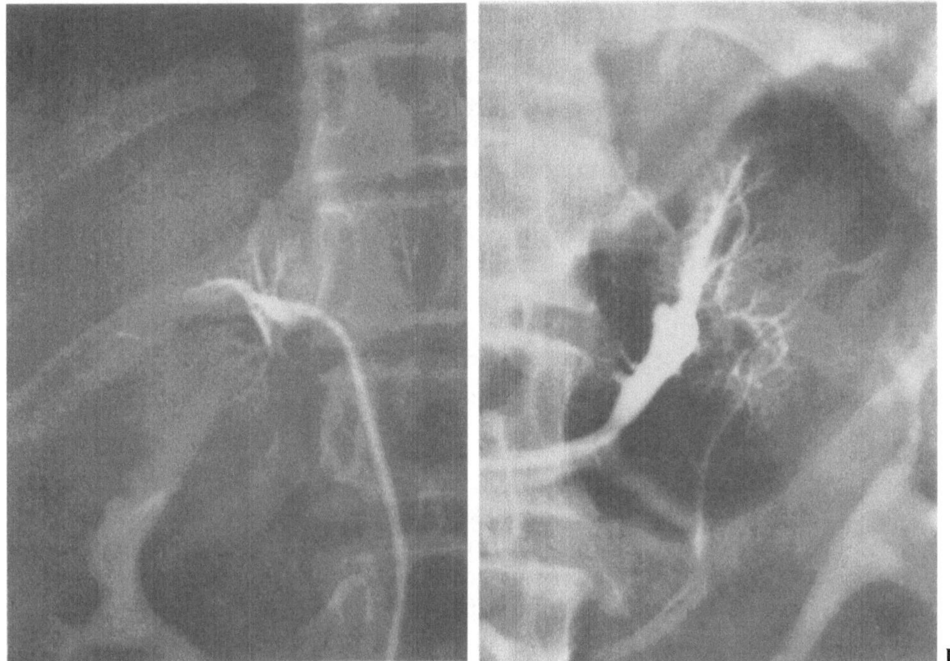

Abb. 29a, b. Normale Nebennieren. Phlebographie. **a** Rechte Nebenniere. **b** Linke Nebenniere

Tabelle 23. Untersuchungsablauf der phlebographischen Abklärung mit selektiven Blutentnahmen. (Nach Pouliadis u. Ziegler 1978)

---

1. Katheterisierung linke Nebennierenvene
   1.1 Blutentnahme linke Nebennierenvene — simultane Blutentnahme VCI (Bifurkation)
   1.2 Phlebographie linke Nebenniere

2. Blutentnahmen linke Nierenvene, proximal und distal der Einmündung der Nebennierenvene

3. Katheterisierung rechte Nebennierenvene
   3.1 Blutentnahme rechte Nebennierenvene — simultane Blutentnahme VCI (Birfurkation)
   3.2 Phlebographie rechte Nebenniere

4. Blutentnahme rechte Nierenvene

5. Blutentnahmen VCI (Bifurkation und Diaphragma) und VCS

---

c) Komplikationen

Abgesehen von den üblichen Komplikationen, welche bei jeder angiographischen Untersuchung eintreten können, kommen speziell bei der phlebographischen Untersuchung intraglanduläre Extravasationen vor. Diese kön-

---

◄ **Abb. 28a–c.** Normale rechte Nebenniere. Arteriographie. **a** Früharterielle, **b** und **c** parenchymatöse Phase

nen gelegentlich zu Infarzierungen mit eventueller Remission eines Syndroms oder Entwicklung einer Nebenniereninsuffizienz führen. Sowohl bei Phlebographien als auch bei Arteriographien kann bei Phäochromozytom-Patienten eine hypertensive Krise eintreten (Lecky et al. 1976). Zur Vermeidung einer solchen Krise ist vor Durchführung der Untersuchung die Prämedikation mit Phenoxybenzamin, ein Alpha-Rezeptorenblocker, zu empfehlen. Bewährt hat sich außerdem die konstante Überwachung von Blutdruck und Pulsfrequenz während der Untersuchung, um eine Krise frühzeitig zu erkennen und mit intravenöser Applikation von Phentolamin leicht behandeln zu können.

4. Das Phäochromozytom

Diese vorwiegend größeren Tumoren, die in etwa 10% der Fälle bilateral und in weiteren 10% extraadrenal vorkommen, sind meistens stark vaskularisiert. Ihre Größe und die Stärke ihrer Vaskularisation vereinfachen die radiologische Diagnose. Diagnostische Schwierigkeiten können bei multiplen und/oder extraadrenalen Tumoren sowie bei Rezidiven vorkommen.

Computertomographisch heben sich die intraadrenalen Tumoren deutlich als ovaläre oder runde Massen mit homogener Dichte hervor, die häufig gegenüber der Dichte des angrenzenden Leber- oder Pankreasparenchyms leicht erniedrigt ist (Abb. 30). In einigen Fällen sieht man zentrale Nekrosen, Verkalkungen oder zystische Degenerationen (Abb. 31). Extraadrenale Tumoren (Paragangliome) manifestieren sich als Weichteilmassen, welche meistens in der Retroperitonealregion entlang der Abdominalaorta lokalisiert sind (Abb. 32). Rezidive können eine sehr unterschiedliche Erscheinung aufweisen, sie können als solide intraadrenale Massen, als multiple, kleine Knötchen in der Region der Resektion, als destruierender Knochenprozeß oder als solide Weichteilmassen in Erscheinung treten (Welch et al. 1983).

Arteriographisch sind die Phäochromozytome häufig bereits anhand der Übersichts-Aortographie, an den dilatierten und geschlängelten Ästen der Nebennierenarterien sowie der intensiven parenchymatösen Anfärbung erkennbar (Abb. 33). Dies trifft sowohl bei den intraadrenalen, den extraadrenalen und den Rezidivtumoren als auch deren Metastasen zu (Abb. 34). Naturgemäß kommen solche Befunde deutlicher zum Vorschein bei selektiven Kontrastmittel-Injektionen, welche bei wenig vaskularisierten oder kleineren Phäochromozytomen sogar erforderlich sind.

Die phlebographische Untersuchung dient einerseits den selektiven Blutentnahmen aus den Nebennieren zur Bestimmung der Plasmakatecholamine und andererseits der Nebennieren-Phlebographie (Pouliadis u. Ziegler 1978). Die phlebographische Darstellung der Phäochromozytome beschränkt sich auf die intraadrenal liegenden Tumoren, da die venöse Drainage von extraadrenalen Phäochromozytomen nicht genau lokalisiert werden kann. Die phlebographische Morphologie der intraadrenalen Phäochromozytome kann sowohl diejenige eines avaskulären als auch eines hypervaskularisierten

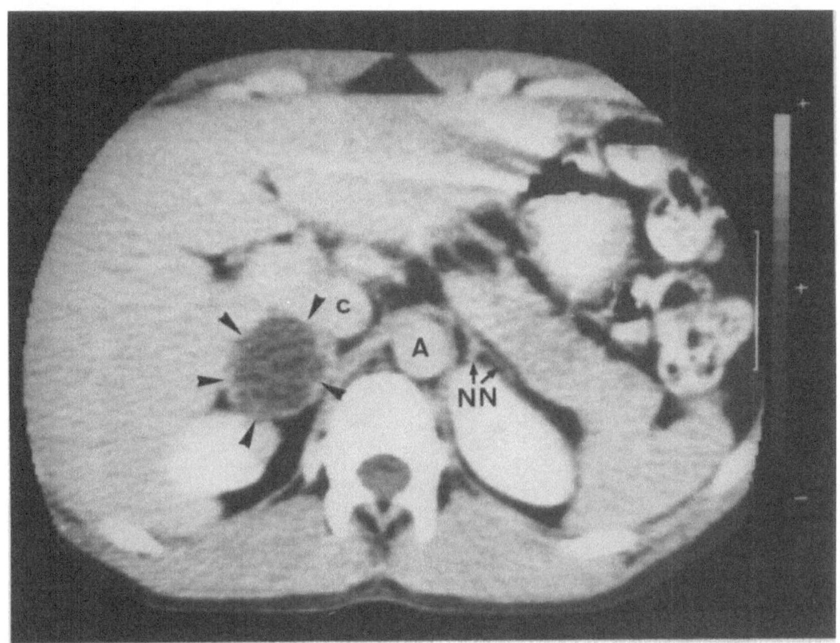

Abb. 30. 4 cm großes Phäochromozytom der rechten Nebenniere (*Pfeilspitzen*). Normale linke Nebenniere (NN)

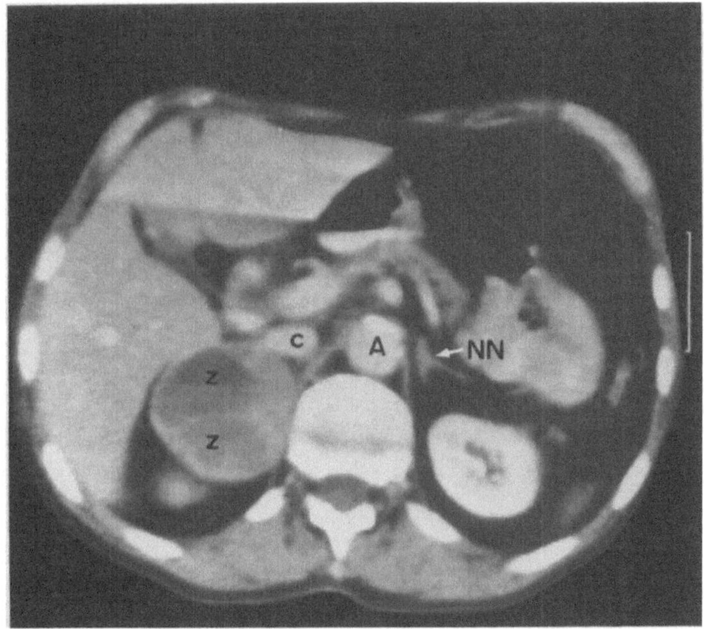

Abb. 31. 7 cm großes Phäochromozytom der rechten Nebenniere mit zystischen Bezirken (z). Normale linke Nebenniere (NN)

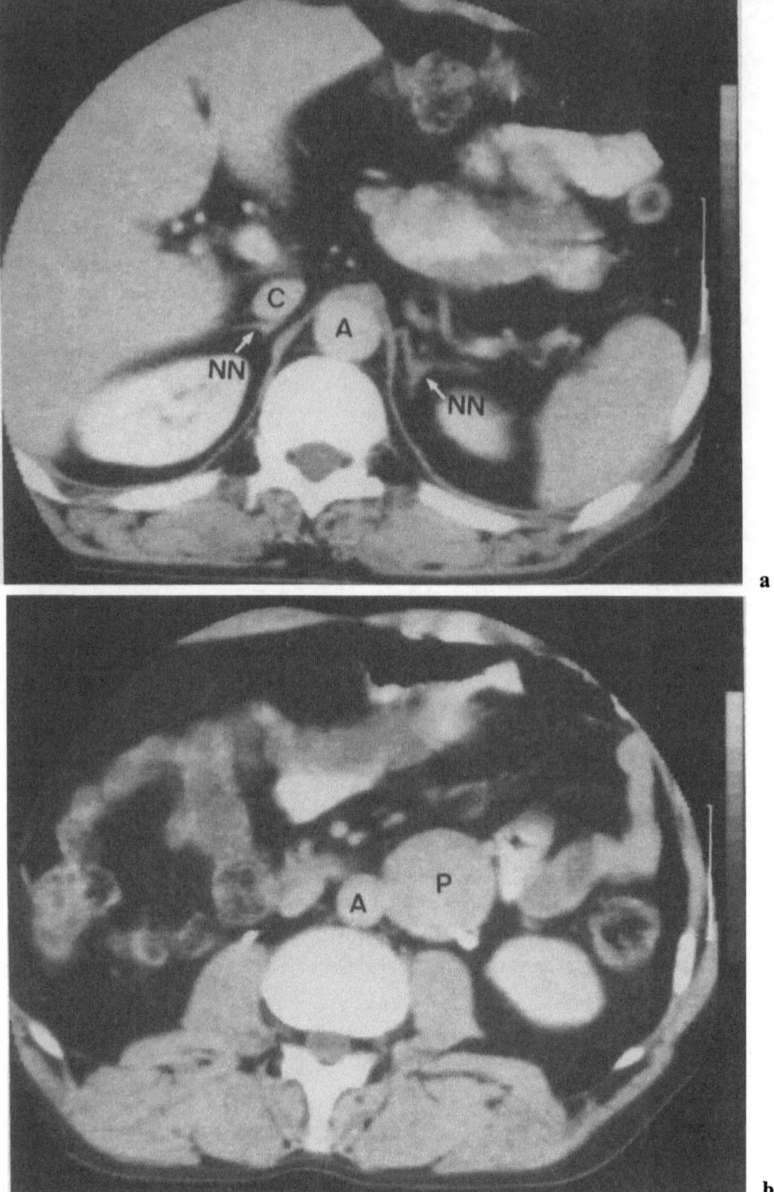

Abb. 32. a Normale Nebennieren (NN). b 6 cm großes Paragangliom (P) im Zuckerkandl'schen Organ

Prozesses aufweisen. Im ersteren Fall ist der Tumor indirekt durch seine Raumforderung zu erkennen. Diese Raumforderung führt zu einer gefäß- und parenchymlos erscheinenden Region, die meistens eine dilatierte Randvene aufweist (Abb. 35). Die Zentralvene ist ebenfalls dilatiert. Bei hypovas-

90

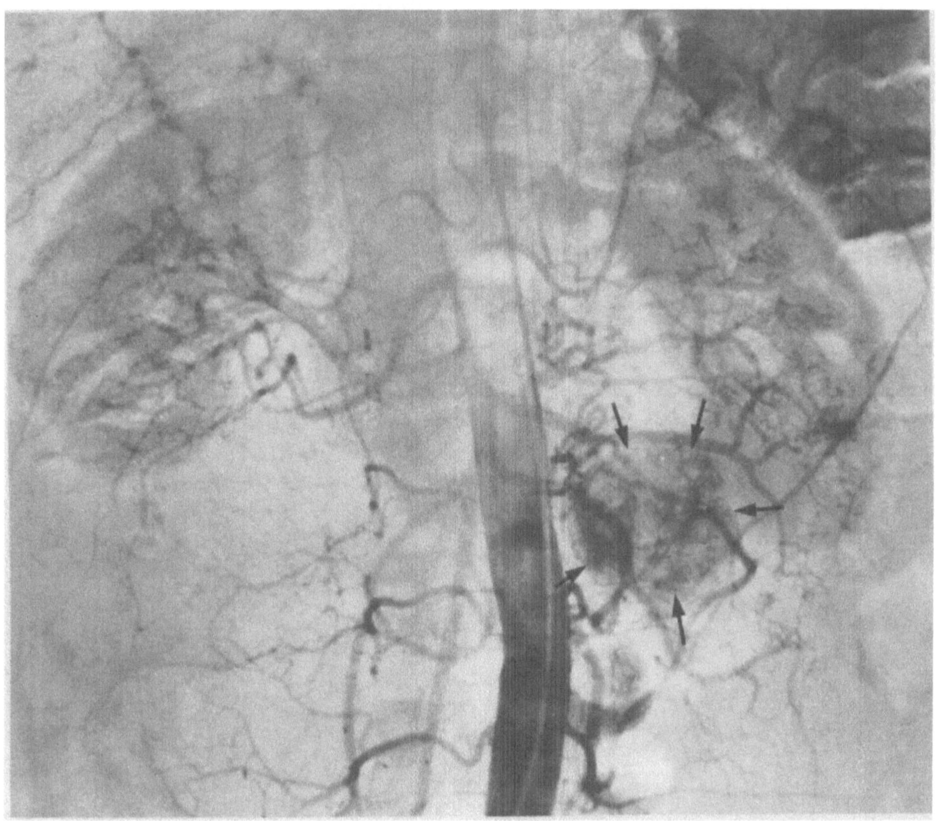

Abb. 33. Paragangliom im Zuckerkandl'schen Organ (*Pfeile*). Subtraktionsbild einer Aortographie. Spätarterielle Phase mit intensiver Anfärbung des Tumors

kularisierten Tumoren erscheint die Nebenniere vergrößert und deformiert, während die intraadrenalen Venenäste arkadenförmig verlaufen (Abb. 36). Falsch-negative Resultate kommen phlebographisch bei kleinen Phäochromozytomen vor, sollten jedoch durch die Blutentnahmen erfaßt werden (Abb. 37). Als charakteristisch kann das phlebographische Bild des hypervaskularisierten Phäochromozytoms betrachtet werden (Abb. 38). Eine Vielzahl von stark gewundenen Gefäßen mit irregulärem Kaliber treten zum Vorschein und erwecken häufig den Eindruck eines malignen Prozesses. Trotzdem ist eine Aussage bezüglich der Dignität des Tumors nicht statthaft, da sowohl benigne als auch maligne Phäochromozytome eine durchaus gleiche Vaskularisation aufweisen können. Nicht selten sind ausgeprägte zusätzliche venöse Drainagen über Nierenkapsel-Venen oder direkt in die Vena cava inferior zu beobachten (Abb. 39). Die Kenntnis solcher Drainagemöglichkeiten ist von Bedeutung für die Beurteilung der selektiven Blutentnahmen zur Bestimmung der Katecholaminwerte (Pouliadis 1980).

Um eine akurate Aussage bezüglich Tumorlokalisation zu ermöglichen, ist ein möglichst vollständiges Profil der Katecholaminwerte im Bereich

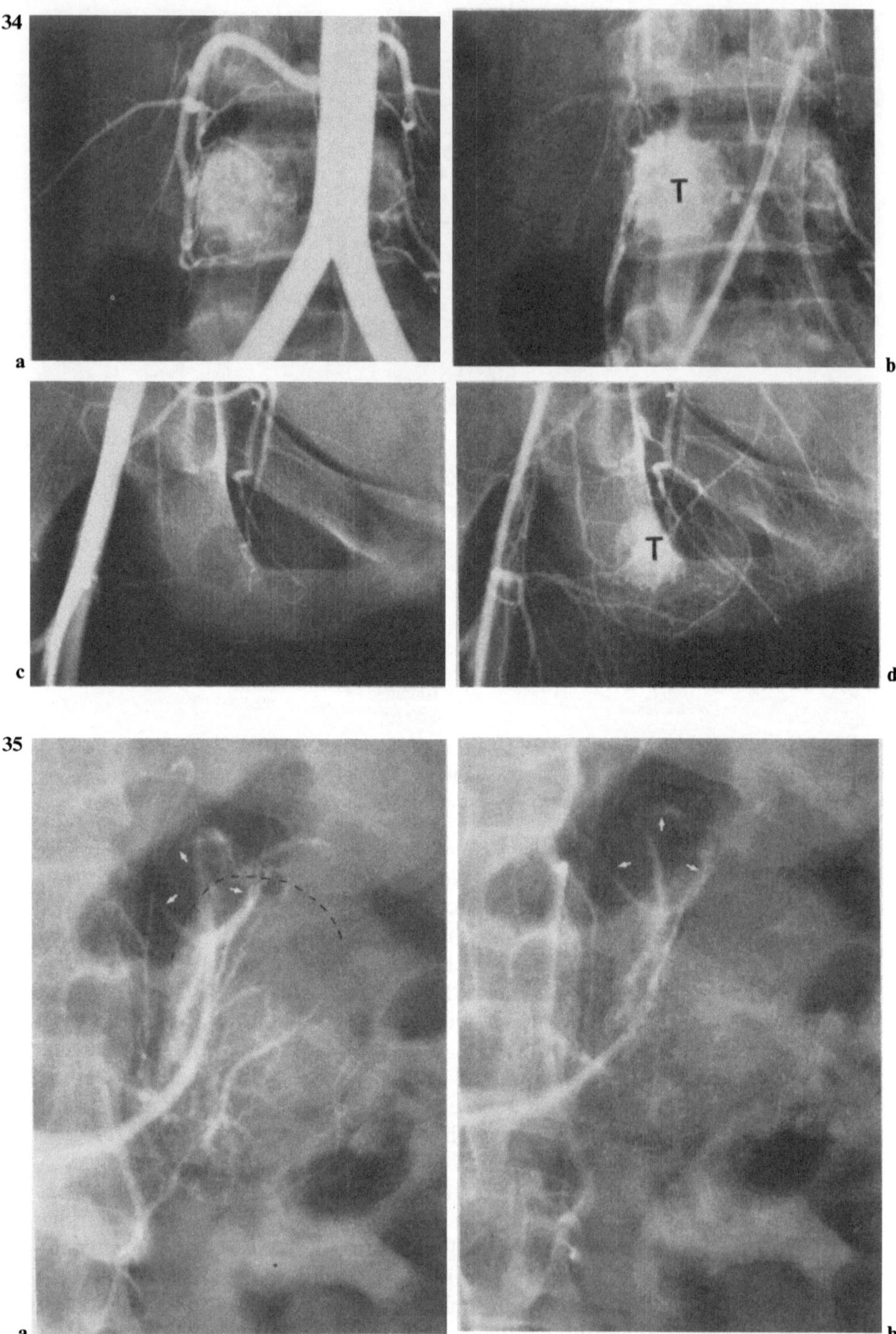

34
a
b
T
c
d
T
35
a
b

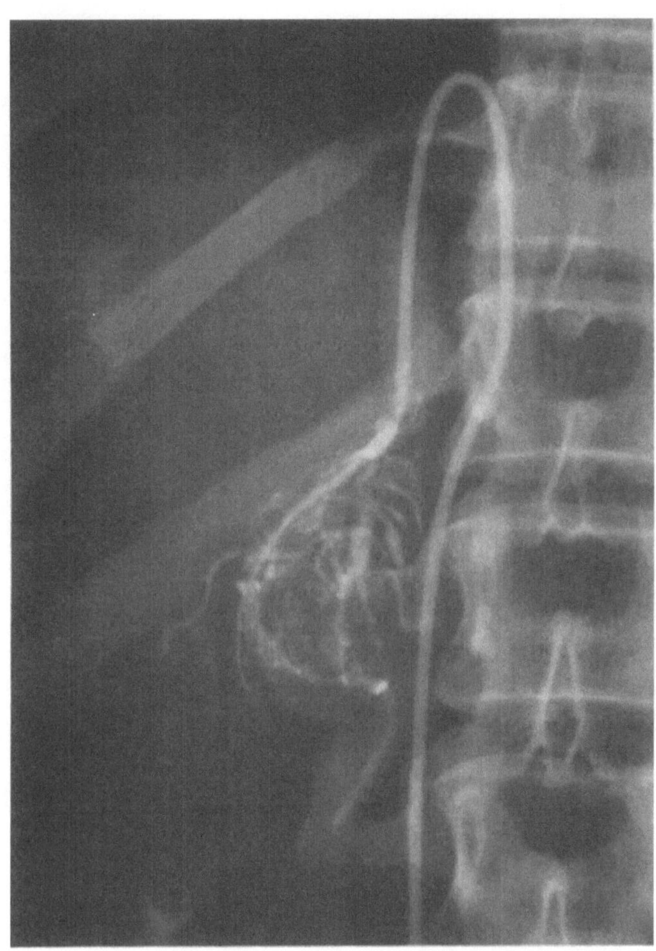

Abb. 36. Phlebographie der rechten Nebenniere. 4,5 cm großes Phäochromozytom mit arkadenförmiger Verdrängung von leicht dilatierten intraadrenalen Venen

der Vena cava inferior und ihrer Äste anzustreben (Tabelle 23). So werden routinemäßig Blutentnahmen auch aus den Nierenvenen und aus der Vena cava superior durchgeführt, um ein intrathorakales Phäochromozytom auszuschliessen. In gezielten Fällen werden Blutentnahmen aus anderen Regionen ebenfalls angezeigt sein, wie z.B. aus den Iliacalvenen beim Verdacht eines pelvinen Tumors.

◀ **Abb. 34a–d.** Metastasierendes Phäochromozytom. Aortographie. **a** und **b** Paravertebrale Weichteilmasse (T), versorgt aus einer Spinalarterie. **c** und **d** Lytische Metastase (T) am Os ischii versorgt aus der A. obturatoria

◀ **Abb. 35a, b.** Phlebographie der linken Nebenniere. 3 cm großes, teilweise extraadrenal wachsendes Phäochromozytom mit dilatierter Randvene (*Pfeile*). Kraniale Kontur der Nebenniere ausgestrichen

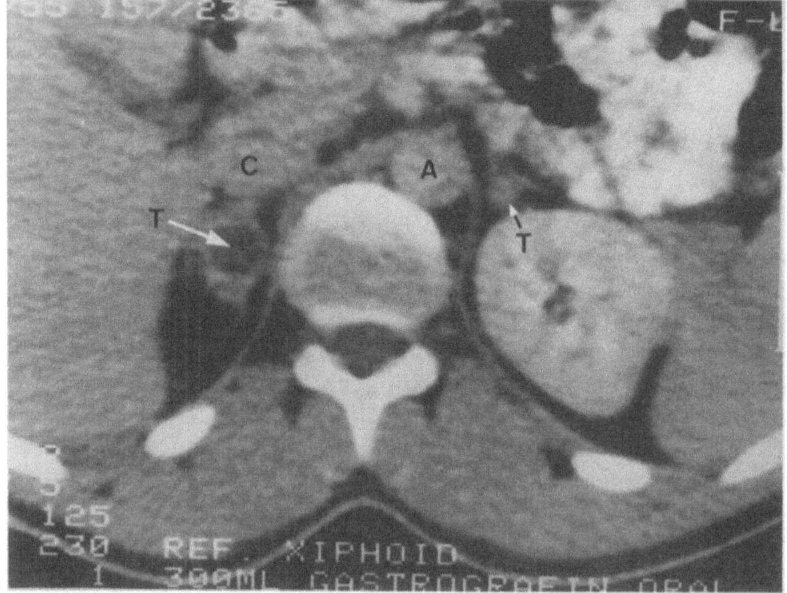

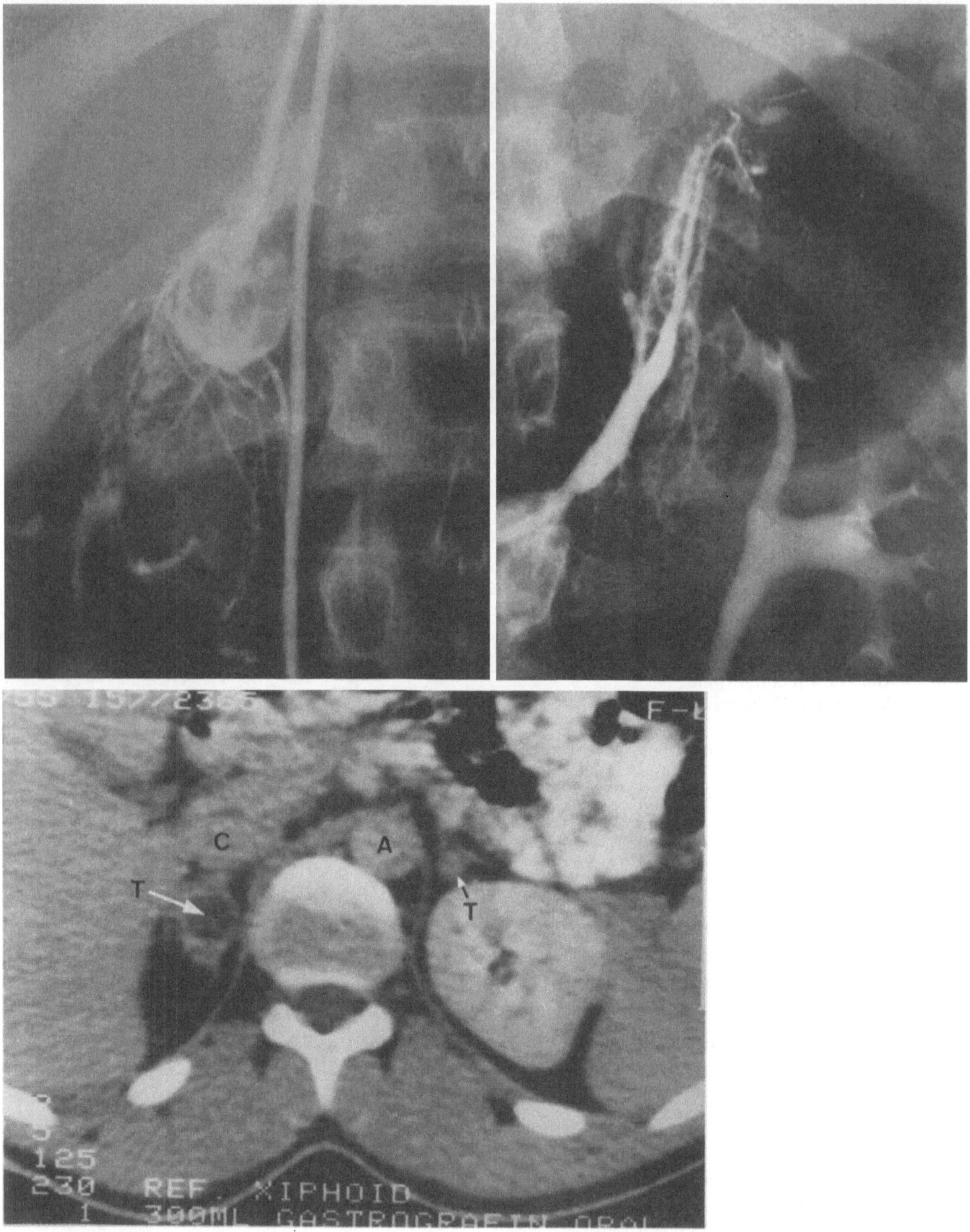

Abb. 37a–c. Sipple-Syndrom. Phlebographie. **a** 1,5 cm großes Phäochromozytom der rechten Nebenniere. **b** Die linke Nebenniere scheint normal zu sein. **c** Die Computer-Tomographie des gleichen Falles deckt ein zweites 0,6 cm großes Phäochromozytom der linken Nebenniere auf (*Pfeile*), welches durch die Blutentnahmen vermutet wurde

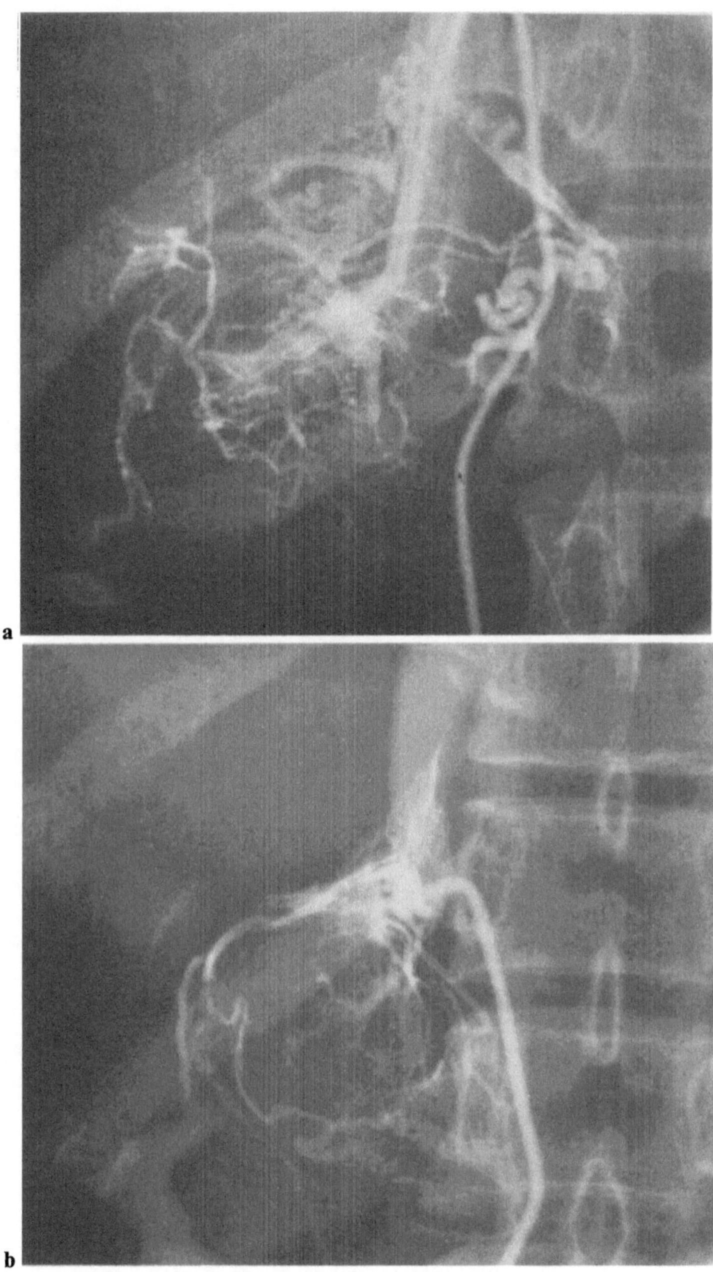

Abb. 38a, b. Rechtsseitige Nebennieren-Phlebographien. **a** 11 cm großes Phäochromozytom (malignes) mit pathologischer Vaskularisation. **b** 6 cm großes Phäochromozytom (benignes) mit ähnlicher Vaskularisation

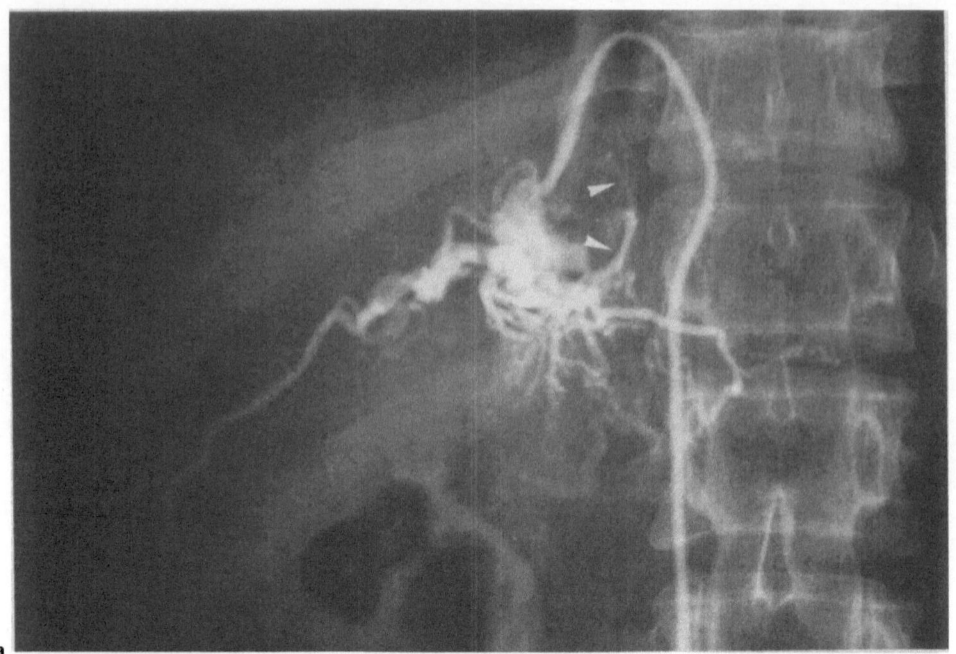

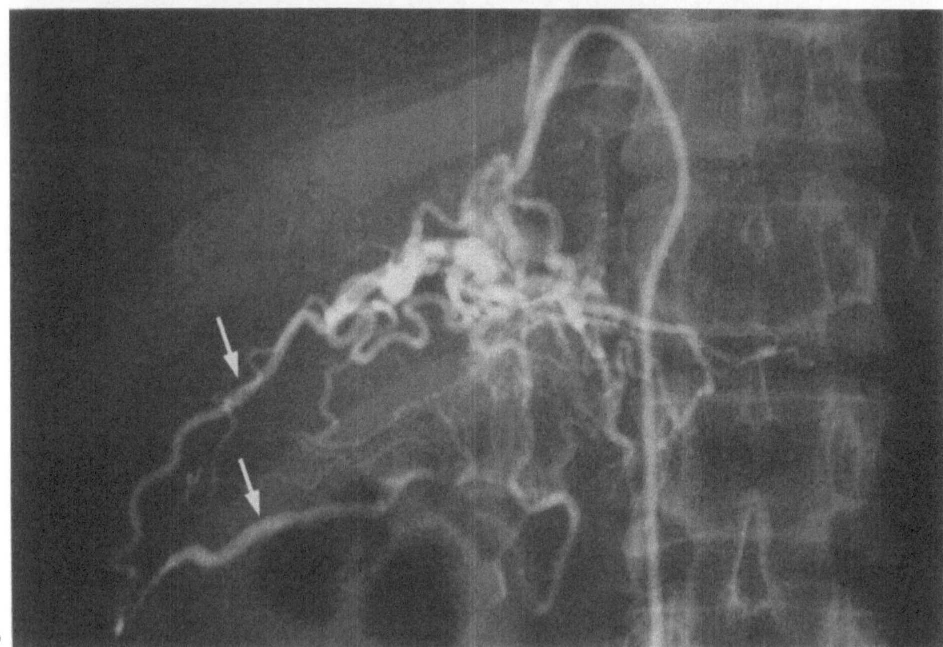

Abb. 39 a, b. Phlebographie der rechten Nebenniere. 2 cm großes Phäochromozytom erkennbar an der bogigen Verdrängung einer Nebennierenvene (*Pfeilspitzen*) und die ausgeprägte Drainage über Nierenkapselvenen (*Pfeile*)

In Fällen von Rezidiven eines bereits operierten Phäochromozytoms kann die Interpretation der Computer-Tomographie infolge Artefakten oder veränderten anatomischen Verhältnissen Schwierigkeiten bereiten. In solchen Fällen könnte die Arteriographie hilfreicher sein, wenn auch die evtl. operativ unterbrochene normale Vaskularisation die Tumoranfärbung und somit dessen Erkennung negativ beeinflussen kann. Aussagekräftig bleiben in solchen Situationen die venösen Blutentnahmen (Dunnick et al. 1982).

Zusammenfassend ist beim Phäochromozytom die Computer-Tomographie als erste Untersuchungsmethode anzuwenden. Nebennieren und die gesamte paraaortale Region sind genauestens zu untersuchen. Ist die Computer-Tomographie nicht aufschlußreich, sollte die Arteriographie als nächste Methode angewandt werden und bei erneut negativen Resultaten die Phlebographie mit den selektiven Blutentnahmen.

5. Nebennierenrinden-Erkrankungen

Die radiologische Morphologie der Hyperplasien, Adenomen und Karzinomen der Nebennierenrinde ist im wesentlichen unabhängig von der Art der hormonellen Aktivität oder auch Inaktivität eben dieses Nebennierenprozesses. Demzufolge richtet sich folgende Besprechung nach der zugrunde liegenden Erkrankung der Nebenniere und nicht nach derem klinischen Bild.

a) Hyperplasien

Hyperplasien können diffus, nodulär oder eine Kombination von beiden sein. In Einzelfällen kommt in einer hyperplastischen Nebenniere auch ein größeres solitäres Adenom vor. Abgesehen von den kongenital hyperplastischen Nebennieren im Rahmen des adrenogenitalen Syndroms (AGS), die Größen erreichen können, die sie bereits nephrotomographisch sichtbar macht, sind die Hyperplasien mit konventionellen Untersuchungsmethoden nicht zu erfassen.

Computertomographisch kann die Diagnose der bilateralen Nebennieren-Hyperplasie bereits durch den fehlenden Nachweis eines Tumors vermutet werden. Die hyperplastischen Nebennieren behalten ihre normale Form, weisen jedoch eine allseitige Vergrößerung mit gleichzeitiger Konvexität ihrer Konturen auf (Abb. 40). Absolute Maße, wenn auch nicht zuverlässig genug, stellen einen Anhaltspunkt dar. Es ist nicht immer möglich, eine hyperplastische von einer normalen Nebenniere mit Sicherheit zu unterscheiden. Da jedoch beim Conn-, AGS- und Cushing-Syndrom, entweder eine Nebennieren-Hyperplasie oder ein hormonell aktiver Nebennieren-Tumor vorliegen muß, ist bei fehlendem Nachweis eines Tumors mit großer Wahrscheinlichkeit eine Hyperplasie anzunehmen, auch dann, wenn die Nebennieren nicht vergrößert erscheinen (Dunnick et al. 1982).

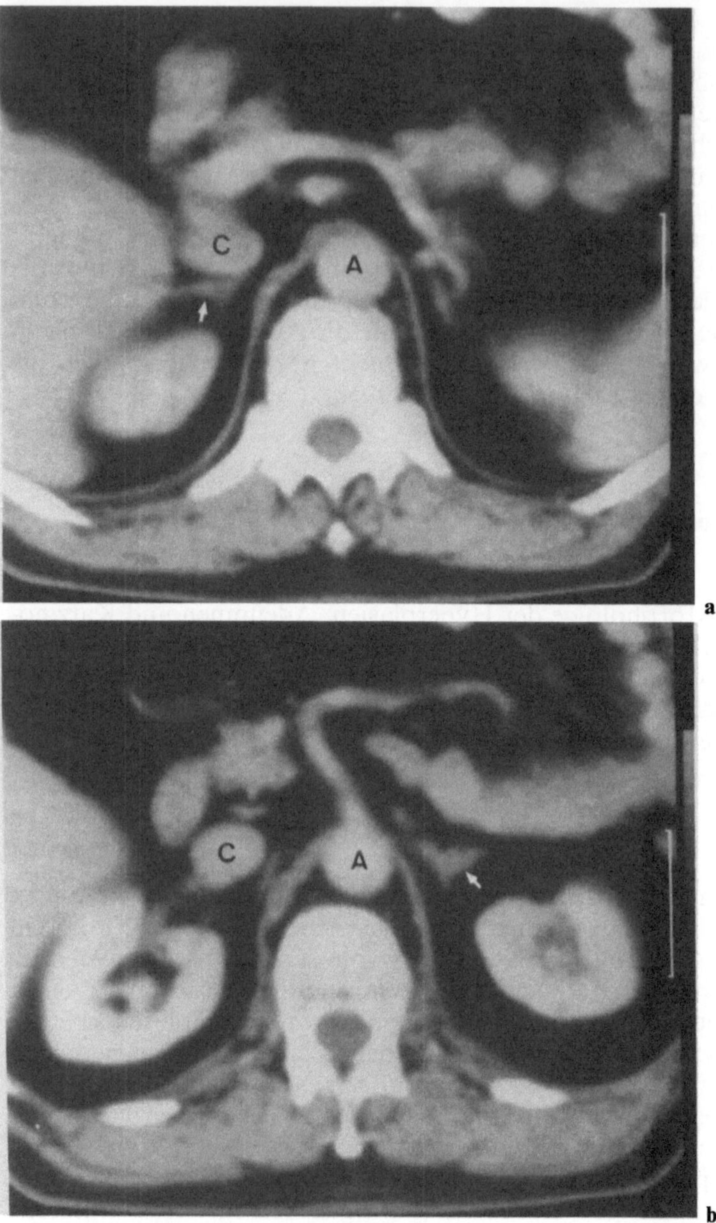

Abb. 40a, b. Conn-Syndrom. Hyperplastische Nebennieren (*Pfeile*) mit diskreter Verdickung und Vorwölbung ihrer Schenkel

Diese Überlegung trifft weniger beim Conn-Syndrom zu, wo nicht selten sehr kleine Adenome vorliegen können, die computertomographisch nicht erfaßt werden. Beim Conn-Syndrom ist somit bei negativer oder nicht aufschlußreicher computertomographischer Untersuchung, die Durchführung

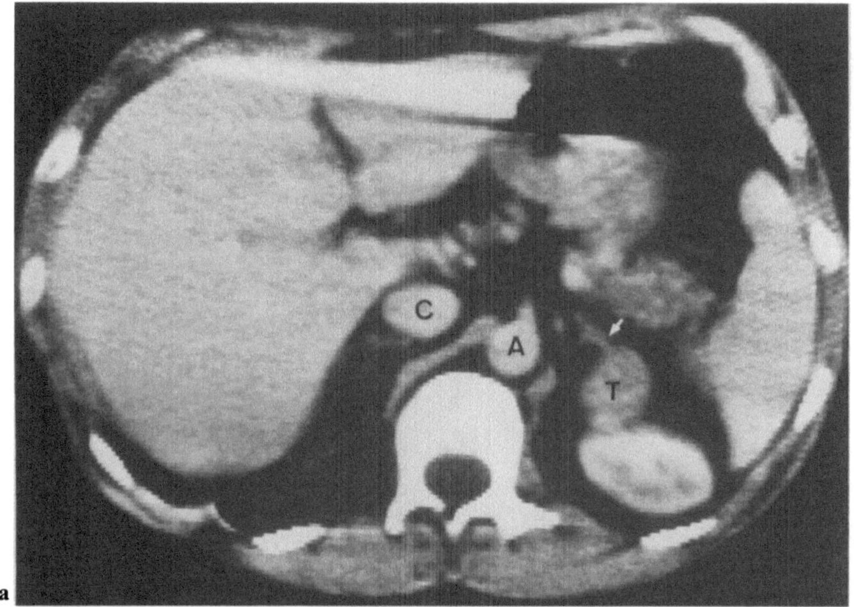

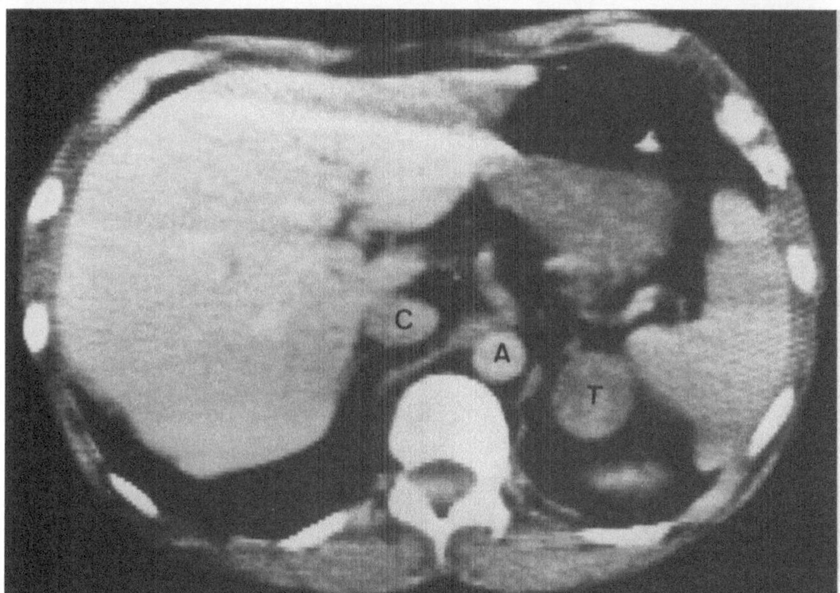

Abb. 41 a, b. Ungewöhnlich großes (3,5 cm) Aldosteronom (T) am lateralen Schenkel (*Pfeil*) der linken Nebenniere. Normale rechte Nebenniere

von selektiven Blutentnahmen aus den Nebennierenvenen und der Vena cava inferior zu empfehlen, um mit endgültiger Sicherheit die Diagnose einer bilateralen Hyperplasie stellen zu können. Die Aussage der phlebographischen und noch weniger der arteriographischen Darstellung der Neben-

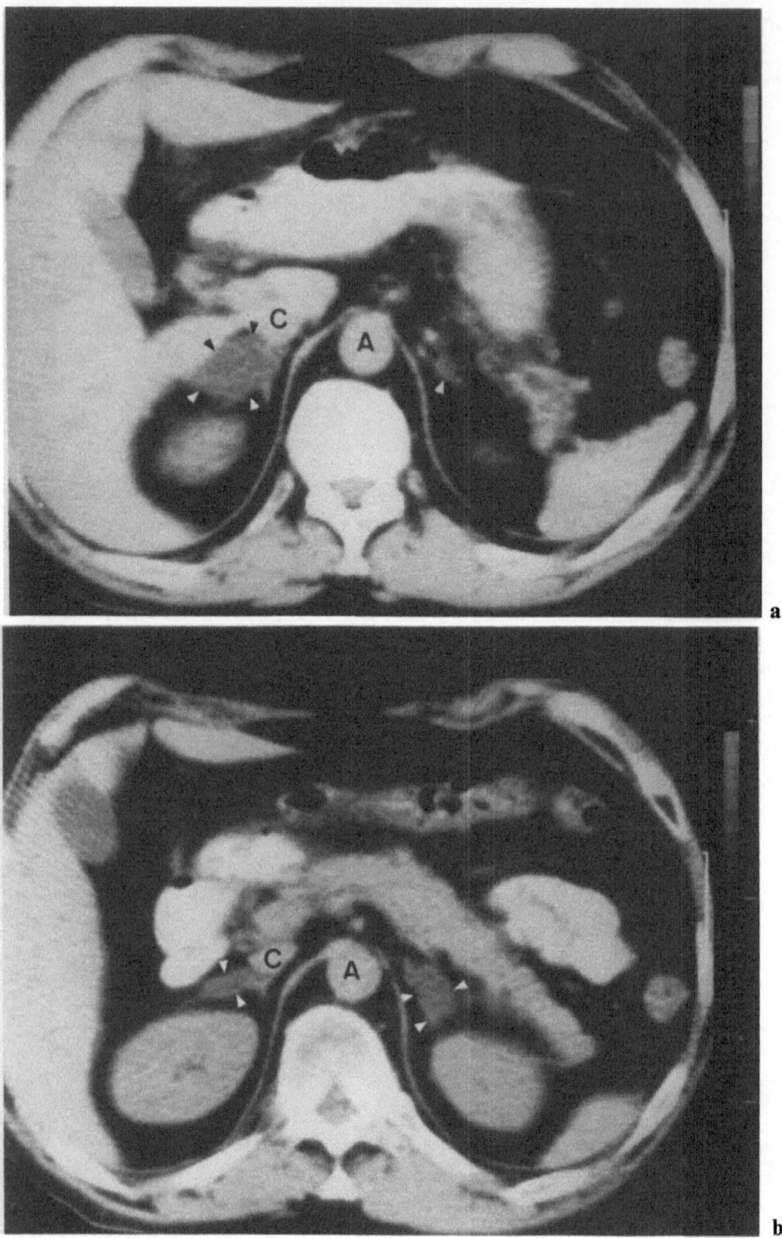

Abb. 42a, b. Beidseitige, größere Nebennierenadenome (*Pfeilspitzen*) beim Cushing-Syndrom

nieren ist diesbezüglich nicht zuverlässig genug. Angiographische Kriterien, die für eine Hyperplasie sprechen, sind die Vergrößerung der Nebennieren, die vorgewölbten Organkonturen und der vergrößerte intervaskuläre Abstand.

100

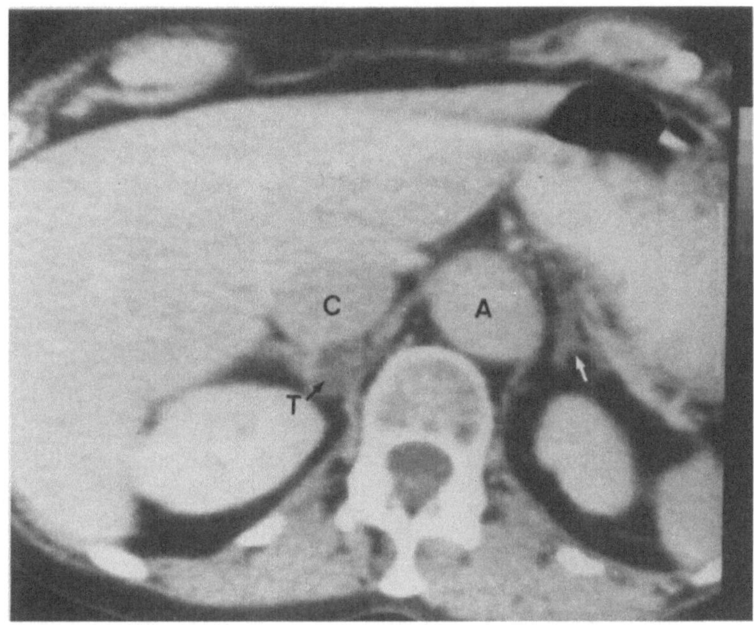

Abb. 43. 1,3 cm großes Aldosteronom (T) der rechten Nebenniere. Normale linke Nebenniere (*Pfeil*)

b) Adenome

Sie kommen einzelnen oder multipel und seltener auch bilateral vor. Sie können eine Größe von etwa 5 cm erreichen (Abb. 41). Beim Cushing- und adrenogenitalen Syndrom sind die Adenome im Durchschnitt wesentlich größer als diejenigen beim Conn-Syndrom. Zwei/Drittel der Aldosteronome weisen einen Durchmesser von 8–16 mm auf (Cerny et al. 1970; Conn et al. 1969). Die computertomographische Feststellung eines größeren Adenoms stellt keine diagnostischen Probleme dar, zumal beim Cushing-Syndrom das reichliche retroperitoneale Fettgewebe die Interpretation erleichtert (Abb. 42). Schwieriger ist die Diagnostizierung von Adenomen wenn sie etwa 1 cm groß sind. Zwar können auch kleinere Adenome in Einzelfällen abgegrenzt werden, aber die Wahrscheinlichkeit eines falschnegativen Resultates nimmt deutlich zu. Die kleineren Adenome erscheinen als rundliche homogene Massen und sind häufig gegenüber dem übrigen Nebennierenparenchym leicht hypodens (Abb. 43). Aus dem Gesagten geht hervor, daß im Falle eines Conn-Syndroms mit negativer computertomographischer Untersuchung eine weitere Abklärung zum sicheren Ausschluß eines sehr kleinen Adenoms erforderlich ist.

Die geeignetste Untersuchungsmethode in einer solchen Situation sind die selektiven Blutentnahmen zur Bestimmung der hormonellen Sekretion. Dies wird weniger erforderlich sein bei der Suche von Adenomen im Rahmen eines adrenogenitalen oder Cushing-Syndroms.

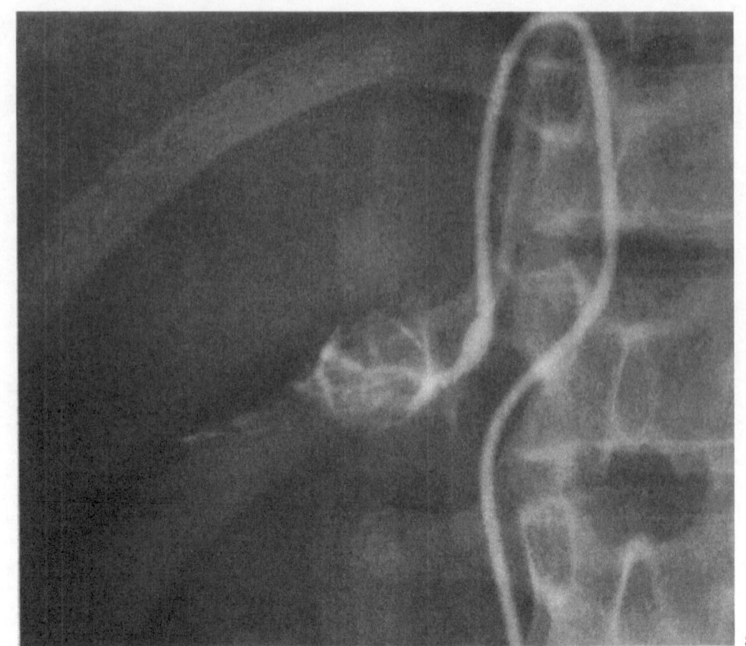

a

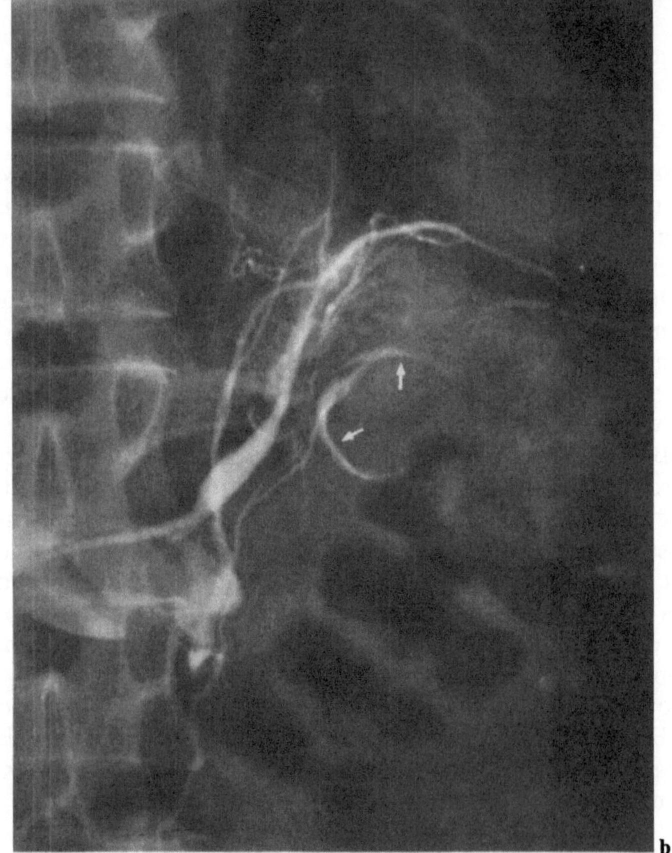

b

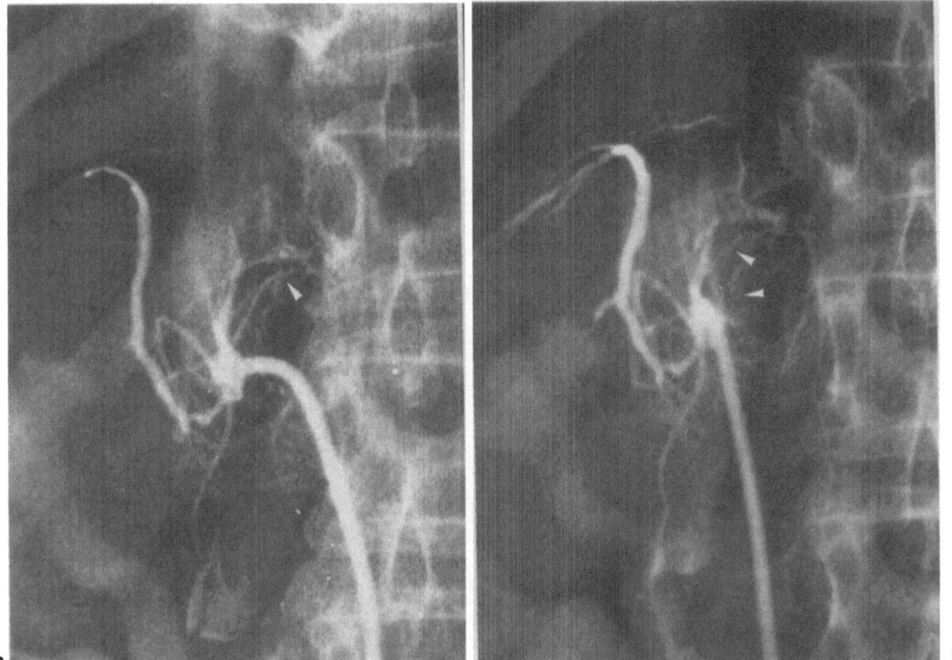

a b

Abb. 45 a, b. Phlebographie der rechten Nebenniere. 1,5 cm großes Aldosteronom mit diskreter Kontrastmittelaussparung und Gefäßverdrängungen (*Pfeilspitzen*).

Angiographisch sind die vorwiegend gut vaskularisierten Adenome beim AGS und Cushing-Syndrom mit beiden Methoden, am besten jedoch phlebographisch darzustellen (Abb. 44). Die kleineren und häufig hypovaskularisierten aldosteronproduzierende Adenome sind arteriographisch nur ausnahmsweise zu erkennen. Hier ist auf jeden Fall von den zwei Methoden der phlebographischen der Vorzug zu geben. Rundliche Kontrastmittel-Aussparungen mit Verdrängung der sie umgebenden kleinen Gefäße ist ein typischer phlebographischer Aspekt solcher Tumoren (Abb. 45). Sehr kleine Aldosteronome sind manchmal an der parenthesen-ähnlichen Verdrängung von kleinen Nebennierenvenen zu erkennen (Abb. 46).

c) Karzinome

Etwa ein Drittel der Nebennierenrinden-Karzinome weisen Verkalkungen auf (McNulty et al. 1968). Die Verkalkungen treten vorwiegend in nekrotischen Tumorregionen sowie in Blutungsherden innerhalb des Tumors auf und sind entsprechend polymorph. Fleck-, punkt- oder ringförmige Verkal-

---

◀ **Abb. 44 a, b.** Cushing-Adenome in beiden Nebennieren. Phlebographie. **a** 2 cm großes Adenom der rechten Nebenniere mit leichter Tumoranfärbung. **b** 2,5 cm großes Adenom der linken Nebenniere mit dilatierter Randvene (*Pfeile*)

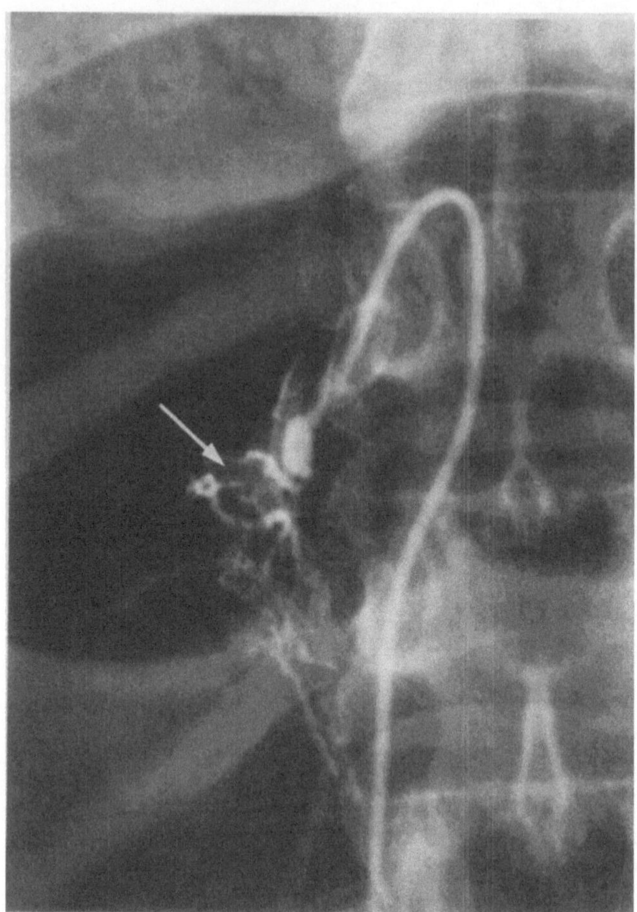

Abb. 46. Phlebographie der rechten Nebenniere. 0.8 cm großes Conn-Adenom mit Verdrängung von zwei kleinen intraadrenalen Venen (*Pfeil*)

kungen können beobachtet werden. Verkalkungen und die recht ansehnliche Größe, die diese Tumoren erreichen, gestatten häufig die Diagnostizierung des Prozesses anhand von konventionellen Untersuchungsmethoden. Einerseits kann der Tumor direkt erkennbar sein und andererseits indirekt über die Kaudalverdrängung der homolateralen Niere mit Lateralisation und Abflachung des oberen Nierenpols (Abb. 47). Gleichzeitig kann es infolge der Verdrängung zur Deformation des Nierenkelchsystems kommen.

Computertomographisch imponieren die Nebennierenrinden-Karzinome als große, inhomogene Massen ohne scharfe Abgrenzung. Infolge der starken Ausdehnung dieser Prozesse und deren infiltratives Wachstum kann es unter Umständen schwierig sein, den Entstehungsort des Prozesses zu bestimmen, und somit den Tumor mit Sicherheit als einen von der Nebenniere ausgehenden Tumor zu erkennen. Von Vorteil kann in solchen Situationen die Sonographie sein, die mit der Anfertigung von Scans in verschie-

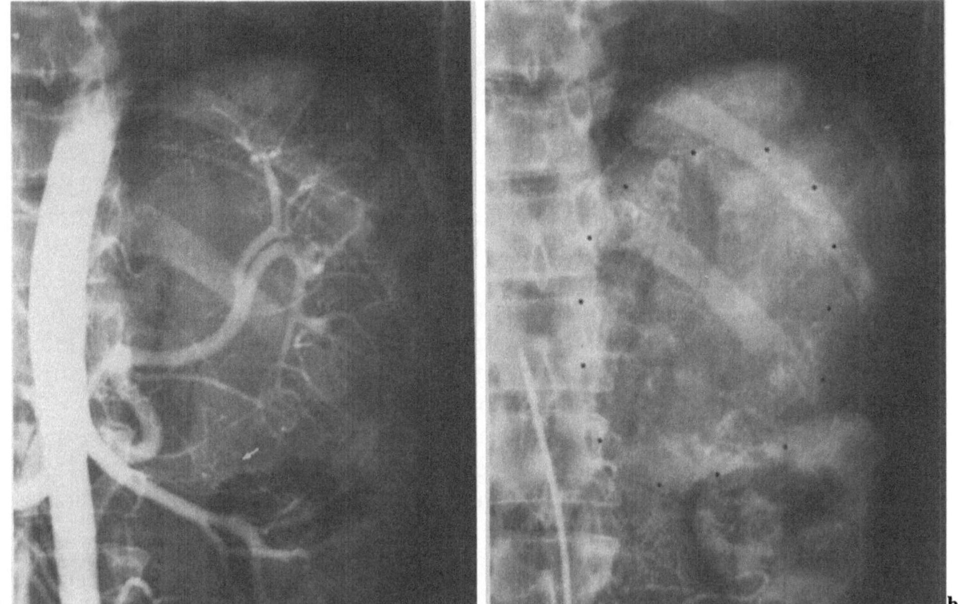

Abb. 47a, b. 12 cm großes, hypovaskularisiertes Karzinom der linken Nebenniere (*markiert*).
Aortographie. **a** Früharterielle Phase. Kaudalverdrängung und Abflachung des Nierenoberpols.
Angedeutete pathologische Vaskularisation (*Pfeil*). **b** Parenchymatöse Phase mit früher Füllung
der Tumorvenen

denen Ebenen den Entstehungsort des Prozesses mit größerer Genauigkeit
definieren kann.

Angiographisch ist das Bild der Nebennierenrinden-Karzinome wechsel-
voll. Während bei einigen Tumoren eindeutig pathologische Gefäße mit
arteriovenösen Shunts zu beobachten sind, sieht man bei anderen einen
vorwiegend avaskulären und zystisch erscheinenden Tumor (Abb. 47). Wesentliche Unterschiede zwischen arteriographischem und phlebographischem
Bild bestehen nicht. Im Hinblick auf die zu beantwortenden Fragen, wie
Organzuordnung des Tumors, Ausdehnung und versorgende Gefäße, ist
die Arteriographie vorzuziehen, sie muß jedoch mit einer inferioren Cavographie ergänzt werden, um eine eventuelle Infiltration dieses Gefäßes zu
beurteilen. Die Genauigkeit, mit der ein Nebennierenrinden-Karzinom abgeklärt wird, dient primär der operativen Planung.

Selektive Blutentnahmen, falls erforderlich, können im Anschluß an die
inferiore Cavographie durchgeführt werden.

6. Diverse hormoninaktive Nebennierenprozesse

Bei Neugeborenen und Kleinkindern kommt die perinatale Nebennierenhä-
morrhagie, das Neuroblastom und die Wolman'sche Erkrankung vor. Ra-

diologischerseits liegt die Bedeutung dieser Nebennierenprozesse in den
mehr oder weniger typischen Verkalkungen die sie aufweisen können. Bei
der neonatalen Hämorrhagie treten Verkalkungen im Bereich der Nebenniere bereits nach den ersten Lebenswochen auf und sind ringförmig an
der Peripherie der Nebennieren lokalisiert. Im Laufe der Zeit, mit Eintreten
der Organisation des Hämatoms, kommt es zu einem Bildwechsel mit Nachweis von amorphen Verkalkungen. Dieser Befund ist anhand einer Über-
sichtsaufnahme des Abdomens gut erkennbar und bedarf keiner weiteren
radiologischen Abklärung (Berdon u. Baker 1969). Bei den Neuroblastomen
kommen Verkalkungen sehr häufig vor und sind meistens punkt- oder fleck-
förmig in der Tumormasse lokalisiert (McAffee u. Donner 1962). Pathogno-
monisch ist der radiologische Aspekt bei der Wolman'schen Erkrankung
(Xantomathose) mit den stark vergrößerten Nebennieren, die multiple
punktförmige Verkalkungen aufweisen (Queloz et al. 1972).

Im erwachsenen Alter sind, abgesehen von Nebennierenrinden-Karzino-
men und gelegentlich Phäochromozytomen, vor allem Zysten und Pseudozysten, die anhand ihrer schalenförmigen Verkalkungen bereits auf Übersichts-
aufnahmen des Abdomens erkannt werden können (Georgi et al. 1982; Pouliadis 1980). Mit Hilfe der Sonographie und der Computer-Tomographie
ist der Flüssigkeitsgehalt solcher Prozesse leicht feststellbar.

Mit der starken Verbreiterung, welche heute die Computer-Tomographie
erfahren hat, und ihrem häufigen Einsatz zur Abklärung von diversen Abdo-
minalerkrankungen, kommt es zu einer routinemäßigen Beurteilung auch
der Nebennieren. Folge davon ist der nicht seltene Nachweis von klinisch
„stummen" Adenomen sowie Metastasen, vor allem aus Bronchial- und
Mamma-Karzinomen (Copeland 1983; Nielsen et al. 1982; Sandler 1982).

Hormonell-inaktive Adenome, die zufällig entdeckt werden, empfiehlt
sich, lediglich computertomographisch zu beobachten (Mitnich et al. 1983).
Bei dem nicht so seltenen Nachweis von Adenomen drängt sich der Gedanke
auf, daß bei hormonell aktiven Erkrankungen nicht jedes festgestellte Adenom dem gesuchten Adenom zu entsprechen braucht.

F. Die chirurgische Behandlung

I. Die allgemeine Indikationsstellung

Im Verlauf der letzten 10 Jahre hat die Diagnose der Nebennierenaffektionen ausschlaggebende Fortschritte erzielt. Die röntgendiagnostischen Mittel sind durch die Sonographie und die Computer-Tomographie ergänzt worden, die jetzt als Routineuntersuchung betrachtet werden. Die Lokalisation der Nebennierentumoren, die Verhältnisse im Bereich der suprarenalen Gegend, die Beurteilung der Nachbarorgane können und müssen exakt abgeklärt werden, bevor ein chirurgischer Eingriff vorgenommen wird. Die Multiplizität der Läsion, z.B. bei Phäochromozytom, kann u.U. mit einem Computer-Tomogramm zur Darstellung gebracht werden. Die selektive Entnahme des venösen Blutes erlaubt jedoch eine genauere Lokalisation der verschiedenen Tumoren.

Die Operation der Nebennierentumoren hatte bis vor 10 Jahren einen schlechten Ruf, weil man damals über die schweren allgemeinen Komplikationen während der Operation und in der postoperativen Phase nicht restlos orientiert war. Die Fortschritte in der medizinischen und medikamentösen Behandlung vor der Operation, während des Eingriffes und in der postoperativen Phase, führen zu einer wesentlichen Verminderung der gefürchteten Komplikationen, wie Blutdruckabfall, hypovolämischer Schock oder Blutdruckanstieg mit Apoplexie.

Nur die Beachtung von wichtigen grundsätzlichen Fragen in der chirurgischen Behandlung gewährleistet einen einwandfreien komplikationslosen Operationsverlauf.

Die klinische Abklärung und die Diagnosestellung bei den verschiedenen Erkrankungen der Nebenniere benötigen die Anwendung der modernsten funktionsdiagnostischen Mittel in hochqualifizierten Laboratorien. Andererseits bedarf die chirurgische Behandlung einer exakten und vernünftigen Indikation und einer guten Auswahl des Operationszugangs, wobei sämtliche Methoden dem Operateur bekannt sein sollten.

Was die Operationstechnik anbetrifft, muß der Operateur alle Schwierigkeiten oder Komplikationen intraoperativ beherrschen. Ferner ist eine sorgfältige Betreuung des Patienten während der Operation und der unmittelbaren postoperativen Phase von einem geschulten Personal unerläßlich.

Postoperativ muß eine genaue Kontrolle des Patienten durch den Endokrinologen oder durch den Internisten während der folgenden Wochen und

Monate durchgeführt werden, vor allem bei Patienten mit einer Substitutionstherapie. Der Operationserfolg hängt von diesen Bedingungen ab, was bedeutet, daß ein Team aufgebaut werden muß, wobei Chirurgen, Anästhesisten, Endokrinologen und Internisten eine enge Zusammenarbeit ausüben müssen. Wenn diese Bedingungen nicht erfüllt werden können, ist es vorteilhafter für einen Chirurgen, darauf zu verzichten, endokrinologische Affektionen der Nebenniere sanieren zu wollen. Er soll den Patient einem andern Team übergeben, welches die Angelegenheit genau kennt.

Die folgenden grundsätzlichen Fragen der chirurgischen Behandlung der Nebennierenerkrankungen stützen sich auf unsere langjährigen Erfahrungen an der Urologischen Universitätsklinik Zürich anläßlich der Beobachtung von 178 operierten Patienten bis anfangs 1983.

Tabelle 24. Diagnosen der operierten eigenen Fälle

Hormoninaktiver Nebennierentumor		4
Phäochromozytom		61
in Nebenniere	47	
aberrierende Lokalisation	6	
multiple Tumoren	8	
Morbus Cushing		72
Adenom	35	
Hyperplasie bds.	37	
Morbus Conn		23
Nebennierenadenom	16	
Hyperplasie bds.	6	
multiple Tumoren	1	
Adrenogenitalsyndrom		3
Karzinom		15
Gesamt		178

1. Bei unklaren Fällen ist es in der heutigen Zeit nicht mehr erlaubt, von einer Probefreilegung der Nebenniere zu sprechen. Die Vermutungsdiagnose einer chirurgischen Nebennieren-Erkrankung genügt nicht.

2. Die Natur und die Lokalisation des Nebennierentumors mit allen zur Verfügung stehenden Mitteln muß exakt abgeklärt werden. Wenn die verschiedenen radiologischen und gewöhnlichen Untersuchungsmethoden für die genaue Lokalisation des Tumors nicht genügen, können sie durch die Sonographie oder die Computer-Tomographie ergänzt werden. Die Frage der Multiplizität der Läsion des Phäochromozytoms wird später erwähnt.

3. Die hormoninaktiven Nebennierentumoren benötigen in der Regel lediglich eine einseitige Adrenalektomie, welche wegen der Ausdehnung des Tumors sehr oft nicht zu unterschätzende Schwierigkeiten bereitet. Die gleichen Bemerkungen treffen auch für die seltenen Fälle von Adrenogenitalsyndrom zu.

108

4. Das Nebennierenkarzinom kann sich als Entartung zu den verschiedenen bekannten klassischen Nebennierenerkrankungen entwickeln. Die präoperativ vorgenommenen klinischen Tests können trotz ihrer Genauigkeit in der Mehrzahl der Fälle keine genauen Angaben liefern. Deshalb müssen diese bewährten klinischen Untersuchungen mit Vorsicht betrachtet werden. Im Grunde genommen deutet eine massive Infiltration der Nachbarorgane auf ein verdächtiges Karzinom hin, auch wenn die Punktionsbiopsie ein negatives Resultat ergeben hat. Die histopathologischen Untersuchungen sind nicht immer imstand, eine Differenzierung zwischen einem Adenom und einem Karzinom zu machen. Bei der Operation ist außer den Verwachsungen die Konsistenz des Tumors wichtig. Sie ist derber beim Karzinom als beim Adenom. Ferner ist die Unregelmäßigkeit des knotigen Aufbaus mit wechselnder Konsistenz verdächtig.

5. Die Komplikationen, vor allem kardiovaskulärer Natur sind bei der chirurgischen Behandlung der endokrinen Nebennierenerkrankung sind relativ häufig und benötigen bei jedem Eingriff eine gründliche medizinische Durchuntersuchung des Patienten vor der Indikationsstellung zur Operation.

6. Die bedrohlichen intra- und peroperativen Komplikationen, vor allem beim Phäochromozytom, können verhindert werden, wenn präoperativ die Hypertonie und die Hypovolämie vollständig behoben worden sind.

7. Nach der Operation ist eine entsprechende Substitutionstherapie nach den Regeln der endokrinologischen Praxis notwendig. Mißachtungen dieser grundsätzlichen Regeln können bedrohliche Zustände verursachen.

Anatomische Betrachtungen

Den anatomischen Verhältnissen der Nebennieren muß eine besondere Beachtung geschenkt werden. Sie sind für die Operation sehr wichtig, wenn man bedenkt, daß diese Organe in unmittelbarem Kontakt mit der Niere, mit den großen Gefäßen und mit dem Zwerchfell stehen. Sie liegen auf dem lymphatischen und sympathischen System, sind in intimem Kontakt mit dem Peritoneum, mit Leber, Pankreas, Duodenum und Magen. Diese verschiedenen Organe sind nur von der Nebenniere durch eine zarte Peritonealschicht abgegrenzt.

Die Nebennieren sind von vorne nach hinten abgeflacht. Bei normalen Verhältnissen sind sie halbmondförmig ausgebreitet, messen ca. $60 \times 40 \times 5$ mm. Sie befinden sich zwischen dem pediculus renalis caudalwärts, den großen Gefäßen medialwärts und erreichen den oberen Pol der Niere cranialwärts. Da die Nebennieren sich in der fossa suprarenalis befinden, sind sie von der Fascia perirenalis umhüllt, welche geöffnet werden muß, um die Nebennieren zur Darstellung zu bringen. Die Nebennieren können sich in der suprarenalen Loge nicht frei bewegen, weil sie fest vom Peritoneum, von den großen Gefäßen und von der fascia perirenalis, die sich am Zwerchfell auf beiden Seiten der Nebennieren fixiert hat, immobilisiert werden.

Die suprarenalen Arterien bilden 3 Gruppen von Arterien: die A. suprarenalis superior, ausgehend aus der A. diaphragmatica superior, versorgt
mit 1–3 Ästen den oberen Pol und die obere mediale Seite des Organs.
Die A. suprarenalis media, nicht konstant und aus der Aorta direkt stam-
mend, versorgt die beiden mittleren Wände der Nebenniere. Die A. suprarenalis inferior von der A. renalis ausgehend, versorgt den unteren Pol
(s. Abb. 65).

Das venöse System hat große praktische Bedeutung wegen der direkten
Entnahme von venösem Blut aus den verschiedenen Stationen zur exakten
Lokalisation der Nebennierentumoren. Diese Lokalisation ist für das
Phäochromozytom äußerst wichtig, da diese Tumoren sich bekanntlich mul-
tiple entwickeln können.

Im Bereich des oberen Pols der Nebenniere befinden sich nur kleine
inkonstante Venae suprarenales superiores, welche in die V. diaphragmatica
einmünden. Kleine Venen, ebenfalls ohne große praktische Bedeutung, mün-
den rechts in die V. cava und links in die V. renalis. Die Hauptvene der
Nebenniere ist für die Operation sehr wichtig. Sie sammelt fast die Totalität
des venösen Blutes der Nebenniere und befindet sich auf der medialen Seite
der zentralen hilären Eindellung der Nebenniere. Auf der rechten Seite beträgt sie eine Länge von höchstens 4–5 mm und mündet direkt in die V. cava.
Auf der linken Seite verläuft die V. suprarenalis medialwärts und dann
ventralwärts des unteren Pols der Nebenniere und mündet in die V. renalis.
Ihre Länge beträgt 2–3 cm.

Die anatomischen Dispositionen der beiden Nebennieren zeigen einige
verschiedene Verhältnisse, was die Kontakte zu den Nachbarorganen anbetrifft. Auf der rechten Seite ist die Vorderwand der Nebenniere von der
V. cava vollkommen bedeckt. Wenn diese rechte Niere tief liegt, befindet
sich der untere Pol auf Höhe des duodenalen Winkels, d.h. daß sich zwischen
Nebenniere und Duodenum nur ein zweiter Pertionealrezessus befindet. La-
teralwärts ist die Nebenniere von der Leber ebenfalls von einem Recessus
peritonealis abgegrenzt, dessen Dimension und Lokalisation sehr variabel
ist. Auf der linken Seite ist der untere Pol der Nebenniere von der Cauda
oder vom Corpus des Pankreas, sowie von den Milzgefäßen bedeckt. Der
obere Teil der linken Nebenniere befindet sich in Kontakt mit dem Magen.

Wegen des dreieckförmigen Aufbaus der linken Nebenniere ist die chirurgische Ablösung im allgemeinen einfacher als die Freipräparierung der rechten Nebenniere, welche breit auf der Cava liegt. Sie ist relativ dünn und
brüchig, was den Eingriff nicht vereinfacht. Die Ablösung von der V. cava
kann sehr große Schwierigkeiten bereiten, vor allem, weil die V. suprarenalis
kurz ist und das Anbringen der Ligatur mühsam sein kann.

II. Perioperative Probleme der Anästhesie und der postoperativen Intensivbehandlung

1. Allgemeine Bemerkungen und Wahl des Anästhesieverfahrens

Besonders *während des chirurgischen Eingriffes* stellen sich die Probleme der *Schmerzfreiheit* für den Patienten, der *Ruhigstellung des Operationsfeldes* für den Chirurgen sowie der frühzeitigen Erkennung und Bekämpfung von *Komplikationen*, die sich bei Nebennierenoperationen vorwiegend *am kardiozirkulatorischen System* abspielen können. Letztere werden z.B. verursacht durch die während des Eingriffes auftretenden *mehr oder weniger akuten Veränderungen im Blutspiegel der von den Nebennieren produzierten Hormone*. Sie stellen oft auch in der unmittelbar *postoperativen Phase* noch Probleme und sind oft Veranlassung zur Weiterbehandlung auf einer *Intensivstation* (s.u.).

Auch die meist übliche, *extrem ausgeknickte Seitenlagerung* (Nierenlagerung), führt vor allem bei alten, bettlägerigen und damit unter Umständen hypovolämen Patienten sowie besonders bei längerer Dauer zur Kreislaufbeeinträchtigung (Welborn 1978). Ferner besteht wegen der Nähe großer Arterien und Venen, die zudem bei gewissen Erkrankungen in den krankhaften Prozeß einbezogen sein können, ein *erhöhtes Risiko für intraoperative akute Blutungen*.

Eine *Beeinträchtigung der Atmung* kann infolge der Nachbarschaft des Operationssitus mit dem Zwerchfell sowie bei der intraoperativen Pleuraeröffnung mit Pneumothorax, aber auch allein schon durch die Nierenlagerung erfolgen (Welborn 1978).

Die für gewisse urologische Eingriffe im Unterbauch geeigneten „zentralen" Leitungsanästhesien, wie die Spinal- und Epiduralanästhesie, sollten bei Nebennierenoperationen, wie bei Eingriffen an den Nieren, am oberen Teil der Harnleiter und überhaupt im Peritonealraum vermieden werden. Zur Beherrschung der ventilatorischen Schwierigkeiten kommt *nur* die *Intubationsnarkose* in Frage, welche allein die sichere Möglichkeit der assistierten oder kontrollierten Beatmung bietet.

Der Erfolg einer Operation an den Nebennieren, deren Erkrankungen vielfach mit endokrinen Störungen einhergehen, hängt in besonders hohem Maße nicht nur von der differenzierteren präoperativen Diagnostik, sondern auch von der *sorgfältigen Vorbereitung* (z.B. Kalium-Zufuhr beim Hyperaldosteronismus, Sympathikusblockade beim Phäochromozytom) ab. Ebenso wichtig ist auch die postoperative minutiöse Aufrechterhaltung des Flüssigkeits-, Elektrolyt- und endokrinen Gleichgewichtes (letzteres z.B. durch Hormon-Substitutionstherapie nach Adrenalektomie). Dies bedeutet, daß Patienten nach Eingriffen an den Nebennieren in der Regel *während einigen Tagen auf einer Wach- oder evtl. sogar auf einer Intensivstation* betreut werden müssen.

2. Allgemeine Voruntersuchung und Prämedikation

Mit der *allgemeinen Voruntersuchung* wird abgeklärt, ob der Patient neben dem spezifischen Nebennierenleiden organgesund ist, oder ob Erkrankungen des respiratorischen oder des kardio-zirkulatorischen Systems oder des Stoffwechsels vorliegen. Diese sollten vor dem geplanten Eingriff behandelt werden und möglichst abgeheilt sein.

Die *Anamnese* gibt auch Aufschluß über frühere Operationen und Anästhesien sowie eine vielleicht vorhandene Allergie. Besondere Risikofaktoren wie z.B. höheres Alter, Hypertonie, Adipositas, Stoffwechselkrankheiten müssen bei der Wahl des Anästhesieverfahrens sowie der verwendeten Medikamente und ihrer Dosierung berücksichtigt werden.

Die medikamentöse Operationsvorbereitung, d.h. die *Prämedikation* durch den Anästhesisten soll psychisch sedierend wirken, gegebenfalls schon bestehende Schmerzen mildern, die vegetative Reflexbereitschaft herabsetzen und die trachea-bronchiale Sekretion vermindern. Das persönliche Gespräch kann ebenfalls dazu beitragen, die Angst und Unruhe des Patienten zu beseitigen. – Ein am *Vorabend* verabreichtes Hypnotikum und Anxiolytikum sichert den präoperativen Nachtschlaf. *Unmittelbar pränarkotisch,* d.h. etwa eine Stunde vor dem Anästhesiebeginn wird als Sedativum ein Tranquilizer (z.B. ein Benzodiazepin wie Diazepam (Valium) oder Midazolam (Dormicum)), gegebenenfalls ein Analgetikum (z.B. Pethidin) sowie evtl. ein Vagolytikum (z.B. Atropin) als Mischspritze i.m. gegeben.

3. Lagerung und Narkose

Die für den Zugang zu den Nebennieren üblichen Lagerungen stellen für den narkotisierten Patienten eine ventilatorische und zirkulatorische Belastung dar. Bei der sog. *Nierenlagerung* für den schrägen Flankenschnitt mit starker Ausknickung der Nierengegend sowie Tieflagerung des Oberkörpers und der Beine werden die Atemwegs-Exkursionen beider Brustkorb- und Zwerchfellhälften eingeschränkt bei Vergrößerung der Durchblutung der untenliegenden Lungen; das pulmonale Perfusions-Belüftungs-Verhältnis ist gestört, die alveoläre Ventilation vermindert. Die Kompression der Vena cava und das Versacken des Blutes in den herabhängenden Körperbezirken vermindern den venösen Rückfluß, und damit sinkt auch das Herzzeitvolumen; alte Patienten mit reduzierten kardio-zirkulatorischen Reserven sind besonders gefährdet.

Ähnlich ungünstige Atmungs- und Kreislaufverhältnisse können sich auch bei der beispielsweise für die doppelseitige Adrenalektomie üblichen *Bauchlage* einstellen (Smith 1978). Auch in diesem Fall liegt die Körperregion, in welcher der Eingriff stattfindet, wesentlich höher als der Oberkörper und die Extremitäten.

Bei diesen Lagerungen ist deshalb in Narkose die *Beatmung* und die *sorgfältigste Kreislaufüberwachung* mit frühzeitiger *Kompensation von Blut-*

verlusten sowie eine möglichst *niedrige Dosierung der Narkosemittel,* die bekanntlich praktisch alle kardio-zirkulatorisch depressiv wirken, erforderlich.

4. Allgemein-Anästhesie (Narkose)

Abweichungen von den üblichen Standardverfahren ergeben sich besonders bei den hormonell aktiven Nebennieren-Veränderungen (s.u.: Phäochromozytom, Morbus Cushing, Morbus Conn). In den übrigen Fällen sind die gleichen Techniken und Mittel der modernen Allgemeinanästhesie zu empfehlen, die auch bei längeren und ausgedehnten urologischen Operationen an der Blase, an der Harnröhre wie in der Abdominalchirurgie gebräuchlich sind. Es wird darunter eine mit Inhalations-Narkotika und/oder mit i.v.-verabreichten Psychopharmaka (z.B. Neuroleptanästhesie) in einem oberflächlichen Stadium geführte Narkose unter gleichzeitiger Muskelrelaxierung und Beatmung verstanden, welche Kreislauf und Stoffwechsel nur minimal belastet. Im einzelnen Fall sind die Vor- und Nachteile der in Betracht gezogenen Mittel und Techniken sorgfältig gegeneinander abzuwägen; auch spielt die persönliche Erfahrung des Anästhesisten eine große Rolle.

Für die *i.v.-Einleitung* kann ein klassisches, rasch- und kurzwirkendes Barbiturat wie Thiopental (z.B. Pentothal) oder das anders strukturierte, noch kürzer wirkende Etomidat (z.B. Hypnomidate) oder evtl. ein geeignetes Benzodiazepin wie z.B. Midazolam (Dormicum) verwendet werden.

Die erwähnte günstige *oberflächliche Inhalationsnarkose* wird wohl zur Zeit meist mit einem *Lachgas-Sauerstoff-Gemisch* von z.B. je 50% geführt unter Beifügung von *Halothan, Enfluran* oder *Isofluran* in niedriger Dosierung.

Besonders bei in kurzen Zeitabständen wiederholten Narkosen sollte *Halothan* vermieden werden wegen den allerdings äußerst seltenen Leberschädigungen. Günstiger ist in dieser Hinsicht *Enfluran* (Janeczko et al. 1977), bei welchem die Vasodilatation und die Steigerung der kardialen Erregbarkeit geringer sind; Vorbehalte bestehen bei eingeschränkter Nierenfunktion. Die bisher geringste Metabolisierungsrate unter den halogenisierten Inhalationsnarkotika weist *Isofluran* auf, das wie Enfluran auch unter hypoxischen Bedingungen nicht hepatotoxisch wirksam ist, aber einen etwas größeren vasodilatatorischen Effekt aufweist.

Der Patient wird medikamentös *relaxiert* sowie *intubiert* und *beatmet* (Normoventilation oder geringe Hyperventilation bis max. +10% über der alveolären Sollventilation). Zur *Muskelerschlaffung* (Tabelle 25) sind nicht-depolarisierende Relaxantien wie Pancuronium (Pavulon), für kürzere Eingriffe auch Atracurium (Tracrium) bestens geeignet. Die Kurzrelaxierung für die endotracheale Intubation kann mit dem depolarisierenden Succinylcholin (z.B. Lystenon), zukünftig wohl günstiger (z.B. Vermeidung des oft abrupten Serumkaliumanstiegs) mit einem kurzwirkenden nicht-depolarisierenden Mittel wie Vecuronium (Norcuron) vorgenommen werden. Auch die *Neuroleptanästhesie* (klassischerweise mit Droperidol und Fentanyl

Tabelle 25: Wirkungsdauer von nicht-depolarisierenden Muskelrelaxantien. (Nach H. Schaer, pers. Mitteilung 1984)

Präparat	Dosis (mg/kg KG)	~Dosis (mg) bei 70 kg KG	~Wirkungsdauer (min)
Vecuronium (Norcuron)	0,07	5	20
Atracurium (Tracrium)	0,35	25	30
Pancuronium (Pavulon)	0,08	6	60

(Henschel 1966)) kann für eine länger dauernden Eingriff zweckmäßig sein. Dabei ist wiederum die peinlich genaue Einhaltung einer ausgeglichenen intravasalen Volumenbilanz wichtig.

5. Anästhesieprobleme bei Phäochromozytom-Operationen

Beim Phäochromozytom führen sowohl der ständig erhöhte Spiegel von Katecholaminen, d.h. von *Noradrenalin* und *Adrenalin,* als auch deren schubweise massive Freisetzung zu den bekannten Symptomen. Die allgemeine Vasokonstriktion äußert sich in *dauernder* oder *paroxysmaler Hypertonie*; durch die funktionelle Verminderung der Gefäßkapazität führt sie zudem zur *Abnahme des Blutvolumens.* Während der Operation drohen einerseits hypertone Krisen bei Streßsituationen, welche die Katecholaminproduktion steigern, wie z.B. ungenügende Narkosetiefe, Hypoxie, Hyperkapnie, Azidose, Hämorrhagie und Manipulationen am Tumor, andererseits besteht unmittelbar nach dessen Entfernung wegen des akuten Wegfalls der Hormonproduktion durch den Tumor die Gefahr des Kreislaufzusammenbruches infolge der nun auftretenden Vasodilatation mit Manifestwerden der bisher maskierten Hypovolämie. Ferner können die bei der Narkose verwendeten Mittel, wie besonders gewisse halogenisierte Inhalationsanästhetika, das Herz auf die Wirkungen der Katecholamine sensibilisieren. Extremste Blutdruckschwankungen und schwere Arrhythmien waren deshalb früher bei diesem Eingriff, der mit einer hohen Mortalität belastet war (Apgar u. Papper 1951; Hegglin u. Hossli 1954), die Regel.

Das Operationsrisiko konnte in der Folge entscheidend dadurch gesenkt werden, daß durch eine längerdauernde *präoperative Behandlung* mit einem *langwirkenden Alpharezeptorenblocker* (Phenoxybenzamin) eine protrahierte Vasodilatation erzwungen und damit eine *spontane Auffüllung der Strombahn* schon vor dem Eingriff provoziert wird ((Robertson 1962; Ziegler et al. 1966) siehe auch Kapitel I). Unter der Voraussetzung einer derartigen Blutvolumenrestitution ist die *Neuroleptanästhesie* besonders günstig, indem dabei die beiden wichtigen Wirkungen des *hoch dosierten Neuroleptikums* Droperidol, nämlich seine indirekt *alphablockierende und antiarrhythmische Eigenschaft,* spezifisch ausgenützt werden (Clarke et al. 1972; Hossli et al. 1972). In seltenen Fällen kann es jedoch kurz nach der Gabe von Droperidol zu einem evtl. extremen Blutdruckanstieg kommen, dessen Mechanismus noch nicht völlig geklärt ist (Smith et al. 1978; Sumikawa u. Amakata 1977; Kettler 1982); er kann mit dem rasch wirkenden direkten Alphablocker Phentolamin (Regitin) beherrscht werden.

a) Prä- und intraoperatives Vorgehen (Hossli et al. 1972, Abb. 48)

Schon während der internistischen Vorbereitung wird durch die *Langzeit-Alphablockade* mit *Phenoxybenzamin* (Dibenzyline, z.B. 3 × 10 mg/Tag) eine *Dauervasodilatation* herbeigeführt und damit eine *Volumenzunahme* induziert (Harrison et al. 1968; Ziegler et al. 1966). Naturgemäß sind die Erscheinungen dieser etwa 2 Wochen benötigenden Behandlung am Beginn die gleichen wie nach einem akuten Blutverlust, d.h. es entsteht zunächst eine relative Hypovolämie mit orthostatischen Kreislaufstörungen, Hämatokritabfall, Retikulozytenkrise usw. Zur Auffüllung bis zum normalen Blutvolumen ist es meist zweckmäßig, die spontane Blutregenerierung in den letzten 24 Stunden vor dem Eingriff noch durch die Verabreichung von 500–1 000 ml Blut (1–2 Konserven) zu ergänzen. Die letzte Gabe von Phenoxybenzamin erhält der Patient am Morgen des Operationstages vor der präoperativen Prämedikation.

In der präoperativen *Prämedikation* wird zweckmäßigerweise schon *Thalamonal*, ein *Kombinationspräparat der in der Neuroleptanästhesie verwendeten Pharmaka* (Droperidol und Fentanyl) eingesetzt.

Bei der *Neuroleptanästhesie* mit *Droperidol* (*Dehydrobenzperidol*) und *Fentanyl* wird im Vergleich zum „klassischen" Verfahren das *Neuroleptikum besonders hoch dosiert*: Bis zum Operationsbeginn erhält ein mittelgewichtiger Erwachsener bereits etwa 30 mg (300–500 µ/kgKG) Droperidol. Relaxierung mit *Pancuronium* unter Beatmung mit einem *Lachgas-Sauerstoff-Gemisch* von 3:1. Die kontinuierliche Überwachung des Kreislaufes sowie der respiratorischen und metabolischen Parameter erfolgt über den EKG-Monitor und mit arterieller, wie auch zentralvenöser Druckmessung über intravasal eingelegte Katheter, inkl. Blutgasanalyse im arteriellen Blut.

Für eine etwa 90 Minuten dauernde Operation werden meist etwa 50 mg (500–800 µ/kgKG) Droperidol und etwa 1,0 mg (12–15 µ/kgKG) Fentanyl benötigt. Blutdruck und Puls zeigen in der Regel vor der Tumorresektion beim Präparieren nur noch geringe Schwankungen, die als Ausdruck des inkonstanten Katecholaminspiegels in dieser Phase aufgefaßt werden können. Nach der Phäochromozytomentfernung stabilisieren sich diese Werte meist auf ein etwas unter den Anfangsmessungen liegendes Niveau.

Halothan als Inhalationsanästhetikum wurde wegen der in diesen Fällen erwünschten blutdrucksenkenden Wirkung früher ebenfalls empfohlen, ist aber wegen seiner Eigenschaft, das Herz auf die arrhythmogene Wirkung der Katecholamine zu sensibilisieren, nicht mehr eingesetzt worden. Diese besteht bei *Enfluran* und *Isofluran* nicht; letzteres ist in neuester Zeit zusammen mit Natriumnitroprussid in minimaler Dosis zur Beherrschung akuter intraoperativer Blutdruckkrisen beim Phäochromozytom empfohlen worden

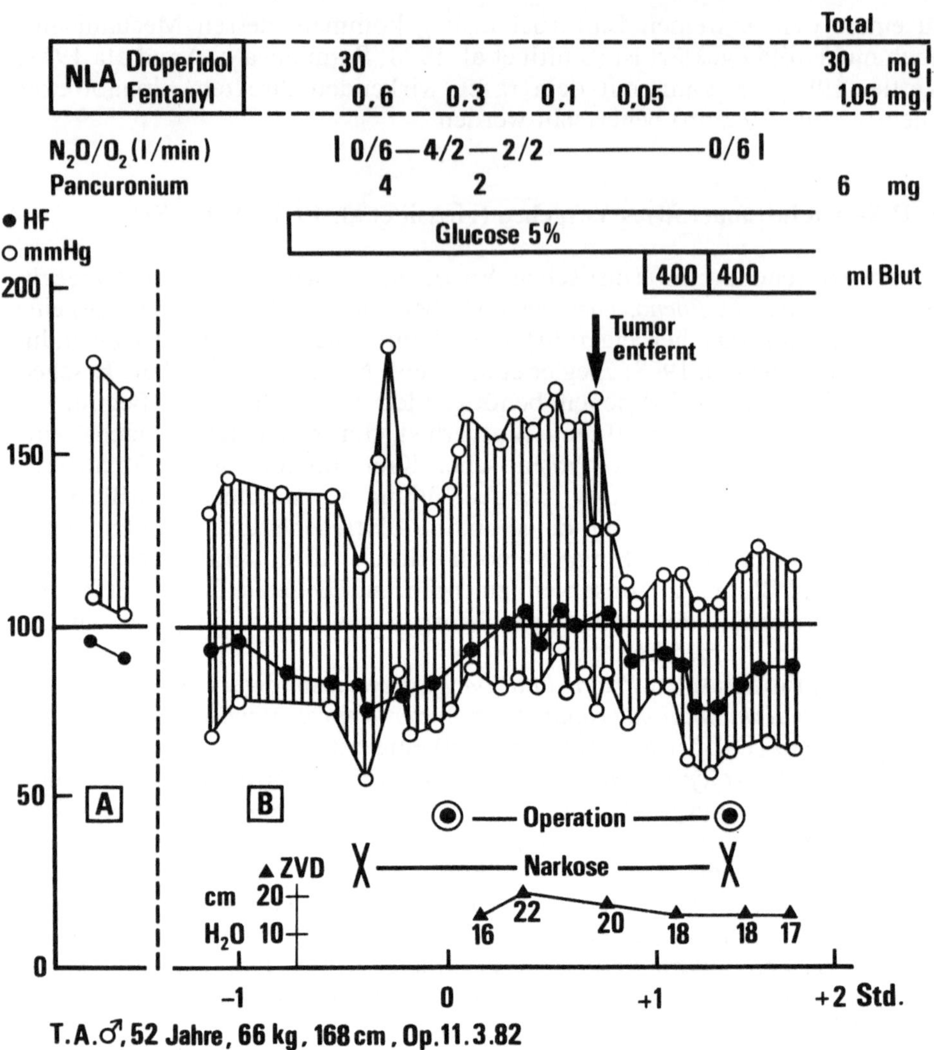

Abb. 48. *Beispiel eines Narkoseverlaufes bei Phäochromozytom-Resektion in Neuroleptanästhesie (NLA) nach präoperativer Blutvolumen-Normalisierung mit Alphablockade* und Bluttransfusion. — Blutdruck und Puls vor (A) und nach (B) Alphablockade und Blutvolumen-Normalisierung, während der Operation; bei den Manipulationen am Tumor finden nur noch mäßige Anstiege von Blutdruck und Puls statt, wie auch nach dessen Entfernung ein nur mäßiger Abfall: dies erleichtert dem Chirurgen zunächst die Orientierung, dann die Beurteilung der Radikalität der Operation, beides ohne den Patienten zu gefährden

(Suzukawa et al. 1983). Infolge seiner muskelerschlaffenden Nebenwirkung ist dabei auch der Bedarf an Relaxantien vermindert.

Der intraoperative Blutverlust wird selbstverständlich laufend adäquat ersetzt.

Unter diesem Prozedere ist der Verlauf, in bezug auf die Kreislaufverhältnisse gegenüber früher, ausgesprochen ruhig und gleichmäßig; von der

116

Möglichkeit der zusätzlichen *Betarezeptorenblockade* (mit Propranolol (Dociten, Inderal) (Ross et al. 1974)) zur Beseitigung von Arrhythmien oder der Coupierung extremer Blutdrucksteigerungen durch Gaben eines rasch- und kurzwirkenden *Alpharezeptorenblockers* wie Phentolamin (Regitin) oder *Kurzinfusion von Natriumnitroprussid* (Daggett et al. 1978), muß in der Regel kein Gebrauch mehr gemacht werden. Bei der Phäochromozytom-Operation ist eine Blutdrucksenkung mit Natriumnitroprussid allein nicht zweckmäßig, da beim Zerfall rasch Cyanide entstehen, die bei einer Gesamtmenge von mehr als etwa 3 mg/kg KG toxisch wirken.

Gehäuft oder in Salven auftretende Herzfrequenz- und Rhythmusstörungen, besonders in Form von *ventrikulären Arrhythmien* sowie *Tachykardien*, wie sie während der Narkose und Operation bei Phäochromozytom vielfach auftreten, können oft mit intravenöser Bolusinjektion und evtl. anschliessender Infusion von *Lidocain* (Xylocain; 50–60 mg, bzw. 1–4 mg/Minute) oder *Verapamil* (*Isoptin*) zum Verschwinden gebracht werden.

b) Postoperativer Verlauf

Bei erfolgreicher Operation, d.h. wenn mit der Resektion des Phäochromozytoms das gesamte Plus an chromaffinem Gewebe entfernt werden konnte, spielen sich Puls und Blutdruck auf Normalwerte ein, sobald das restliche, im Körper vorhandene chromaffine Gewebe vikariierend einspringt und dessen durch das Phäochromozytom bedingte verminderte Produktivität sich wieder normalisiert. Eine wichtige Voraussetzung dafür ist allerdings ein normales Blutvolumen. Die Kreislaufparameter Puls, systolischer und diastolischer arterieller Druck (mit Mitteldruck) und der Zentralvenendruck müssen sorgfältig und engmaschig oder sogar kontinuierlich überwacht werden, damit jeder Trend einer Veränderung frühzeitig erkannt werden kann und Gegenmaßnahmen durchgeführt werden können: Es kann auch sein, daß das für die Katecholaminproduktion vikariierend einspringende restliche chromaffine Gewebe seine volle Aktivität noch nicht wieder erlangt hat, und daß infolgedessen vorübergehend noch — in allerdings abnehmendem Maße — ein Ersatz der fehlenden Katecholamine durch eine kontinuierliche, vorsichtige Infusion von Noradrenalin und/oder eventuell Adrenalin erforderlich wird.

Sollte noch ein weiteres Phäochromozytom (oder sogar deren mehrere) vorhanden sein, wird dies spätestens in der frühen postoperativen Phase, d.h. in den ersten 12–24 Stunden, offensichtlich. Infolge der dann von diesem Sekundärtumor nun in erhöhtem Maße produzierten und humoral abgegebenen Katecholamine, wird der Blutdruck erneut ansteigen; dies kann somit ein wichtiger diagnostischer Hinweis auf das Vorliegen eines weiteren Phäochromozytoms sein. — In diesem Sinn ist es auch zweckmäßig, in der Prämedikation und während der Operation nicht eine maximale Alphablockade erreichen zu wollen und damit jegliche periphere Kreislaufreaktion auszuschalten: Nur wenn auf den Druck beim chirurgischen Präparieren des Tumors resp. nach der Resektion noch eine gewisse, allerdings nun künstlich gedämpfte Reaktion von Blutdruck und Puls eintreten, kann der Chirurg mit einiger Sicherheit erkennen, ob er wirklich in der Nähe des Tumors arbeitet, resp. effektiv den ganzen Tumor entfernt hat. Die Kunst des erfahrenen Anästhesisten besteht somit darin, die Alphablockade und das Blutvolumen stets nicht nur unter Kontrolle zu halten, sondern auch so zu steuern, daß noch gewisse geringe kleine Kreislaufreaktionen erkennbar sind (Abb. 48), um diese dann in Zusammenarbeit mit dem Chirurgen zu interpretieren.

Selbstverständlich müssen alle bei der Intensivüberwachung eines Patienten nach größeren Operationen üblichen Kontrollen, auch von Laborwerten (z.B. Elektrolyte, Hämatokrit), vorgenommen werden. Nur ausnahmsweise, d.h. bei Patienten, die anamnestisch bereits eine Herzinsuffizienz mit Lungenstauung hatten, ist auch die kontinuierliche *Messung des Pulmonalarteriendruckes* (Darby u. Prys-Roberts 1976; Mihm 1983) nötig, weil erst damit eine genügende Beurteilung der gesamten kardialen Funktion und des effektiven Flüssigkeitsbedarfes möglich sind. Er erlaubt zudem auf relativ einfache Weise, d.h. mit der Thermodilutions-Methode, die Messung des Herzzeitvolumens, das bei diesen Patienten stark schwanken kann und dessen Kenntnis für das weitere therapeutische Vorgehen ebenfalls von großer Bedeutung sein kann. — In der Regel stabilisiert sich der Zustand nach 2–3 Tagen, so daß der Patient dann aus der Intensivbetreuung entlassen werden kann.

6. Anästhesieprobleme bei Adrenalektomie wegen Cushing-Syndrom

Die besonderen *Operations- und Anästhesierisiken* (Scherpe-Reel 1983) bei *Hyperkortisolismus* bestehen in *Fettsucht* (am Stamm) und *Arteriosklerose* mit (meist mäßiger) *Hypertonie* und sekundärem *Diabetes*, *Hypokaliämie* mit *Muskelschwäche*, sowie verminderter Resistenz gegenüber Infektionen. Die operative Entfernung der einen tumortragenden Nebenniere oder die einzeitige doppelseitige Adrenalektomie bei hypothalamisch-hypophysär bedingter Hyperplasie erfordert eine Narkose. Dabei können sich bei diesen extrem adipösen Patienten technische Schwierigkeiten, wie erschwerte Venenpunktion und Schaffung des sicheren venösen Zufuhrweges, erschwerte Intubation (Mondgesicht) und sichere Freihaltung der Luftwege (z.B. bei Bauchlage im Fall der beidseitigen Adrenalektomie mit dorsalem Zugang), Beatmungsprobleme während und nach dem Eingriff (Zwerchfellhochstand, oft operative Pleuraeröffnung, Schwäche der Bauchmuskulatur) ergeben. Schon bei der Umlagerung dieser übergewichtigen Patienten von der Rükkenlage (Narkoseeinleitung, Intubation) in die Bauchlage droht die Gefahr der akzidentellen Extubation; und auch Spontanfrakturen müssen sorgfältig vermieden werden. Die kardiozirkulatorischen Reserven und Regulationsmöglichkeiten sind stark eingeschränkt, so daß eine äußerst behutsame Narkoseführung wie auch die minutiöse Aufrechterhaltung einer jederzeit ausgeglichenen Flüssigkeitsbilanz erforderlich ist. Die *Hypokaliämie* muß *prä-*

operativ korrigiert und der Serumkaliumspiegel intra- und postoperativ ständig unter Kontrolle gehalten werden. Laufende EKG-Kontrolle, kontinuierliche direkte arterielle Blutdruck- und häufige oder ebenfalls kontinuierliche Messung des Zentralvenendruckes über den V. cava-Katheter und arterielle Blutgasanalysen ermöglichen die unerläßliche ständige Beurteilung und eine eventuelle sofort erforderliche Korrektur der oft heiklen respiratorischen, metabolischen und kardiozirkulatorischen Situation. Selbstverständlich wird in Zusammenarbeit mit dem Internisten ein genauer *Kortisol-Substitutionsplan* für den Operationstag und die folgende Zeit aufgestellt; die Zufuhr setzt schon am Beginn des Eingriffes ein. Mit diesen Maßnahmen können heute schwere hypotone Kreislaufkrisen, die nach Adrenalektomie wegen Überfunktionszuständen drohen, in der Regel vermieden werden.

Besonders *in der ersten postoperativen Phase droht eine Ateminsuffizienz* durch die Adipositas und durch die reflektorische Schmerzhemmung der unteren Thoraxmuskulatur und des Zwerchfells infolge der großen, oft beidseitigen Inzision oder durch Thoraxdrains nach intraoperativer Pleuraeröffnung. Die Indikation zur „prophylaktischen" Beatmung nach dem Eingriff bis zur sicheren Wiederübernahme der genügenden Spontanatmung (vielleicht 24–48 Stunden) soll deshalb großzügig gestellt werden. Das Risiko pulmonaler und tracheobronchialer Infektionen ist bei diesen adipösen Patienten erhöht.

7. Anästhesieprobleme bei Adrenalektomie wegen Conn-Syndrom

Beim selten primären *Hyperaldosteronismus* stehen die *Hypertonie* in Kombination mit *Hypokaliämie*, folgender Muskelschwäche, Hypernaträmie und metabolischer *Alkalose* wie auch die Neigung zu *Arrhythmien* im Vordergrund der bei der Vorbereitung und Anästhesie (Scherpereel 1983) zu beachtenden Veränderungen: Das Kaliumdefizit muß durch *Kaliumzufuhr* behoben werden und zusätzlich wird präoperativ langfristig ein *Aldosteronantagonist* (z.B. *Spironolactone* (Aldactone)) verabreicht. Nur bei der ausnahmsweise nötig werdenden totalen bzw. bilateralen Adrenalektomie muß intraoperativ mit einer *Glukokortikoidsubstitution* begonnen werden. — Nach der Operation normalisieren sich die Serumelektrolytwerte in der Regel rasch.

III. Operationstechnik

1. Vorbereitung

Besondere präventive internistische Maßnahmen sind beim Morbus Cushing, beim Morbus Conn sowie bei den nichtendokrinen Nebennieren-Affektionen nicht notwendig. Bekanntlich sind dagegen die Patienten mit einem Phäochromozytom oder einem Nebennierenkarzinom von einer ausgesprochenen und massiven Hypovolämie belastet. Die plötzliche Ausschaltung der Katecholaminzufuhr anläßlich der Tumorentfernung durch die Ligatur der Nebennierenvenen führt zu einer Erweiterung der Gefäße und dementsprechend zu einem bedrohlichen hypovolämischen Schock.

Durch eine genau dosierte Verabreichung von α Rezeptorenblockern (Phenoxybenzamin) in 2–3 Dosen zu 10 mg, während des Tages verteilt, kann die Katecholaminwirkung kompetitiv in normalen Grenzen gehalten werden. Je nach Intensität der Hypovolämie sind zusätzliche Bluttransfusionen notwendig, bis die Hypovolämie sich vollständig stabilisiert hat.

Die kardiovaskulären möglichen Dekompensationserscheinungen sind vor dem Eingriff unter Kontrolle zu bringen.

2. Zugangswege

a) Der transperitoneale Zugang

α) Vorteile
- Die dorsale Lagerung in Hyperlordose wird im allgemeinen von den Patienten sehr gut ertragen.
- Wenn beide Seiten gleichzeitig exploriert werden müssen, ist eine Umlagerung des Patienten nicht notwendig. Beim Cushing-Syndrom oder Phäochromozytom kann u.U. eine Umlagerung von schweren Zirkulationsstörungen begleitet sein.
- Die mediane vertikale Routine-Inzision ist eine klassische saubere Operation ohne wesentliche lokale Zwischenfälle.
- Gleichzeitig kann eine genaue Gesamtexploration der Abdominalhöhle vorgenommen werden. Durch diese Schnittführung können Ovarien kontrolliert werden sowie eventuelle aberrierende Tumoren bei einer multiplen Lokalisation des Phäochromozytoms. Im Fall eines einseitigen Tumors kann die kontralaterale Seite ohne größere Anstrengung ebenfalls exploriert werden.
Bei relativ großen Nebennierentumoren kann es vorteilhaft sein, die großen Gefäße zuerst zur Darstellung zu bringen.

β) Nachteile
Anatomische Nachteile: Die Nebennieren befinden sich bekanntlich sehr tief im Bereich der Hinterwand des Abdomens. Man kann sich fragen, ob es wirklich einen Sinn hat, so tiefe Organe durch eine ventrale Schnittführung erreichen zu wollen.
- Bei sehr adipösen Patienten, beim M. Cushing, bei den Athleten mit kräftiger Muskulatur, bei den Plethorikern, bei den eng konfigurierten thorakalen Verhältnissen ist der Weg zum Trichter zwischen lumbaler Muskulatur, Hinterwand und Zwerchfell sehr mühsam, vor allem im Bereich der

großen Gefäße, des Mesogaster, Mesokolon und der Organe, die sorgfältig rekliniert werden müssen.

- Eine große hypertrophische Leber oder eine abnorme Entwicklung des Leberlappens von Spiegel können sehr unangenehme Überraschungen bei der Ablösung der rechten Nebennieren zur Folge haben (Magen, Pankreas, Milz).
- Auch wenn eine Relaxation durch Curare-Verabreichung in optimaler Weise erreicht werden kann, ist die transabdominale Operation mühsam. Die besten Chirurgen haben diesbezüglich hie und da unangenehme Überraschungen und Schwierigkeiten erlebt und haben diesbezüglich nachträglich vorgezogen, keine genaue Angaben zu machen.
- Die große Laparotomie kann später abdominale Komplikationen nach sich ziehen, wie Subileus, Ileus, welche in der postoperativen Phase nicht zu unterschätzen sind. Eine Darmbeteiligung ist postoperativ immer eine unangenehme Erfahrung.

γ) Operationstechnik

Die mediane Laparotomie zwischen Appendix kyphoides und Nabel kann bei adipösen Patienten nach Bedarf verlängert werden. Wichtig ist, daß eine genaue Exploration der Abdominalhöhle durchgeführt werden kann.

Die transversale Schnittführung leicht gebogen mit der oberen Convexität, fast bis zum Xyphoides, erlaubt eine ausgezeichnete Darstellung des oberen Teils des Abdomens.

Auf der rechten Seite, nach Eröffnung des Peritoneums, wird man im allgemeinen von der Leber gestört. Das laterale Peritoneum wird inzidiert so hoch wie möglich in schräger oder transversaler Richtung mit breiter Eröffnung des Retroperitoneums. Wichtig ist, daß die Inzision außerhalb des Duodenums verlängert wird, damit Duodenum und Pankreas nach links ohne Schwierigkeit abgeschoben werden können. Gleichzeitig kommt man schrittweise auf die Vena cava, welche auf ihrer ganzen Länge bis zum oberen Winkel gut überblickbar bleibt. Die rechte Niere kommt dann zur Darstellung. Sorgfältige Ablösung der Hilusgefäße. Die Niere kann man nach unten am besten mit einem breiten Spatel verdrängen. Oberhalb des Nierenhilus erfolgt die weitere Ablösung der V. cava. Die Exploration der suprarenalen Gegend nach Ablösung der Niere nach unten ist relativ schwierig wegen der Tiefe der Wunde, abgesehen davon, daß man immer wieder von den Nachbarorganen gestört wird. Das Ansetzen von großen automatischen Spreitzern ist nicht ohne Gefahr. Besser ist, eine gute Assistenz zur Verfügung zu haben. Sonst riskiert man eine Leberverletzung.

Die V. suprarenalis rechts ist besonders kurz und mündet in die V. cava, so daß die Nebenniere auf der Cava liegt. Vorteilhaft ist, die Nebenniere von ihren Verwachsungen abzulösen, zuerst lateral, dann am Zwerchfell und dann entlang der V. cava, bis man auf die V. suprarenalis kommt. Diese wird dann doppelt ligiert und durchtrennt, worauf die weitere Ablösung keine Schwierigkeiten bereitet.

Auf der linken Seite ist die Operation im allgemeinen einfacher, indem man von der Leber nicht gestört wird. Jedoch ergeben sich oft Schwierigkeiten im Bereich der Ablösung des Colon transversum, des Epiplons und des ganzen Blockes von Magen, Pankreas und Milz. Bei dieser Manipulation kann es vorkommen, daß Gefäße lädiert werden, vor allem im Bereich der A. gastroepiploica oder der Milzgefäße. Ferner ist darauf zu achten, daß das Pankreas ganz vorsichtig abgelöst wird.

Am besten gelingt der Zugang durch das Lig. gastrocolicum, worauf man gerade oberhalb der Cauda des Pankreas zum hintern Hohlraum innerhalb und oberhalb der linken Niere kommt.

Neuerdings scheint es doch vorteilhaft, die Bursa epiploica sinistra vom Retroperitoneum abzulösen. Die Mobilisierung des ganzen Paketes Magen, Milz und Pankreas, ergibt eine gute Darstellung des truncus coeliacus. Wenn Verwachsungen der Milz den Zugang erschweren, kann diese Ablösung u.U. sehr problematisch werden.

In der Praxis ist es jedoch so, daß der Chirurg den besten Zugang zum hinteren Peritoneum sucht, ohne daß die klassischen Regeln immer beachtet werden können. Deshalb ist es absolut notwendig, daß der Operateur alle eventuellen Schwierigkeiten beherrscht.

Wenn man das Retroperitoneum breit eröffnet hat, muß die Medialwand sorgfältig abgelöst werden, so daß die Beurteilung der großen Gefäße des Nierenhilus und der suprarenalen Gegend keine weiteren Schwierigkeiten bereitet. Wie auf der andern Seite, muß die Nebenniere ringsum abgelöst werden. Erst dann erfolgt die doppelte Gefäßligatur. Die primäre Ligatur der V. suprarenalis an der Einmündungsstelle in die V. renalis links erlaubt eine gute spätere Ablösung des medialen Randes der Nebenniere. Gleichzeitig verhindert die Ligatur der V. suprarenalis eine Katecholamin-Ausschüttung in die venöse Bahn bei der weiteren Ablösungs-Manipulation der Nebenniere, vor allem beim Phäochromozytom.

Nach der Entfernung der Nebenniere ist es notwendig, eine genaue Blutstillung vorzunehmen. Die Drainage ist anschließend erforderlich, am besten mit Saugdrainage, welche retroperitoneal durch entsprechende hintere Inzision unter besten Bedingungen erfolgt.

b) Der klassische lumbale Zugang

Bekanntlich ist der lumbale Zugang die am meisten ausgeführte Methode für die Chirurgie der Niere und des Retroperitoneums. Für die Chirurgie der Nebenniere sind jedoch einige Bemerkungen notwendig. Deshalb werden die Vor- und Nachteile der Methode kurz zusammengefaßt.

α) Vorteile
- Der lumbale Zugang ist für den Patienten wenig belastend
- Er erlaubt eine gute Darstellung der Nieren und des Retroperitoneums.
- Durch die laterale Lagerung des Patienten wird das Peritoneum nach ventral abgeschoben, so daß die Darstellung der großen Gefäße keine Schwierigkeiten bereitet.

122

- Die Niere wird nach ihrer Ablösung nach unten abgeschoben, so daß
  die Darstellung der Hilusgefäße sehr einfach ist.
- Der Zugang kann je nach Bedarf nach kaudal und nach kranial erweitert
  werden, u.U. mit Inzision der Pleura, um Platz zu gewinnen für die Darstellung der suprarenalen Gegend. Die Ergänzung nach kranial kann
  durch eine Resektion der 11. Rippe den Zugang wesentlich vereinfachen.
- Nach unten erlaubt die Verlängerung der Schnittführung eine genaue
  Darstellung des retroperitonealen Raumes entlang der großen Gefäße bis
  zum Kleinbecken, wodurch die Exploration eines ev. multiplen Phäochromozytoms erleichtert wird.

β) Nachteile

- Der lumbale Zugang auf Höhe des 11. Interkostalraumes kann bei adipösen Patienten, oder solchen die stark muskulös entwickelt sind, ungenügend sein.
- Auch bei Cushing-Patienten ist der Zugang sehr oft schwierig.
- Trotz der Ergänzung der Schnittführung nach kranial bei den oben ge-
  nannten Patienten ist die Darstellung des suprarenalen Trichters zwischen
  Niere, großen Gefäßen und Zwerchfell recht mühsam.
- Wenn der lumbale Zugang für eine Adrenalektomie bei einer Nebennierenhyperplasie oder einem kleinen Nebennierentumor zu empfehlen ist,
  sind die Verhältnisse bei großen Nebennierentumoren oder bei sehr ver-
  wachsenen Prozessen mit Infiltration der Umgebung nicht geeignet. Die
  Anhänger des lumbalen Zugangs haben sicher diesbezüglich hie und da
  schlechte Erfahrungen gemacht.
- Im Fall einer vaskulären Komplikation während der Operation, vor allem
  auf der rechten Seite, kann die Situation bedrohlich werden, da die Darstellung der V. cava oberhalb des Nierenhilus völlig ungenügend ist.

γ) Operationstechnik

Der Patient liegt auf der gesunden Seite. Der Operationstisch ist auf Höhe
der Lendengegend eingeknickt. Der Arm auf der kranken Seite ist nach
oben gelagert (Abb. 49). Dadurch wird die Distanz zwischen Rippenbogen
und Darmbeinkamm vergrößert. Das Bein der gesunden Seite wird in Hüft-
und Kniegelenk stark flexiert. Ein flaches Kissen stützt den Oberschenkel
der gesunden Seite. Mit einem breiten Heftpflaster oder einem Gurt fixiert
man den Patienten in dieser Stellung. Die Drehung des Oberkörpers nach
ventral und des Beckens nach dorsal erweitert wesentlich die Flankengegend.
Wichtig ist, daß der gesunde Arm auf einer Stütze liegt. Er ist somit für
Infusionen und Injektionen frei zugänglich. Die bequeme Lagerung des Patienten ist eine Routine-Angelegenheit, die sehr wichtig ist und vom Operationsteam genau beachtet werden muß.

Die kutane Inzision erfolgt auf Höhe des unteren Randes der 11. Rippe
und verläuft ventral mit einer S-förmigen Schnittführung bis zum äußeren
Rand des M. rectus abdominis ungefähr auf Höhe des Nabels (Abb. 50).
Die Durchtrennung der subkutanen Schicht erfolgt unter Ligatur der kleinen
subkutan gelegenen Gefäße. Unterhalb der subkutanen Fettschicht kommt

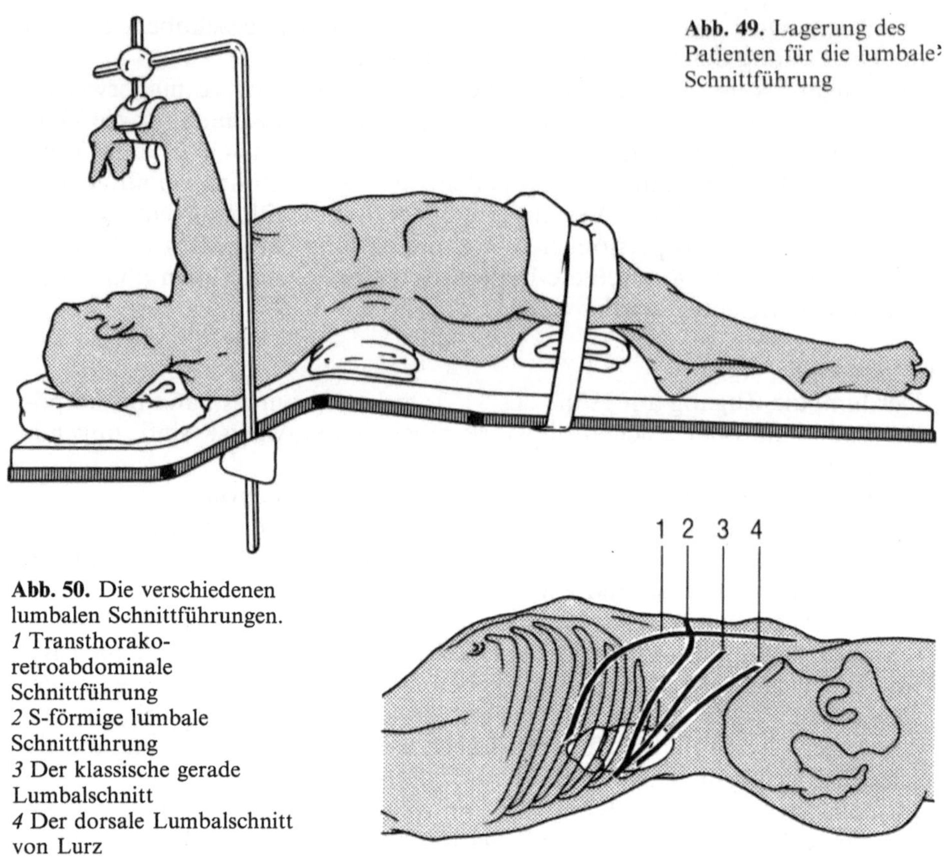

Abb. 49. Lagerung des Patienten für die lumbale Schnittführung

Abb. 50. Die verschiedenen lumbalen Schnittführungen.
1 Transthorako-retroabdominale Schnittführung
2 S-förmige lumbale Schnittführung
3 Der klassische gerade Lumbalschnitt
4 Der dorsale Lumbalschnitt von Lurz

man auf die Fasern des M. obliquus externus abdominis. Diese Schicht wird durchtrennt. Darunter stößt man auf den M. obliquus internus abdominis, welcher ebenfalls durchtrennt wird. In der Tiefe erreicht man den M. transversus abdominis, welcher stumpf abgedrängt wird. Nach dieser Muskelschicht erreicht man die Fettgewebe zwischen Fascia retrorenalis und Fascia thoracolumbalis. Diese Schicht wird inzidiert und digital auseinandergedrängt. Schichtweise, am besten mit einem Stieltupfer, kann man den M. transversus abdominis vom darüberliegenden Fettgewebe ablösen. Auf der medialen Seite kommt man zum Peritoneum, das vorsichtig stumpf abgelöst wird. Im Bereich des kranialen Winkels findet man die Nierenloge, welche eröffnet wird. Dann kann man mit dem Finger die fascia thoracolumbalis nach Inzision breit eröffnen.

Man verlängert dann die interkostale Schnittführung nach kranial unter Schonung der Pleura und der 11. Rippe, sowie des N. intercostalis. Dies erweitert wesentlich den Zugang zum suprarenalen Raum, ohne daß der Thorax eröffnet wird. Nach Inzision der Fettkapsel der Niere erfolgt die Entfernung der Fettgewebe. Die Niere wird vorsichtig abgelöst, bis man

124

auf die Hilusgefäße kommt. In diesem Moment findet man die gleichen Verhältnisse wie bei der transabdominalen Schnittführung.

Bei der lumbalen Freipräparierung der suprarenalen Gegend ist jedoch zu beachten, daß ein breiter Zugang gesichert werden muß, da man sich in einem ziemlich engen Trichter befindet. Deshalb ist es vorteilhaft, die Nebenniere zuerst im Bereich ihres lateralen Randes frei zu bekommen. Dann wird entlang der Zwerchfellkuppe der Oberpol der Nebenniere zur Darstellung gebracht. Nach Ablösung des oberen Poles kommt man entlang der V. cava zur wichtigen V. suprarenalis, welche doppelt ligiert und durchtrennt wird.

Der Verschluß der Wunde nach einer Adrenalektomie erfolgt nach genauer Kontrolle der Wundhöhle. Dabei muß die Pleura genau revidiert werden, da öfters eine Pleuraöffnung bei der Ergänzung der interkostalen Schnittführung stattfinden kann. Einlegen eines Drains in die suprarenale Loge. Verschluß der tiefen Muskelschicht des transversus abdominis und des obliquus internus mit einzelnen Katgutknopfnähten. Der Patient wird wieder eingeknickt, worauf der Verschluß der oberflächlichen Muskelschicht ohne Schwierigkeit und Dehnung erfolgen kann. Subkutane Nähte und Hautnähte beenden den Eingriff.

c) Der dorsale muskelschonende Lumbalschnitt nach Lurz

Die Modifikation der klassischen lumbalen Schnittführung wird vor allem bei konservativen Nierenoperationen angewandt, bei denen eine Freipräparierung der Niere nicht notwendig ist. Es handelt sich dabei eher um einfache Nephrektomien bei tiefgelegenen Nieren und konservative Operationen an der Niere, wie Nierenzystenoperationen, Pyelotomie, Nephrotomie bei der Lithiasis und Eingriffe am Ureter.

Für die Nebennierenchirurgie ist diese Schnittführung nicht geeignet, weil sie eine Darstellung der suprarenalen Gegend nicht in optimaler Weise erlaubt. Deshalb wird diese Schnittführung nicht besprochen.

d) Der transthorako-retroabdominale Zugang

Dieser Zugangsweg war ursprünglich reserviert für die Chirurgie der großen Tumoren des oberen Abdomens, für die großen retroperitonealen Tumoren, für die Ausräumung der retroperitonealen Tumormetastasen beim Hodenkarzinom, für die adherenten großen Nierentumoren, vor allem im Bereich des oberen Pols, und für die Echinokokkenzysten, ev. mit Beteiligung der Leber. Die Indikation hat sich im Verlauf der letzten Jahre weitgehend erweitert, und die Operation gilt als Methode der Wahl für eine Reihe von Eingriffen am oberen Abdomen im Bereich der großen Gefäße, der Nieren und der Nebennieren. Der Eingriff ist eine Routineoperation geworden, vor allem wegen der Einfachheit und der Sicherheit während des Eingriffs und des guten postoperativen Verlaufs.

α) Vorteile

- Der Eingriff wird vom Patienten in der Regel sehr gut vertragen.
- Der Eingriff erlaubt eine hervorragende Darstellung des ganzen retroperitonealen Raumes, vor allem im Bereich der großen Gefäße.
- Die suprarenale Gegend kann leicht eröffnet werden, so daß die Ablösung der Nebenniere keine wesentlichen Schwierigkeiten bereitet.
- Die Schnittführung kann nach Wunsch ohne weiteres bis zum kleinen Becken ergänzt werden, so z.B. beim Phäochromozytom mit Verdacht auf Multiplizität der Läsion.
- Beim Phäochromozytom oder bei malignen Tumoren mit infiltrierendem Nebennierenprozeß und Beteiligung der Nachbarorgane können die großen Gefäße bei der Tumorablösung sorgfältig abgelöst werden.
- Im Fall einer größeren Gefäßblutung bei der Exstirpation eines relativ großen Tumors kann bei dieser Schnittführung die ganze Situation sofort überblickt werden, was bei andern Methoden oft schwierig wird.

β) Nachteile

- Wie alle transthorakalen Eingriffe bedeutet die Operation für den Patienten eine etwas größere Belastung als bei den einfachen transperitonealen oder lumbalen Schnittführungen.
- Bei Patienten in ganz schlechtem, kardiovaskulärem Zustand ist ein kleiner Eingriff vorzuziehen.
- Die postoperative Phase mit der Dauerdrainage der Thoraxhöhle belastet den Patienten während den ersten 3 Tagen bis zur Entfernung der Drainage.
- Eine genaue postoperative Kontrolle des Thorax ist notwendig.

γ) Operationstechnik

Die Lagerung des Patienten erfolgt am besten in halber Seitenlage, d.h. oberes Drittel in Seitenlage und unteres Drittel in Rückenlage. Der Operationstisch ist auf Höhe der Lendengegend eingeknickt. Der Arm der kranken Seite ist abgehoben und liegt bequem auf einer schmalen Stütze.

Der Hauptschnitt beginnt auf Höhe des Nabels entlang des M. rectus abdominis, 3 Querfinger außerhalb der Mediallinie, verläuft dann auf ca. 10 cm nach kranial und von dort in Richtung des 8. oder 9. Interkostalraumes. Durchtrennung der subkutanen Schicht. Darstellung der Rektusscheide. Unterhalb des Rippenbogens findet man die Fasern des M. obliquus externus abdominis, welche bis zum Ansatz an der vorderen Rektusscheide verfolgt werden kann. Der M. rectus abdominis wird in der Fasernrichtung lateral gespalten (Abb. 51). Längsinzision der tiefen Schicht, d.h. des obliquus internus abdominis und des M. transversus abdominis bis zur Beckenscheide. In diesem Bereich werden die beiden Muskelschichten von der Rektusscheide abgelöst. Unterhalb der Muskelschicht stößt man auf das Peritoneum, das nach Längsinzision des lateralen fibrösen Ansatzes an der Rektusscheide auf der ganzen Strecke von der Muskelschicht sorgfältig abgelöst wird, am besten mit einem Stieltupfer. Die Ablösung des Peritoneums ist meistens ziemlich mühsam, vor allem im Bereich des oberen Teils der Wund-

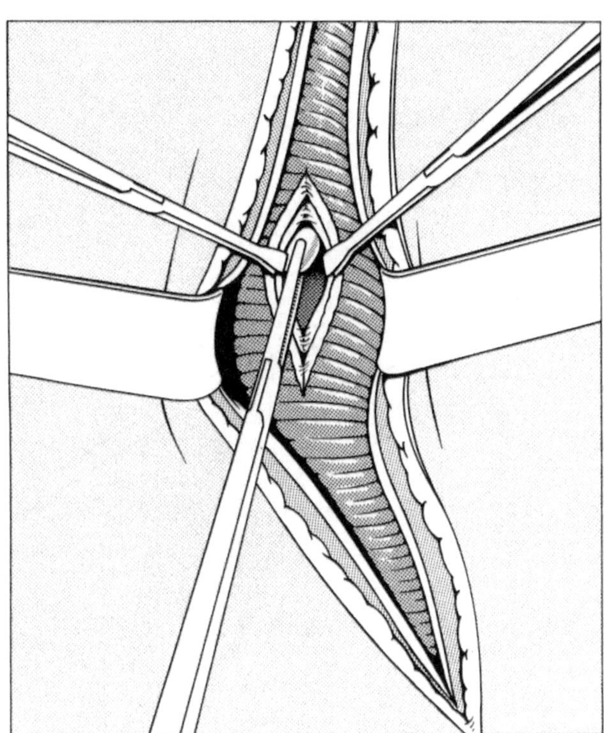

höhle. Sobald man die richtige Schicht gefunden hat, kommt man schicht-weise in die Tiefe bis zu den großen Gefäßen. Es hat keinen Sinn, die Schnittführung weiter nach kranial zu verlängern, wenn man sich nicht vergewissert hat, daß der Fall operabel ist, falls es sich um einen infiltrierten Prozeß handelt, u.U. mit Metastasen. Deshalb muß zuerst ein sauberer Zugang unterhalb des abgelösten Peritoneums bis zu den großen Gefäßen geschaffen werden. Wenn die genaue Palpation der Gefäße, des Lymphsystems, der Niere und der Nachbarorgane saubere Verhältnisse zeigen, wird das Peritoneum eröffnet, um eine genaue Kontrolle der Abdominalhöhle vorzunehmen, falls die Verhältnisse unklar bleiben.

Die Verlängerung der Schnittführung nach kranial erfolgt auf Höhe des 8. Interkostalraumes unter den besten Voraussetzungen.

Die Fascie des obliquus externus wird in der Längsrichtung gespalten. Der M. seratus anterior und der M. latissimus dorsi werden durchtrennt. Diese Spaltung erlaubt dann eine saubere Ablösung des Peritoneums, das meistens mit der Muskelschicht stark fixiert ist. Höher kommt man zum Rippenbogen, welcher dann mit einer Knochenschere oder einem Knochenmesser durchtrennt wird. Die Interkostalgefäße kommen zur Darstellung, werden doppelt ligiert und durchtrennt. In diesem Moment werden die Verhältnisse viel klarer, weil die Durchtrennung des Rippenbogens einen breiten Zugang in die Thoraxhöhle erlaubt. Die Schnittführung kranialwärts beträgt mindestens 15 cm vom Rippenrand. Bei gleichzeitiger Inzision im 8. Interko-

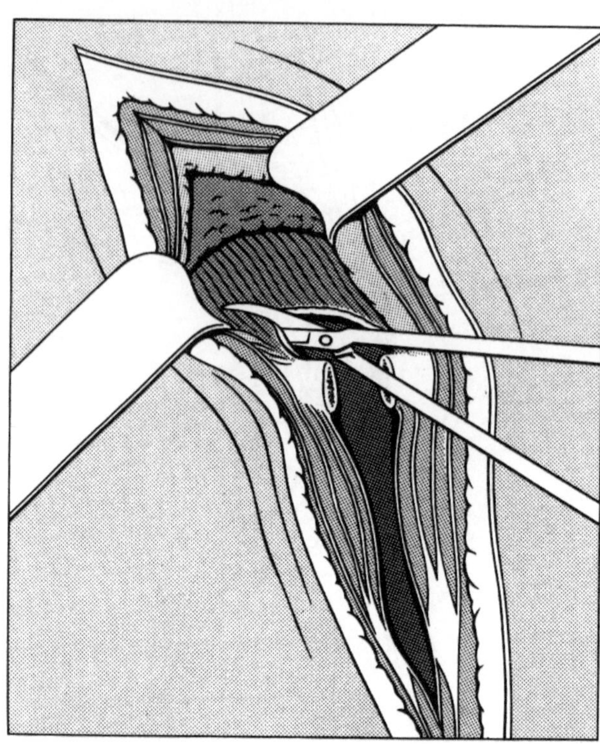

Abb. 52. Längsinzision des lateralen Randes des Zwerchfelles auf ca. 5 cm 2 cm vom Ansatz

stalraum der Interkostalmuskulatur und der Pleura öffnet man die Thoraxhöhle bis zum kranialen Wundwinkel. Wichtig ist, daß die Inzision der interkostalen Muskulatur genau in der Mitte erfolgt, dies um eine Verletzung der Interkostalgefäße und des N. intercostalis zu verhüten. Abgesehen davon ist der Wundverschluß später viel einfacher, wenn die Pleura mit einer kräftigen Interkostalmuskulatur dicht verschlossen werden kann. Um einen breiten Zugang zum Retroperitoneum zu gewinnen, ist es vorteilhaft, das Zwerchfell breit zu öffnen. Notwendig ist für diese Längsinzision des lateralen Randes, daß das Peritoneum vom Zwerchfell zuerst vollständig abgelöst wird, was nicht immer einfach ist (Abb. 52). Die laterale Inzision des Zwerchfells erfolgt in Längsrichtung entlang des lateralen Zwerchfellansatzes. Dabei ist zu beachten, daß die Inzision ca. 2 cm vom Ansatz an entlang der ganzen Strecke vorgenommen wird, sonst kann man wichtige Äste des N. phrenicus verletzen, was für die Patienten unangenehme Folgen bei der Zwerchfellfunktion verursachen könnte. Zu beachten ist außerdem die Tatsache, daß die Gefäßversorgung des Zwerchfells sehr reich ist, so daß eine sorgfältige Blutstillung der Zwerchfellränder am Platz ist.

Um den Zugang für die weitere Ablösung des suprarenalen und infrarenalen Retroperitonealhohlraumes breit öffnen zu können, ist es angezeigt, 2 automatische Wundspreizer zu benützen, einen am Thorax und den zweiten im Bereich des abdominalen Raumes. Für den Thoraxspreizer benützen wir gelegentlich einen Finochetto-Spreizer, jedoch ist von uns seit längerer

128

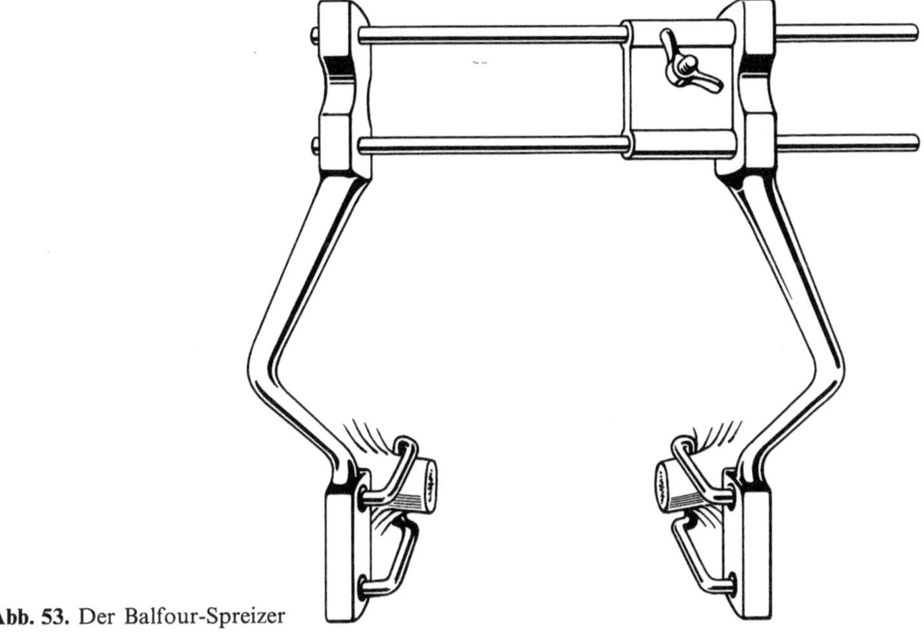

Abb. 53. Der Balfour-Spreizer

Zeit der Balfour-Spreizer von großem Vorteil, weil er sich im Bereich der resezierten Rippenknorpel verankern läßt. Von dieser fixierten Lage kann er nicht abgleiten (Abb. 53). Das Peritoneum läßt sich durch die schräge Lagerung des Patienten mit gewöhnlichen breiten Spateln abschieben. Es ist deshalb einfach, das ganze Retroperitoneum zu überblicken.

Die Niere wird isoliert und nach kaudal mit einem Spatel abgeschoben. Somit kann die ganze suprarenale Gegend ideal zur Darstellung gebracht werden. Rechts ist die V. cava auf der ganzen Strecke bis zur Zwerchfell- kuppe überblickbar. Der obere suprarenale Winkel, d.h. Hinterwand, Zwerchfellkuppe, und V. cava kommt zur Darstellung und erlaubt eine saubere Ablösung der Nebenniere, zuerst von der V. renalis, dann lateral und am Zwerchfell, bis der obere Pol hinuntergebracht werden kann. Dann schlußendlich kommt die Ablösung der Nebenniere von kranial nach kaudal entlang der V. cava, bis die Hauptvene der V. suprarenalis terminal doppelt ligiert und durchtrennt werden kann.

Auf der linken Seite sind die Verhältnisse wesentlich einfacher, vor allem weil die linke Nebenniere meistens dicker ist als die rechte, dreieckig mit einer scharfen medialen Kante, so daß die Ablösung von den großen Gefä- ßen erleichtert wird, abgesehen davon, daß gewöhnlich nur eine kleine Vene in diesem Bereich anzutreffen ist, da die Haupt V. suprarenalis in die linke V. renalis mündet. Diese wird zuerst ligiert und durchtrennt. Dann erfolgt die laterale und dann die obere Ablösung der Cornua suprarenalis. Am Schluß kommt die Freipräparierung des medialen Randes der Nebenniere von der Aorta. In diesem Bereich sind nur kleinere bedeutungslose Gefäße zu treffen.

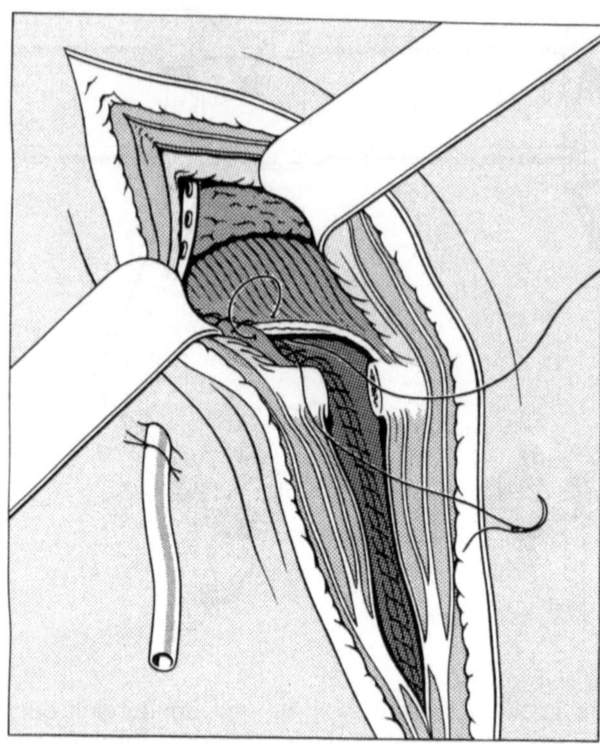

Abb. 54. Verschluß der
Hinterwand des Zwerchfells
mit einer fortlaufenden
Catgutnaht 00

Der Verschluß der großen Wundhöhle kann erst nach genauer Inspektion des ganzen Operationsfeldes geschehen. Ein dicker Thoraxdrain wird am unteren Thorax direkt nach außen abgeleitet. Ein zweiter Drain versorgt die ganze retroperitoneale Höhle. Die Hinterwand des Zwerchfells wird mit einer fortlaufenden Catgutnaht 00 dicht verschlossen (Abb. 54). Früher haben wir die Rippenknorpel mit kräftigen transfixierten Monofilknopfnähten fixiert. Wir haben aber mit dieser Methode unangenehme Reaktionen festgestellt. Die Patienten beklagten sich über langdauernde Beschwerden. Seit einigen Jahren gebrauchen wir dann feste Catgutknopfnähte, die neben den Rippenknorpeln die Muskulatur breit fassen, ohne die Knorpel selbst zu berühren (Abb. 55). Der Patient wird eingeknickt, und die Muskelnaht kann in den besten Bedingungen mit Chromcatgutknopfnähten für die Faszie und einzelnen Catgutknopfnähten für die Muskelschicht dicht verschlossen werden (Abb. 56). Beim Verschluß der Thoraxhöhle hat man immer eine kleine Lücke im Bereich des oberen Knorpelrandes des Thorax, welche am besten mit 2 kräftigen U-Chromcatgutknopfnähten 00 verschlossen wird. Die Thoraxhöhle im Bereich der Vorderwand wird am besten mit einzelnen Chromcatgutknopfnähten dicht verschlossen. Diese Nähte fassen gleichzeitig die Muskelschicht des M. intercostalis. Die übliche Verschließung der Wunde erfolgt lege artis mit einzelnen Chromcatgutknopfnähten für die Faszie, einzelnen Catgutknopfnähten für die Muskulatur und Seide für die

130

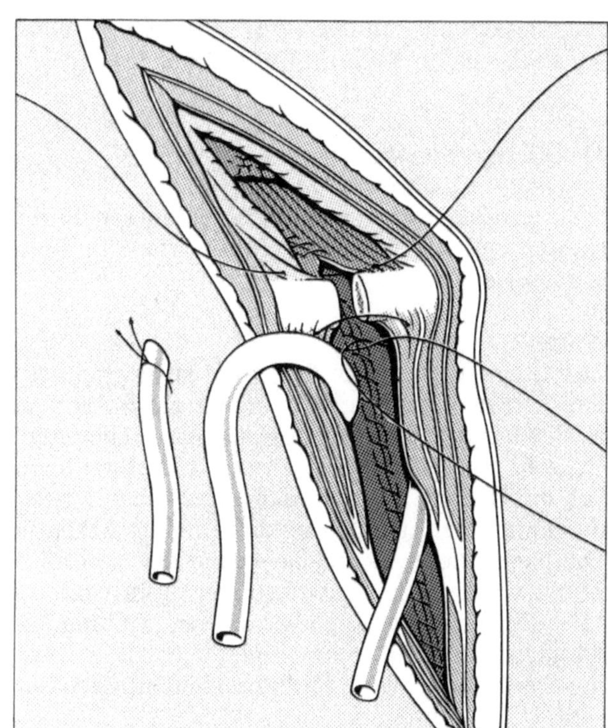

Abb. 55. Adaptation des Rippenknorpels mit Hilfe von kräftigen Catgutknopfnähten, ohne die Knorpel selbst zu berühren

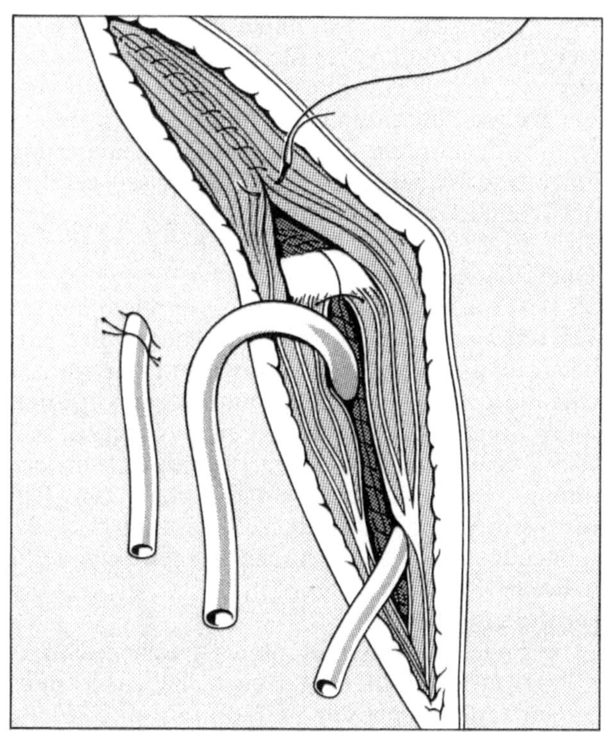

Abb. 56. Verschluß der Muskelschicht mit Catgutknopfnähten und der Faszie mit Chromcatgutknopfnähten. Separate hintere Thoraxdrainage. Doppeldrainage des retroperitonealen Raumes

Haut. Zusätzlich benützen wir jetzt seit längerer Zeit mit bestem Erfolg einen subfaszialen Redon-Drain (Abb. 56).

e) Der hintere Zugang

Der hintere Zugangsweg in der Nebennierenchirurgie darf nicht als Routineverfahren betrachtet werden. Die Vorteile und Nachteile der Methode werden dargestellt.

α) Vorteile
- Der Eingriff wird vom Patienten ausgezeichnet vertragen.
- Die beiden Nebennieren können gleichzeitig exploriert werden, deshalb ist der Eingriff für die doppelseitige Freilegung angezeigt.
- Bei sehr adipösen Patienten und vor allem beim M. Cushing ist bekanntlich die Hinterwand von der allgemeinen Fettsucht nicht beteiligt, so daß die hintere Schnittführung den Zugang wesentlich vereinfacht.
- Die Nebennieren liegen ca. 10 cm tief, so daß die hintere Schnittführung praktisch direkt zur gewünschten suprarenalen Loge Zugang bietet.
- Der doppelseitige Zugang in einer Sitzung erspart dem Patienten eine Umlagerung bei doppelseitiger Operation, welche vor allem beim Cushing-Syndrom schwere Kollapserscheinungen entwickeln kann.

β) Nachteile
- Der Zugang zur suprarenalen Loge ist sehr eng.
- Der hintere Zugang ist für die erweiterte Nebennierenchirurgie nicht geeignet.
- Bei großen Nierentumoren, beim Phäochromozytom und beim Karzinom erlaubt der hintere Zugang keine Verlängerung der Schnittführung. Die Operation ist bei solchen Verhältnissen gefährlich, vor allem im Bereich der großen Gefäße.

γ) Operationstechnik
1936 hat Joung die doppelseitige untere Schnittführung beschrieben mit etwas schräger Inzision zwischen dem unteren Rand der 12. Rippe, ca. 5,5 cm außerhalb der Mediallinie und der spina iliaca 8 cm außerhalb der Mediallinie. Wir haben auch mit diesem Verfahren die Erfahrung gemacht, daß der Zugang zur Nierenloge noch ordentliche Verhältnisse bietet, jedoch ist der Zugang zu tief gelegen, so daß es schwierig ist, in den suprarenalen Raum zu gelangen, vor allem weil man vom Rippenrand dauernd gestört wird. Auch mit gleichzeitiger Resektion der 12. Rippe ist der Zugang u. E. ungenügend. Deshalb haben wir eine eigene Schnittführung vorgeschlagen, die 1973 publiziert worden ist und die uns bis jetzt die besten Resultate gegeben hat (Abb. 57).

Die Lagerung des Patienten ist sehr wichtig. Sie soll so erfolgen, daß der Patient nicht auf dem Bauch liegt, d.h. daß nur Thorax und Becken mit dem Operationstisch in Kontakt sind. Das Abdomen muß frei sein,

1 2

Abb. 57. Hintere doppelseitige Schnittführung zur bilateralen Nebennierenfreilegung.
1 Schnittführung von Joung,
2 Schnittführung von Mayor

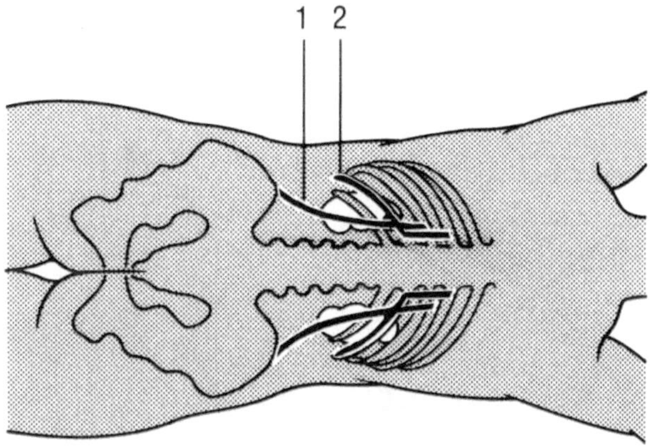

Abb. 58. Lagerung des Patienten für die dorsale bilaterale Schnittführung

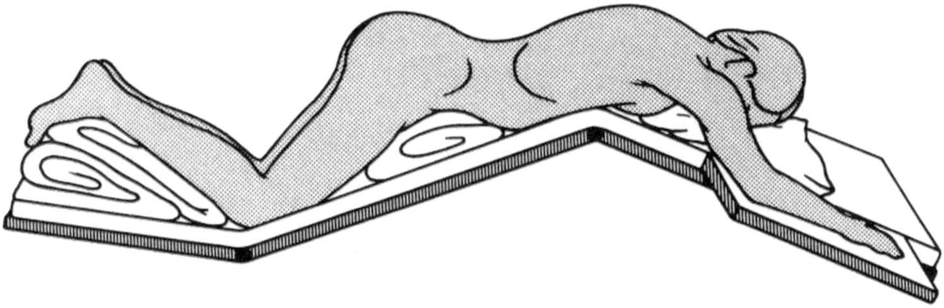

damit keine Kompression im Bereich der Abdominalhöhle erfolgen kann. Früher haben wir den Patienten wie beim sakralen Zugang für die Rektumresektion oder Prostatachirurgie gelagert. Der Patient ist dann in kniender Stellung auf Stützen fixiert worden, so daß er praktisch nur mit den Schultern auf dem Tisch zu liegen kam. Bei dieser Lagerung hängt das Abdomen vollkommen frei. Jetzt wird der Patient am Becken und an den Schultern gestützt (Abb. 58).

Die Schnittführung verläuft in einem Winkel. Der untere Teil verläuft 15 cm lang entlang des oberen Randes der 11. Rippe. Die mediane Extremität der Schnittführung befindet sich 5 cm außerhalb der Mediallinie und wird nach kranial paravertebral um ca. 8 cm verlängert. Nach Durchtrennung der Muskulatur (Abb. 59) über der 11. Rippe wird diese auf ihrer ganzen Strecke zur Darstellung gebracht und reseziert (Abb. 60). Die Muskulatur wird paravertebral nach oben in der Längsrichtung durchschnitten. So kommt man zur Pleura, deren Umschlagfalte im Bereich des Recessus costodiaphragmaticus gut sichtbar ist. Die Pleura wird scharf von der Zukkerkandl'schen Faszie abgelöst und stumpf nach kranial verdrängt. Am einfachsten wird die Pleura mit 2 nebeneinander gelegenen kleinen Langenbeck Haken gefaßt und vorsichtig auf ca. 5–8 cm nach oben verlegt, indem die beiden Haken auseinandergehen. Wenn ein kleiner Einriß der Pleura erfolgt, ist dies vollkommen unwichtig, weil die Lücke im Bereich des Rezes-

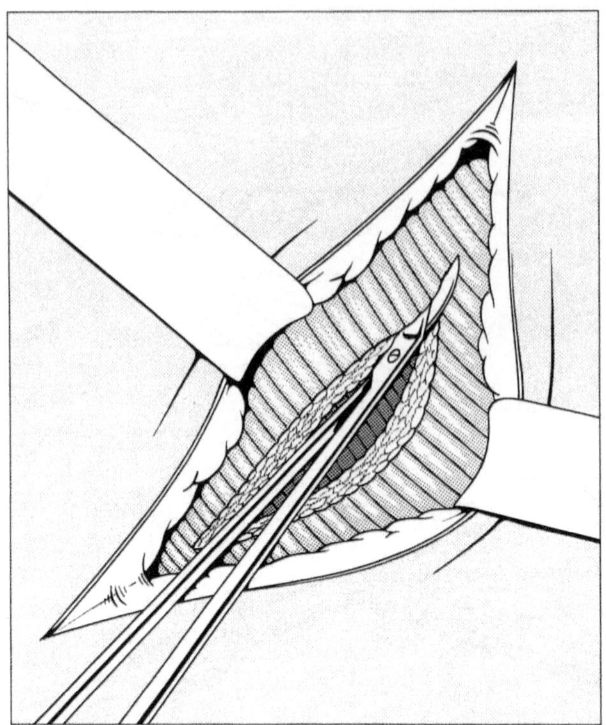

Abb. 59. Durchtrennung der Muskelschicht über der 11. Rippe

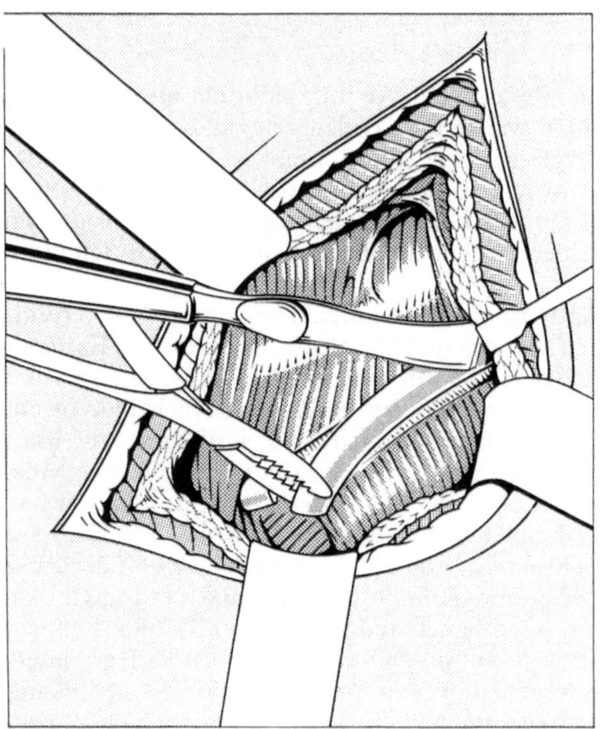

Abb. 60. Resektion der 11. Rippe

134

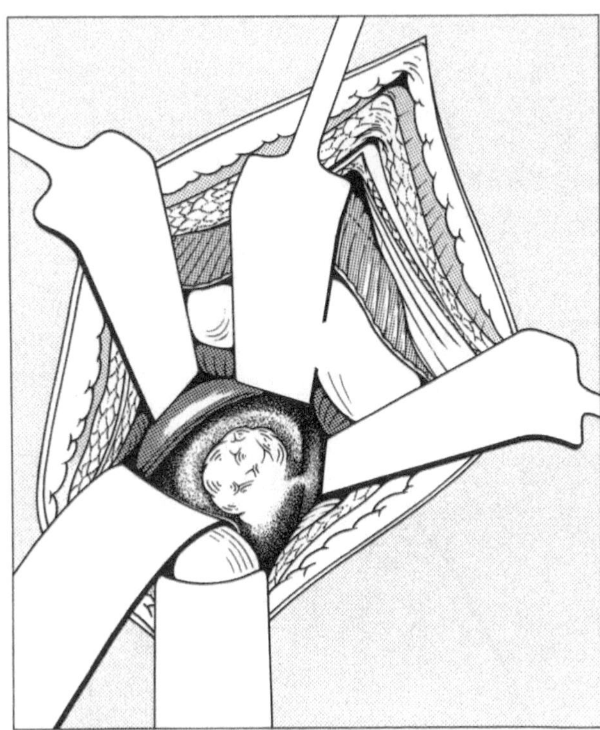

sus stattgefunden hat. Sie muß aber am Schluß der Operation dicht verschlossen werden. Sobald die Pleura abgelöst ist, kommt man auf die Nierenkapsel, welche meistens sehr stark entwickelt ist und in die Wunde prolabiert.

Die Fettkapsel wird in Stücken vorsichtig entfernt, bis man den obern Pol der Niere zur Darstellung gebracht hat. Dann werden sämtliche Fettgewebe der suprarenalen Gegend entfernt, worauf man auf die Nebenniere kommt (Abb. 61). Die Freipräparierung des Organs muß eine genaue Beurteilung des Zustandes der Nebenniere erlauben. Bei der bilateralen Adrenalektomie ohne sichere Seitenlokalisation wird grundsätzlich zuerst die rechte Nebenniere freigelegt. Wenn es sich herausstellt, daß kein Adenom vorliegt, muß angenommen werden, daß es sich um eine doppelseitige Hyperplasie handelt. Dann wird die Wundhöhle tamponiert und die linke Seite auf gleiche Weise exploriert. In diesem Moment kann festgestellt werden, ob eine adenomatöse Erkrankung auf der linken Seite oder eine doppelseitige Hyperplasie besteht. Im Fall eines Adenoms wird die betroffene Nebenniere entfernt und die andere belassen. Bei einer doppelseitigen Hyperplasie wird grundsätzlich zuerst die linke Nebenniere entfernt und dann die rechte. Die Begründung dieses taktischen Vorgehens liegt darin, daß die Entfernung der rechten Nebenniere im allgemeinen viel schwieriger ist als diejenige der linken Seite. Deshalb ist es besser, zuerst die linke Seite in Ordnung zu bekommen, bevor die rechte Nebenniere entfernt wird.

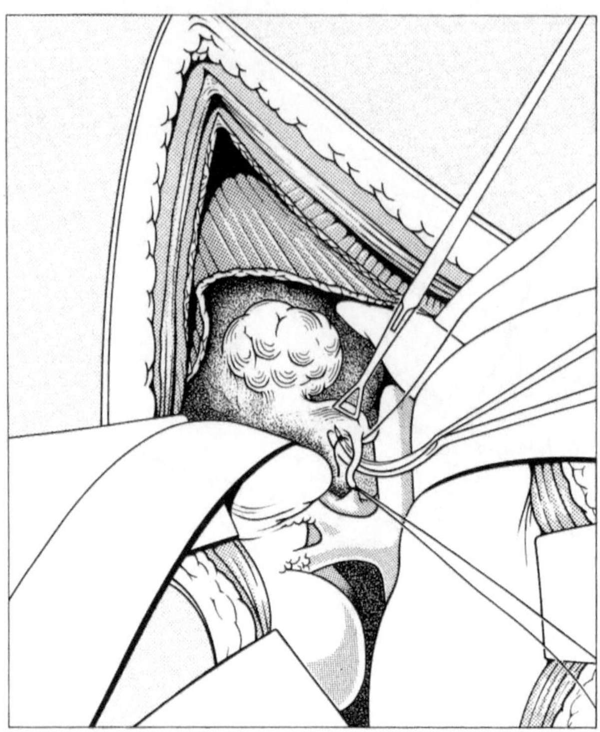

Abb. 62. Zuerst erfolgt die Durchtrennung der Gefäße des unteren Nebennierenpols bei gleichzeitiger Ablösung vom oberen Nierenpol und von den Hilusgefäßen.

Auf der linken Seite ist die Nebenniere besser zu erreichen. Sobald die V. suprarenalis an der Einmündungsstelle der V. renalis ligiert und durchtrennt ist, erfolgt die weitere Ablösung von unten nach oben entlang der Aorta. Auf der medialen Seite sind nur kleinere Gefäße vorhanden, die keine Schwierigkeiten bereiten. Der obere Pol läßt sich gut ablösen, da nur wenig Gefäße in diesem Bereich zu treffen sind.

Auf der rechten Seite sind die Verhältnisse oft unklar, weil die Nebenniere breit auf der V. cava liegt. Es ist deshalb notwendig, den Nierenhilus zuerst vollkommen zu isolieren, bis man auf die V. cava kommt. Nach Entfernung des Fettgewebes der suprarenalen Gegend kommt der untere Pol zur Darstellung. Die kleine V. suprarenalis inferior wird ligiert und durchtrennt (Abb. 62). Dann erfolgt die Freipräparierung des lateralen Randes der Nebenniere (Abb. 63) und schließlich wird das Organ vom oberen Pol her entlang der Cava schrittweise freipräpariert. Schlußendlich kommt man zur V. suprarenalis, welche immer schwierig zu ligieren ist (Abb. 64). Bei einer doppelseitigen Hyperplasie muß man damit rechnen, daß noch Verwachsungen im Bereich der Nebennieren, am Hilus mit der Cava vorhanden sind. Am Schluß der Operation kann man feststellen, daß die V. cava auf 8–10 cm vollkommen freiliegt.

Ein wichtiger Punkt bei der hinteren Adrenalektomie ist der enge Zugangsweg zur suprarenalen Loge. Das Einsetzen eines automatischen Ha-

136

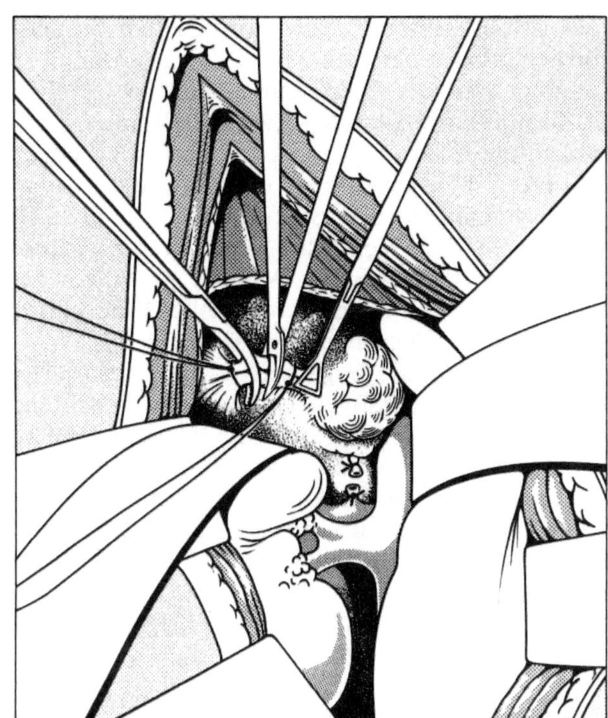

Abb. 63. Die Freipräparierung des oberen Pols und des lateralen Randes erlaubt einen freien Zugang zum Nebennierenhilus von oben her. In diesem Bereich sind nur Stränge ohne wesentliche Gefäße vorhanden

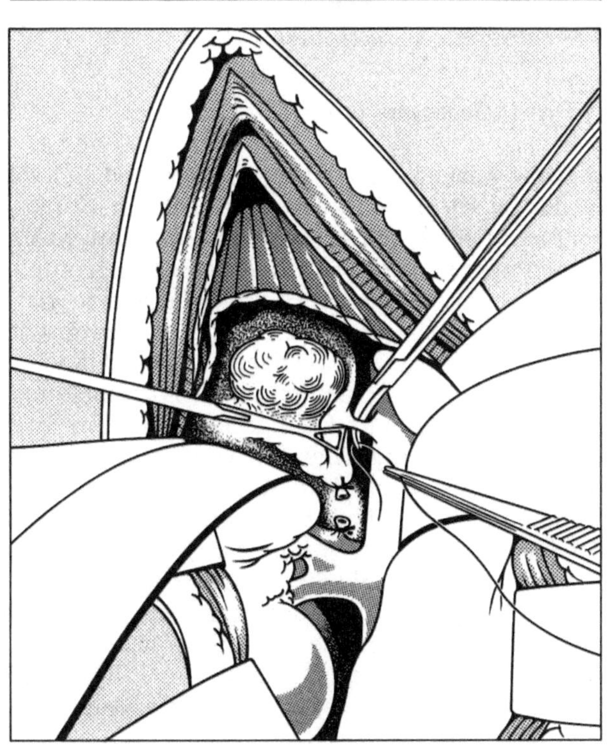

Abb. 64. Terminale Ligatur und Durchtrennung der V. spermatica

kens ist deshalb strikt verboten. Zudem braucht man für diese nicht ungefährliche Phase der Operation 3 Assistenten.

Einer hält die Niere mit einem Spatel nach unten, ein zweiter ist für die Freipräparierung der Zwerchfellkuppe, und der wichtige dritte für die vorsichtige Ablösung der V. cava erforderlich.

Eine doppelseitige subtotale Adrenalektomie ist seit Jahren nicht mehr vorgenommen worden. Sie führt fast immer zu Rezidiven oder andern Komplikationen. Der Verschluß der hinteren Adrenalektomie erfolgt erst nach sorgfältiger Revision der Wunde, vor allem der Pleura, die im Fall einer Lücke dicht geschlossen werden muß. Eine Thoraxdrainage ist nicht notwendig, sofern die Pleuraverhältnisse gut sind.

Die suprarenale Loge wird genau exploriert und mit einem weichen Latexdrain Nr. 20 versorgt. Dabei ist zu beachten, daß die Spitze des Drains keinen Druck auf die großen Gefäße ausüben kann. Dieser Drain muß ganz lateral durch eine entsprechende Inzision abgeleitet werden, damit der Patient nicht nach der Operation auf seiner Drainage liegt. Verschluß der Muskulatur durch einzelne Chromcatgutknopfnähte. Subfaszial wird noch ein mittlerer Redondrain eingelegt. Verschluß der subkutanen Schicht und der Haut wie üblich.

3. Taktische und technische Bemerkungen zu den verschiedenen Nebennieren-Affektionen

a) Das Phäochromozytom

α) Bemerkungen zur Diagnosestellung und Lokalisation

In der heutigen Zeit kommt es nicht in Frage, daß eine Probe-Freilegung bei Verdachtsdiagnose eines Phäochromozytoms ohne weitere Abklärung vorgenommen wird. Die dramatischen Komplikationen mit letalem Ausgang während der Operation oder im Verlauf der immediaten postoperativen Phase haben den schlechten Ruf des chirurgischen Eingriffs bestätigt.

Man weiß, daß die Diagnose des Phäochromozytoms durch den klinischen Nachweis einer erhöhten Ausscheidung von Katecholaminen und deren Metaboliten im Urin gestellt wird. Im Zweifelsfall sind die pharmakologischen Tests angezeigt. Bei verdächtigen Fällen mit normalen Blutdruckwerten läßt sich ein hypertonischer Anfall durch einen Provokationstest (Histamintest, Glukagontest) auslösen. Der Histamintest fällt in 80–90% der Fälle positiv aus. Wenn eine Dauerhypertonie besteht, kann diese durch adrenalytische Medikamente, wie Regitin, vorübergehend gesenkt werden.

Die Abklärung muß die Verdachtsdiagnose bestätigen. Sie ist auch notwendig, um eine genaue Lokalisation des Tumors vorzunehmen. Bekanntlich liegen die Schwierigkeiten darin, daß das Phäochromozytom in ca. 20% der Fälle atypisch lokalisiert ist. Die Multiplizität des Phäochromozytoms liegt bei ca. 10% der Fälle.

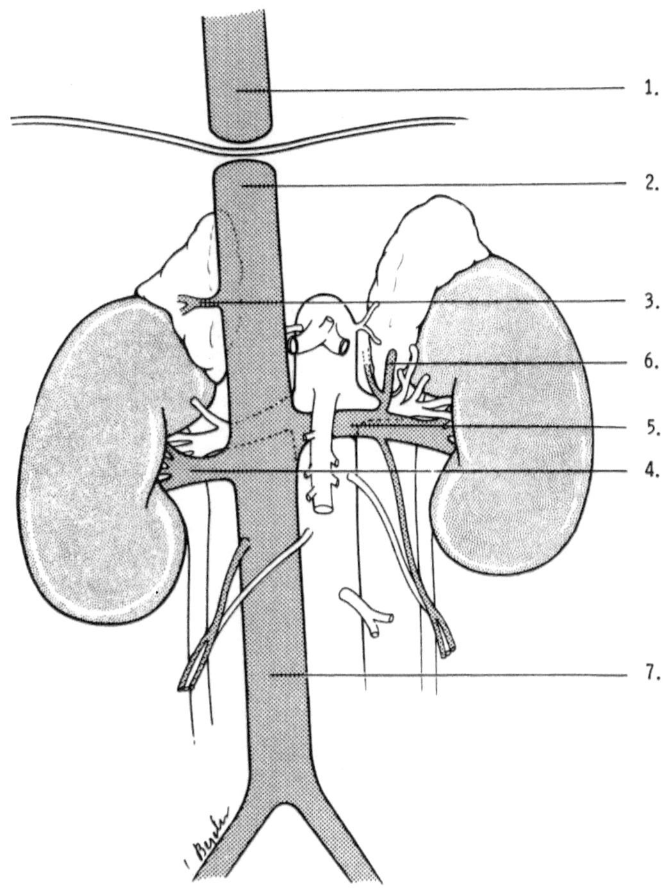

Abb. 65. Schematische Darstellung der verschiedenen Punktionsstellen zur Entnahme von venösem Blut aus den Ästen der V. cava zur Bestimmung von Katecholaminen beim Phäochromozytom. *1* V. cava superior oberhalb des Zwerchfells zur Erfassung eines Phäochromozytoms im Mediastinum oder im Kopf-Hals Gebiet, *2* V. cava inferior unterhalb des Zwerchfells, *3* V. suprarenalis rechts selektiv, *4* V. renalis rechts selektiv, *5* V. renalis links selektiv, *6* V. suprarenalis links selektiv, *7* V. cava inferior gerade oberhalb der Bifurkation zur Erfassung eines Tumors im Bereich des Kleinbeckens

Zur Wahl des chirurgischen Zuganges ist eine genaue Lokalisation des Tumors ausschlaggebend. Die Bestimmung von Adrenalin und Noradrenalin im Urin erlaubt wichtige Schlüsse über den Sitz des Tumors. Die vermehrte Ausscheidung von Adrenalin und Noradrenalin spricht fast ausnahmslos für eine Lokalisation in der Nebenniere selbst oder in ihrer immediaten Umgebung. Wenn Noradrenalin eindeutig vorwiegend gefunden wird, ist der Tumor in mehr als 1/3 der Fälle außerhalb der Suprarenalgegend zu finden. Der Nachweis von Dopamin im Urin spricht für eine Entartung des Tumors.

Bis vor 10 Jahren hatten wir nur das Ausscheidungspyelogramm, das Retropneumoperitoneum und die Arteriographie zur Verfügung, um eine

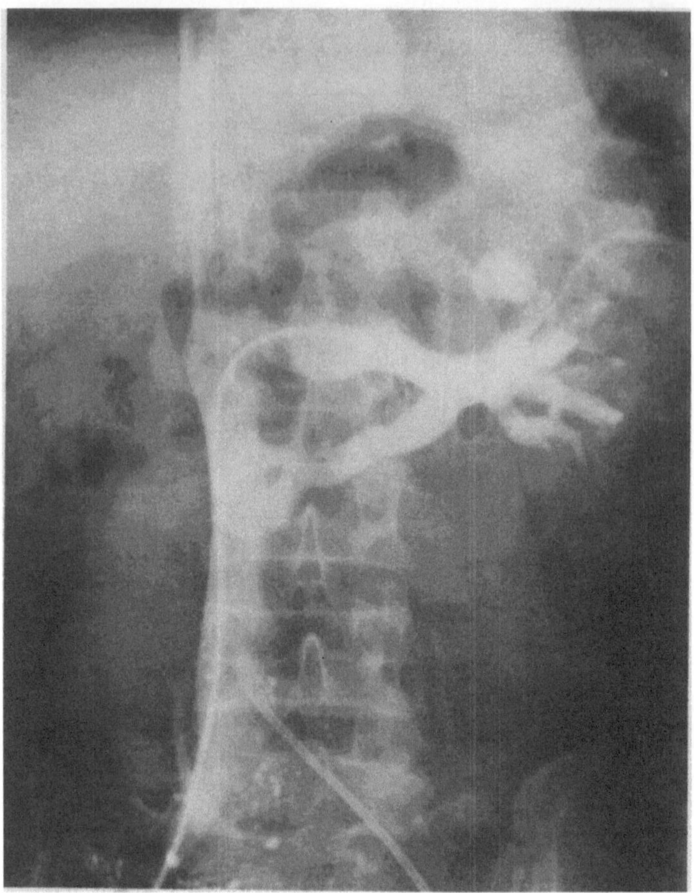

Abb. 66, 67. S.R., 34jährig (Abb. 66) und R.V., 38jährig (Abb. 67). Bei diesen beiden Patienten waren die Resultate der Katecholamin-Untersuchung bei der selektiven Entnahme von venösem Blut aus der V. renalis sinistra, der V. suprarenalis sinistra und der V. cava inferior oberhalb der Hilusgengend nicht eindeutig, weil eine venöse Arkade mit Verdoppelung der V. renalis sinistra als anatomische Anomalie vorhanden war. Die Phlebographie hat dann die Situation genau abklären können

Diagnose vorzunehmen. Die Arteriographie war aber mit einer erheblichen Komplikationsquote belastet: hypertensive Krisen und gelegentlich irreversible Schockzustände waren nicht selten. Dann ist die Phlebographie der Nebenniere angewendet worden, wobei die Tumoren mit einem Durchmesser von mindestens 20 mm erfaßt werden konnten.

Als Methode der Wahl zur Lokalisation des Phäochromozytoms ist dann der selektive Katheterismus der V. cava, der V. renalis und der V. suprarenalis mit bestem Erfolg von Ziegler entwickelt worden. Die verschiedenen venösen Blutentnahmen können unter radiologischer Kontrolle an der V. cava inferior, unterhalb des Zwerchfelles, an der V. suprarenalis dextra, an der V. renalis dextra, an der V. renalis sinistra, an der V. suprarenalis

140

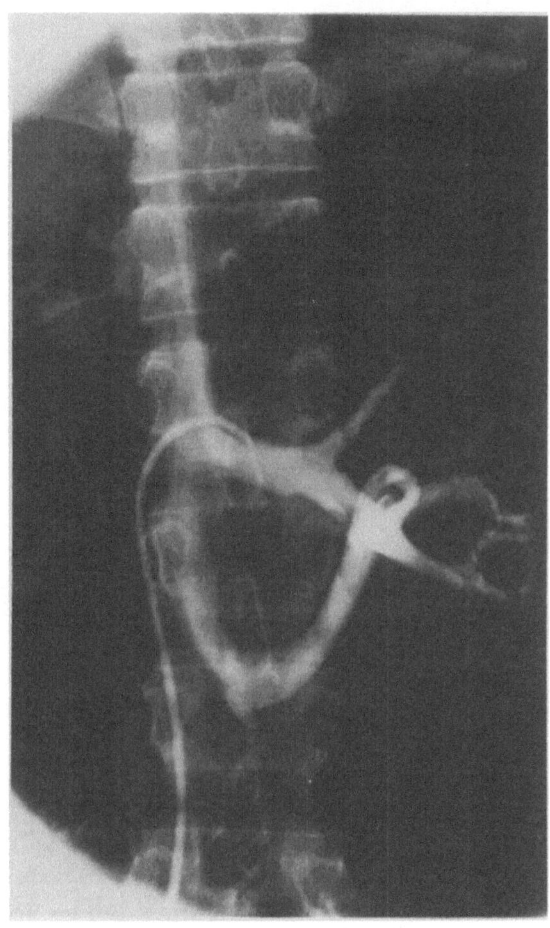

Abb. 67

sinistra und schlußendlich an der V. cava inferior im kleinen Becken vorgenommen werden. Die verschiedenen entnommenen Blutproben werden auf Katecholamin untersucht, in der Annahme, daß die höchsten Katecholaminwerte im Plasma genau der Einmündungsstelle des venösen Abflusses aus dem Nebennierentumor entsprechen (Abb. 65).

Diese Untersuchungen ergaben bei unseren beobachteten Fällen eine Treffsicherheit von 95%, so daß wir mehrere Jahre dieser ausgebauten Methode treu geblieben sind. Bei 3 Fällen waren die Resultate nicht ganz genau, wegen anatomischen venösen Veränderungen. Bei 2 Fällen handelte es sich um eine venöse Arkade im Bereich des Nierenhilus mit einer Verdoppelung des venösen Systems und dreieckförmiger Konfiguration der V. renalis (Abb. 66, 67). Beim dritten Fall (Abb. 68) handelte es sich um eine Kompression des Nierenhilus durch ein großes Phäochromozytom oberhalb des Nierenhilus, wobei der venöse Abfluß der V. renalis sinistra durch die V. spermatica sinistra erfolgte, was eine positive Katecholaminbestimmung im Bereich der Blutentnahme an der unteren V. cava ergeben hat. Bei einer bilate-

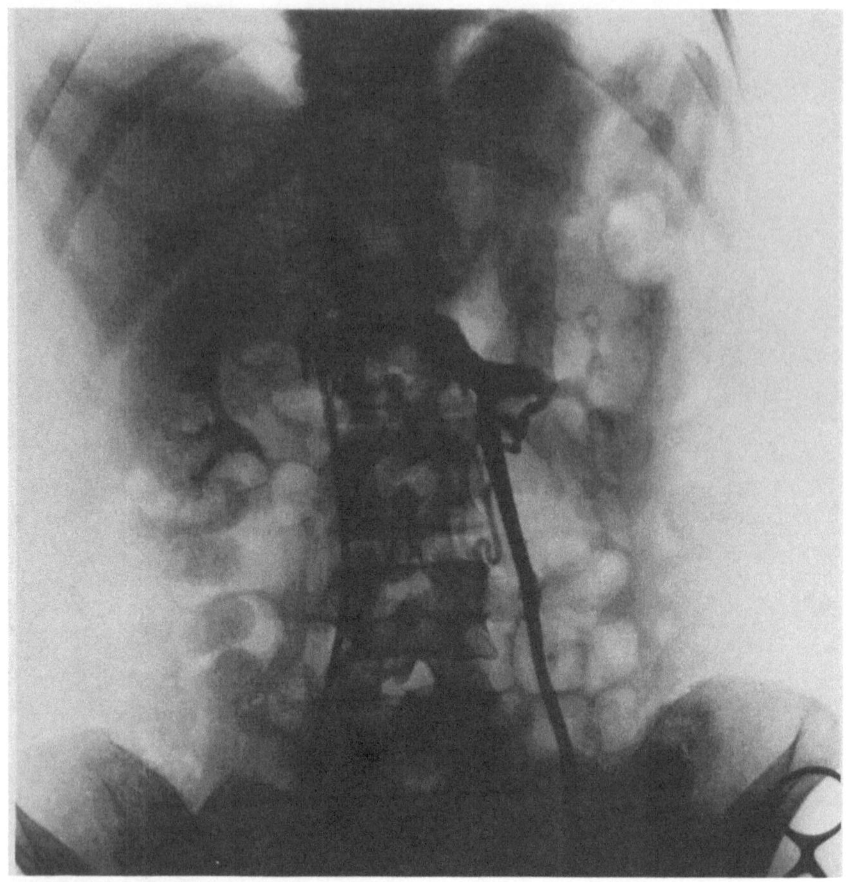

Abb. 68. C.L., 52jährig. Falsche Interpretation bei einer selektiven Blutentnahme aus der V. renalis sinistra, der V. suprarenalis sinistra und der V. cava an der Bifurkation wegen einer Kompression der Hilusgegend durch ein großes suprahiläres Phäochromozytom links. Das venöse Blut der V. renalis ist dann via V. spermatica in die V. cava umgeleitet worden, was von der Phlebographie bestätigt wird

ralen Lokalisation des Phäochromozytoms im Bereich des Nierenhilus ist die Bewertung der Katecholamine mit Vorsicht zu interpretieren. Der Vorteil der Methode des selektiven Etagenkatheterismus der V. cava liegt darin, daß es möglich ist, nach der Blutentnahme eine selektive Venographie vorzunehmen, welche im Stande ist, bei vielen Fällen eine exakte Darstellung der Dimension und der Verhältnisse zu den Nachbarorganen zu erhalten.

Die Sonographie hat sich in den letzten Jahren mit gutem Ergebnis weiterentwickelt. Im Falle eines großen Tumors ist die Situation völlig klar. Bei den kleinen isolierten oder multiplen Tumoren ist die Interpretation der Bilder schwierig, so daß diese Methode mit Vorsicht angewendet werden muß.

Die Computer-Tomographie ist für die Lokalisationsdiagnose des Phäochromozytoms das Verfahren erster Wahl geworden. Tumoren mit einem

Durchmesser von 10–15 mm können mit einer Treffsicherheit von ca. 90% erfaßt werden. Diesbezüglich ist zu bemerken, daß kleine multiple Phäochromozytome erst nach der Operation auf den verschiedenen Schnitten des Computer-Tomogramms diagnostiziert worden sind. Vor dem Eingriff waren die Bilder diesbezüglich nur ungenau beurteilbar. Deshalb ist es wichtig, nicht nur ein Computer-Tomogramm zu benützen, sondern auch einen guten Radiologen zu haben, der die Bilder richtig interpretieren kann, was nicht selbstverständlich ist. Dies gilt auch für die Sonographie.

β) Bemerkungen zur Operationstechnik

Bei sicheren, isolierten Phäochromozytomen im Bereich der suprarenalen Gegend oder des Nierenhilus sind wir für eine Operation durch einen transthorakoretroabdominalen Zugang, weil der Eingriff u.E. am einfachsten durchgeführt werden kann. Am besten wird der Thorax auf der Höhe des 8. Interkostalraumes eröffnet, damit die Darstellung des suprarenalen Raumes unter den besten Bedingungen erfolgen kann.

Nach Ablösung der großen Gefäße rechts der V. cava und links der Aorta kann der Tumor zur Darstellung gebracht werden. Es ist äußerst wichtig, daß der Tumor auf keinen Fall getastet oder mit einer Klemme gefaßt wird, sonst besteht die Gefahr einer massiven Katecholaminausschüttung in die venöse Bahn, mit bedrohlichem, plötzlich auftretendem Blutdruckanstieg, wobei z.B. eine Apoplexie sich entwickeln kann. Die kleinen Gefäße werden einzeln ligiert und durchtrennt und die Verwachsungen mit den Nachbarorganen gelöst, bis der Tumor zirkulär vollkommen freipräpariert ist. Am Schluß erfolgt dann die doppelte Ligatur der V. suprarenalis. Der erhöhte Blutdruck sinkt in den nächsten 5–8 Minuten auf normale Werte zurück. Das Nichtabsinken des Blutdruckes oder der Wiederanstieg nach einem vorübergehenden Absinken während 15–20 Minuten deutet auf eine Multiplizität des Phäochromozytoms. In einer solchen Situation muß man die ganze retroperitoneale Höhle bis zum kleinen Becken systematisch explorieren. Wenn ein zweiter Tumor festgestellt wird, erfolgt seine Entfernung unter den gleichen Voraussetzungen wie beim ersten. Wenn dagegen kein Tumor zum Vorschein kommt, ist wahrscheinlich eine zweite, kontralaterale Lokalisation vorhanden. Was kann man in einer solchen Situation tun? Die Meinungen sind diesbezüglich geteilt. Wenn man eine transperitoneale Schnittführung vorgenommen hat, besteht die Möglichkeit, eine kontralaterale Freilegung in der gleichen Sitzung vorzunehmen. Wir sind aber selbst im Prinzip gegen eine solche Praktik und ziehen es vor, die Revision der andern Seite durch eine spätere Sitzung vorzunehmen, vor allem wenn man transthorakal operiert hat.

b) Das Cushing-Syndrom

α) Die präoperative Phase

Aufgrund der Anamnese und des klinischen Bildes wird die Vermutungsdiagnose durch die Laborbefunde bestätigt. Zu diesem Zweck werden der Dexametason-Kurztest sowie die Bestimmung der 17-Hydroxykortikoide und 17-Ketosteroide im Urin vorgenommen.

Die Lokalisation eines Nebennierentumors kann mit tomographischen Aufnahmen mit der Aortographie und durch die selektive Phlebographie der Nebenniere erfolgen. Wenn die Lokalisation nicht mit Sicherheit festgestellt werden kann, können die Sonographie und die Computer-Tomographie Hilfe bringen, jedoch oft mit widersprechenden Angaben, wie es beim Phäochromozytom erwähnt wurde. Die selektive Entnahme des venösen Blutes aus verschiedenen Stellen der V. cava, der V. renalis und der V. suprarenalis mit Bestimmung der Plasmakortikoide kann die Indikation zur Operation günstig beeinflussen.

Beim negativen Lokalisationsbefund muß die Probefreilegung beider Nebennieren in einer Sitzung empfohlen werden, in der Annahme, daß es sich um eine doppelseitige Nebennieren-Hyperplasie handelt.

β) Die konservative Therapie

Die chronischen Fälle des Cushing-Syndrom mit benignem Verlauf sind nicht für die chirurgische Behandlung geeignet. Es handelt sich vor allem um Kinder oder um Fälle mit verdächtigen Hypophysentumoren. Die Röntgentherapie kann eine eindeutige Remission der Affektion verursachen, jedoch ist die Applikation von 3000 rad. (30 Gy) auf die Hypophyse nur mit 20 prozentigem Erfolgsergebnis verbunden. Die Röntgenbestrahlung der Nebenniere ist erfolglos.

Die lokale Behandlung mit Radioisotopen bei den hypophysären Fällen durch transphenoidale oder stereotaktische Implantation von Yttrium[90], Gold[198] oder Iridium[192] erreicht man eine Ausschaltung der Hypophyse bei ca. 70% der Fälle. Damit werden ca. 40% der Cushing-Syndrom Fälle geheilt oder wenigstens deutlich gebessert. Trotzdem ist die Methode in Mißkredit geraten, da sekundäre Läsionen der Nachbarorgane durch die Bestrahlung beobachtet wurden, vor allem Strahlenschädigungen des N. opticus, neurologische Gesichtsausfallserscheinungen, Augenläsionen und zerebrale Gefäß-Schädigungen. Somit bleibt die Indikation zur Röntgenbestrahlung oder Isotopentherapie der Hypophyse relativ begrenzt. Diese konservativen Methoden sind angezeigt bei den Fällen, bei welchen die Hypophysektomie oder die Adrenalektomie aus medizinischen Gründen nicht durchführbar sind. Die Akten sind in der heutigen Zeit diesbezüglich nicht geschlossen. Die anabolen Hormone (Östrogen, Testosteron) sind nicht fähig, den Krankheitsverlauf günstig zu beeinflussen.

Die Adrenostatika (Amphenon B, Methopyrapon) sind imstande, die Sekretion der Stereoide zu unterdrücken, können aber wegen ihrer Toxizität nicht während längerer Zeit verabreicht werden. O,p'-DDD (Mitotan) kann dagegen wegen seiner schwachen Toxizität bei inoperablem Nebennierenkarzinom mit Rückgang des Cushing-Syndroms in ca. 2/3 der Fälle angewendet werden.

γ) Die Indikationsstellung zur Operation

Bei einem einseitigen Adenom der Nebenniere werden die Cushing-Patienten durch die Adrenalektomie geheilt. Bei einer doppelseitigen Adenombildung

144

oder einer Hyperplasie ist die bilaterale Adrenalektomie die Methode der Wahl, die aber zu späteren Komplikationen führt, da man die sogenannten reaktiven Hypophysentumoren kennt, welche sich in ca. 10% der Fälle später entwickeln. Wenn sie bei der Adrenalektomie schon vorhanden sind, ist ihr Verlauf dadurch beschleunigt. Deshalb muß die Indikationsstellung zur totalen Adrenalektomie mit Vorsicht gemacht werden.

Nach der Adrenalektomie entwickelt sich ein Morbus Addison, der eine entsprechende postoperative Therapie benötigt.

Vor ca. 20 Jahren haben wir subtotale Adrenalektomien ausgeführt, d.h. mit Entfernung der linken Nebenniere und subtotaler Resektion unter Belassung eines kleinen Stückes des oberen Pols der rechten Nebenniere. Damals haben die Erfolgsergebnisse den Erwartungen nicht entsprochen. Eine Rezidivgefahr besteht in ca. 25% der Fälle. Der zweite Eingriff am oberen Nierenpol auf der rechten Seite im Bereich der V. cava ist außerordentlich schwierig. Abgesehen davon, wollen sich viele Patienten nicht mehr operieren lassen, so daß diese Teilresektion jetzt seit mehr als 10 Jahren vollkommen verlassen worden ist. Die Implantation von Nebennierengewebe am Oberschenkel haben wir auch vor vielen Jahren eingestellt, vor allem seit wir mit der heutigen Substitutionstherapie unter genauer Kontrolle des Endokrinologen die besten Erfahrungen gemacht haben. Auf jeden Fall ist die Kombinationstherapie, d.h. Adrenalektomie, medikamentöse Behandlung, Operation oder Bestrahlung der Hypophyse beim M. Cushing erst nach eingehender Besprechung mit allen beteiligten Spezialisten zu planen.

Bemerkungen zur Operationstechnik. Wenn die Abklärung präoperativ ein Nebennierenadenom mit Sicherheit ergibt, wird die Operation nach den üblichen Regeln der Operationstechnik ausgeführt (s. oben). Da der Tumor sich immer in der suprarenalen Loge entwickelt, ist die Revision des retroperitonealen Raumes überflüssig. Man weiß, daß spätere Rezidive nach Adrenalektomie beim M. Cushing aus aberrierenden Nebennieren sich entwickeln können. Jedoch sind diese Fälle so selten, daß eine solche Überlegung beim ersten Eingriff nicht gemacht werden sollte.

Bei einer doppelseitigen Erkrankung mit bilateraler Revision der Nebenniere in der gleichen Sitzung ist die Beurteilung der Lage hie und da schwierig, weil eine adenomatöse Hyperplasie relativ oft zu treffen ist. Diese knotige Hyperplasie kann selbstverständlich auch doppelseitig sein. Auf jeden Fall muß man beide Nebennieren explorieren. Findet man auf einer Seite eine Nebennierenatrophie, so besteht mit größter Wahrscheinlichkeit ein Adenom auf der andern Seite. Wenn dies bestätigt wird, erfolgt keine Adrenalektomie auf der atrophischen Seite.

Die Substitutionsbehandlung. Nach einer bilateralen Adrenalektomie entwickelt sich eine sofortige Nebenniereninsuffizienz, so daß eine Dauerbehandlung während und nach dem Eingriff notwendig ist, wie bei den Addison-Patienten.

Von Beginn der Narkose an werden während 8 Stunden 200 mg Cortisonhemisuccinat (Solu-Cortef Upjohn) in einer Infusion von 1000 cc 2/1

physiologische Glukose/physiologische NaCl-Lösung verabreicht. Während
der 16 folgenden Stunden wiederum die gleiche Lösung ohne Unterbruch
der Infusion.

Am ersten postoperativen Tag:	2000 cc Infusion mit 100 mg Kortison/ 1000 cc
Am zweiten postoperativen Tag:	2000 cc Infusion mit 200 mg Kortisol
Am dritten postoperativen Tag:	Versuch mit Kortisonazetat per os 4 × 2 Tabl. zu 25 mgr.

Je nach Verlauf, der vom Endokrinologen kontrolliert werden muß, kann
die Dosierung schrittweise während 2–3 Wochen erfolgen, bis zu einer Ge-
samtdosierung per os von 25–37.5 mgr Kortisonazetat + 0,1 mgr Fluorocortisol (Florinef Squibb).

Zwischen dem 10. und 20. postoperativen Tag kann überraschend eine
Dekompensation auftreten. Deshalb ist eine genaue Kontrolle des Patienten
im Spital bis zur dritten Woche zu beachten.

Bei einer einseitigen Adrenalektomie wegen Nebennierentumor entwik-
kelt sich vorübergehend eine sekundäre Insuffizienz der kompensatorisch-
atrophischen anderen Nebenniere. Die Insuffizienz benötigt ebenfalls eine
entsprechende Substitutionstherapie.

Bemerkungen zur Nachbehandlung. Die subfaziale Saugdrainage wird am
2. Tag entfernt. Die Drainage der suprarenalen Loge kann am 4.–6. Tag
je nach Sekretion entfernt werden. Da alle Cushing-Patienten thrombosege-
fährdet sind, ist grundsätzlich dafür zu sorgen, daß die Patienten lege artis
koaguliert werden, dies auch, wenn sie schon am ersten postoperativen Tag
mobilisiert werden können.

δ) Intraoperative Komplikationen

Die Nervenverletzungen. Mit Ausnahme der medianen Schnittführung zur
Laparotomie sind alle anderen Zugangswege mit der Gefahr einer Haut-
oder Muskelnerven-Verletzung belastet. Beim lumbalen oder transthorakoretroabdominalen Zugang können die subkostalen oder die interkostalen
Nerven durchtrennt, verletzt oder in einer Naht mitgefaßt werden. Man
kann bald postoperativ eine Muskellähmung der Abdominalmuskulatur in
Zusammenhang mit der fehlenden und herabgesetzten Innervierung des M.
obliquus externus abdominis, des M. obliquus internus abdominis oder des
M. transversus abdominis feststellen. Wenn der Nerv in einer Naht gefaßt
oder in einer Vernarbung eingemauert ist, tritt ein Narbenneurinom auf.
Dies bedeutet für den Patienten lästige und hie und da schwerste neuralgi-
sche Beschwerden.

Präventiv können diese Nervenverletzungen durch eine S-bogenförmige
Schnittführung beim lumbalen Zugang verhütet werden, wobei die Schnittführung so gut wie möglich horizontal verläuft. Ferner ist es vorteilhaft,
die Muskelschicht schrittweise auf der darunterliegenden Hand zu durch-
trennen. Dabei können die inframuskulären Nerven oft gesehen werden.

146

Das gleiche gilt beim Wundverschluß, indem die Nerven geschont werden können. Wenn eine Nervenläsion während des Eingriffes festgestellt werden kann, wird die Ligatur gelöst oder der Nerv muß teilweise reseziert werden. Man kann später die neuralgischen Beschwerden durch Alkoholinfiltration ausschalten. Wenn dies nicht gelingt, bleibt nichts anderes übrig, als eine Wundrevision vorzunehmen. In diesem Fall ist es notwendig, eine Nervenresektion oder eine Extirpation breit im Gesunden eines allfälligen Neurinoms durchzuführen.

Die Verletzung des Peritoneums. Das Peritoneum ist mit dem M. transversus abdominis intim verbunden. Die Durchtrennung der Muskelschicht und die Ablösung des Peritoneums von dieser unteren Muskelschicht ist oft mit einer Verletzung des Peritoneums verbunden. Ferner wird das Peritoneum auch absichtlich eröffnet, um die abdominale Höhle zu kontrollieren. Diese Eröffnung des Peritoneums hat keine Bedeutung. Sie wird mit einer fortlaufenden Catgutnaht dicht verschlossen, indem selbstverständlich dafür zu sorgen ist, daß die Darmschlingen nicht mit diesem Peritonealverschluß mitgefaßt werden.

Es scheint uns wichtig zu erwähnen, daß eine breite Eröffnung des Peritoneums nicht offen gelassen werden sollte. Sehr oft ist man der Meinung, man könne das Peritoneum am Schluß der Operation einfach wieder verschließen. Dadurch besteht aber die Gefahr des Abrutschens eines Streifens in die Abdominalhöhle, welcher am Schluß der Operation beim Peritonealverschluß in der Bauchhöhle hinterlassen wird. Ferner kann es vorkommen, daß eine Peritonealöffnung beim Wundverschluß einfach vergessen wird. Deshalb benötigt das Peritoneum auf jeden Fall am Schluß des Eingriffs eine minutiöse Nachkontrolle.

Die Darmverletzung. Diese Komplikation ist sehr selten, kann aber ausnahmsweise bei der Mobilisation eines großen infiltrierten Tumors oder eines fixierten Phäochromozytoms der infrarenalen Loge auftreten. Vor allem auf der rechten Seite muß darauf geachtet werden, daß das Duodenum und das Colon ascendens nicht verletzt werden. Diese beiden Abschnitte, sowie der Dünndarm, können auch bei Peritonealverschluß mitgefaßt werden.

Die während der Operation bemerkte Verletzung muß sofort durch Entfernung der transfixierten Ligatur und anschließender Revision des entsprechenden Darmabschnittes genau versorgt werden. Eine offene Darmverletzung benötigt einen Darmverschluß in 2 Schichten. Bei schweren Fällen und wenn dazu Gefäßverletzungen an den Därmen aufgetreten sind, ist es notwendig, eine Teilresektion des Darmstückes vorzunehmen. Dies muß nach den üblichen Regeln der enterologischen Chirurgie erfolgen. Ferner muß die Bauchhöhle dann außerhalb des Wundverschlusses separat drainiert werden.

Wenn man eine Darmverletzung übersehen hat, zeigt der Patient bald postoperative Ileuserscheinungen mit dem klassischen Abdominalsyndrom. In diesem Fall muß eine sofortige Laparotomie stattfinden, damit die entsprechenden Darmschlingen exploriert werden können. Das gleiche gilt, wenn ein Corpus alienum in der Abdominalhöhle hinterlassen wurde.

Die Verletzungen der Pleura. Die Verletzung der Pleura bei der Verlängerung nach kranial der lumbalen Schnittführung im 11. Interkostalraum ist relativ häufig. Die Lücke der Pleura benötigt einen dichten Verschluß mit einer fortlaufenden Catgutnaht 00 unter Überdruck bei der Intratrachealnarkose. Die Muskulatur der Umgebung wird als Polsterung der Naht mitgefaßt.

Bei ausgedehnten Defekten mit breiter Eröffnung der Thoraxhöhle erfolgt der Verschluß am besten am Ende der Operation nach Entfernung des automatischen Spreizers. Eine Saugdrainage der Thoraxhöhle bei einer Pleuraverletzung ist in der Regel nicht notwendig. Falls die Thoraxaufnahmen postoperativ einen Pneumothorax zur Darstellung bringen, muß zugewartet werden, wenn der Pneumothorax klein ist und keine Beschwerden verursacht. Bei ausgedehntem Pneumothorax ist es notwendig, die Therapie nach den Regeln der Thoraxchirurgie vorzunehmen, d.h. Pleurapunktion, ev. Saugdrainage nach Art der Bülau-Drainage.

Die Verletzungen der großen Gefäße. Die Gefäßverletzungen in der Nebennierenchirurgie bestehen in den häufigsten Fällen in einem Einreißen der V. suprarenalis an der Einmündungsstelle in die V. cava oder in einiger Verletzung der V. cava selbst. Wenn der Zugang sehr eng ist, ist dieses Ereignis ernst zu nehmen. Das ganze Operationsfeld ist binnen einiger Sekunden von strömendem venösem Blut gefüllt. Ein Versuch, mit Klemmen die Blutung blind zu stillen, muß strikt abgelehnt werden. Man riskiert dabei noch eine weitere Zerreißung der V. cava. Das Operationsfeld der Suprarenalgegend muß mit einem feuchtwarmen Tuch austamponiert werden; u.U. kann man den Zugang erweitern, um einen besseren Überblick zu erhalten. Nach Entfernung des Tuches läßt sich der kleine Defekt ganz kurz übersehen. Man ersetzt das Tuch durch einen großen Stieftupfer. Unter ständigem Absaugen des Blutes erfolgt dann der Verschluß der V. cava mit einer fortlaufenden paraffinierten atraumatischen Naht aus Seide 4×0, indem die Kompression mit dem Stieltupfer schrittweise zurückgezogen wird. Wichtig ist bei dieser Komplikation, daß keine Aufregung die Anstrengungen des Operateurs oder des Operationsteams noch erschwert. Die außergewöhnlichen Situationen, was die großen Gefäße anbelangt, werden im Kapitel des Nebennierenkarzinoms noch besprochen.

c) Primärer Hyperaldosteronismus

Die chirurgische Behandlung des Morbus Conn besteht in einer doppelseitigen Revision der Nebennieren, sofern kein Adenom auf einer Seite gesichert worden ist, was nicht immer erfolgen kann, da die Tumoren im allgemeinen so klein sind, daß sie mit unseren verfügbaren Mitteln inkl. Computer-Tomogramm nicht zur Darstellung gebracht werden können. Die Möglichkeit besteht, daß eine selektive Venographie ein Adenom entdeckt.

Die Operation bietet keine wesentlichen Schwierigkeiten. Die Nebennieren sind nicht verwachsen. Die Patienten sind im allgemeinen jung und weisen keine besondere pathologische Adipositas auf.

Wichtig für den operativen Eingriff ist die Tatsache, daß in ca. 10% der Fälle das Adenom des M. Conn multipel in der Nebennierenloge zu treffen ist, dies in der immediaten Umgebung der Nebenniere und im Fettgewebe. Deshalb ist es notwendig, die ganze suprarenale Gegend auszuräumen. Die bilaterale Lokalisation ist sehr selten. Deshalb ist die Adrenalektomie nur einseitig vorzunehmen, wenn ein Adenom festgestellt worden ist.

d) Das Adrenogenitalsyndrom

Das Adrenogenitalsyndrom ist in die Gruppe der Intersexualität einzureihen. Es ist als Sonderform des Pseudohermaphroditismus femininus zu betrachten, wobei die primären und sekundären Geschlechtsmerkmale durch gesteigerte Nebennierenandrogen-Produktion verändert werden. Diese Veränderungen sind von Geschlecht, Zeitpunkt und Intensität der hormonellen Entwicklung abhängig.

Die Patienten mit Nebennierenrinden-Hyperplasie (autosomal rezessiv vererbbare Enzymopathie) oder Nebennierenrinden-Tumoren, vor allem im Kleinkindesalter, müssen dann zur Operation überwiesen werden, wenn es sich herausstellt, daß die Adrenalektomie den Verlauf der Erkrankung günstig beeinflussen kann. Die schweren Formen führen bekanntlich zu lebensbedrohlichen Stoffwechselstörungen (adrenogenitales Salzverlustsyndrom).

Zur Diagnosestellung findet man einen charakteristischen Hormonstatus mit deutlich erhöhter 17-Ketosteroidausscheidung. Beim Nebennierenkarzinom ist diese Ausscheidung sehr stark erhöht. Wie bei den andern Nebennierenerkrankungen erfolgt die Diagnose durch röntgenologische Darstellung des Nebennierentumors.

Die chirurgische Behandlung besteht in einer doppelseitigen Adrenalektomie bei Hyperplasie mit abschliessender lebenslänglicher Substitution mit Kortisol. Beim Nebennierentumor muß die Adrenalektomie unter Kortisol-Substitution ebenfalls behandelt werden, weil meistens die andere Nebenniere atrophisch ist.

Die Operationstechnik bietet keine besonderen Schwierigkeiten.

e) Das Nebennierenkarzinom

Die chirurgische Behandlung des Nebennierenkarzinoms ist sehr schwierig. Die Schwierigkeiten liegen darin, daß die Tumoren selten frühzeitig diagnostiziert werden können, so daß die Nachbarorgane, vor allem die großen Gefäße, relativ frühzeitig vom Tumor befallen sind. Deshalb ist es notwendig, vor der Operation auf jeden Fall eine Aortographie und eine Cavographie ausführen zu lassen (Abb. 69). Beim Verschluß der V. cava mit etablierter kollateraler venöser Zirkulation ist eine zusätzliche Resektion der V.

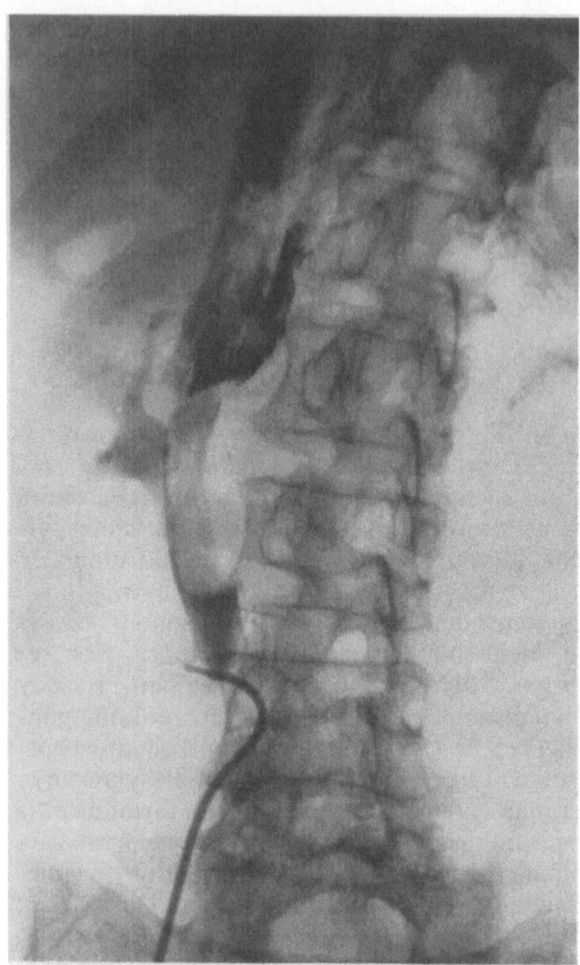

Abb. 69. P.H., 57jährig. Nicht radikal operables Nebennierenkarzinom mit Beteiligung der V. cava und der Aorta oberhalb der Einmündungsstelle der V. renalis sinistra, so daß eine Gefäß-Rekonstruktion nicht möglich war

cava angezeigt. Die Beteiligung der Aorta signiert im allgemeinen die Inoperabilität oder deutet auf eine ausgedehnte palliative Resektion des Tumors hin.

Außer den eventuellen Fällen von nicht endokrinen Nebennierentumoren können die Phäochromozytome und die Nebennierentumoren des Cushing-Syndroms alle degenerieren und müssen dementsprechend wie die anderen Karzinome angegangen werden.

Auf jeden Fall muß das ganze Arsenal der Gefäßchirurgie zur Verfügung sein. Ferner muß man dafür sorgen, daß u.U. die Operation mit Hilfe eines erfahrenen Gefäßchirurgen erfolgen kann. Diesbezüglich handelt es sich auf keinen Fall um eine Prestige-Angelegenheit. Das Leben des Patienten ist mit im Spiel. Die dramatischen Komplikationen der Operation eines Nebennierenkarzinoms sind allen, die sich mit diesem Problem auseinandersetzen, bekannt.

f) Die außergewöhnlichen technischen Situationen

α) Die Resektion der V. cava

Die großen Tumoren der rechten Seite verdrängen die V. cava medialwärts.
Wenn eine Infiltration der V. cava gesichert wird, muß eine Teilresektion
der Venenwand vorgenommen werden. Nach Anlegen einer Satinsky-
Klemme oder am besten einer sogenannten Super-Satinsky-Klemme erfolgt
die Extirpation des ganzen Tumors samt anhaftender Cavawand. Mit einer
fortlaufenden atraumatischen Seidennaht 3×0 oder 4×0 schließt man die
Wand der Cava. Der Verschluß muß absolut dicht sein. U.U. ist nach Entfernung der Satinsky-Klemme eine zweite Verschluß-Schicht notwendig.

Bei großer Infiltration der Cavawand ist oft das Anlegen der Satinsky-
Klemme unmöglich. In diesem Fall müssen 3 Gummizügel angelegt werden,
der erste kaudalwärts des Tumors an der V. cava, der 2. kranialwärts des
Tumors an der V. cava, und der 3. an der V. renalis sinistra.

Erst dann kann die V. cava ohne Blutungsgefahr zum Teil reseziert
und rekonstruiert werden, dies wiederum mit einer fortlaufenden Seidennaht
(s. Abb. 70).

Wenn man sich vergewissert hat, daß die V. renalis sinistra kranialwärts
des Tumors in die V. cava einmündet, besteht die Möglichkeit, die V. cava
im Gesunden unterhalb der Einmündungsstelle der V. renalis sinistra mit

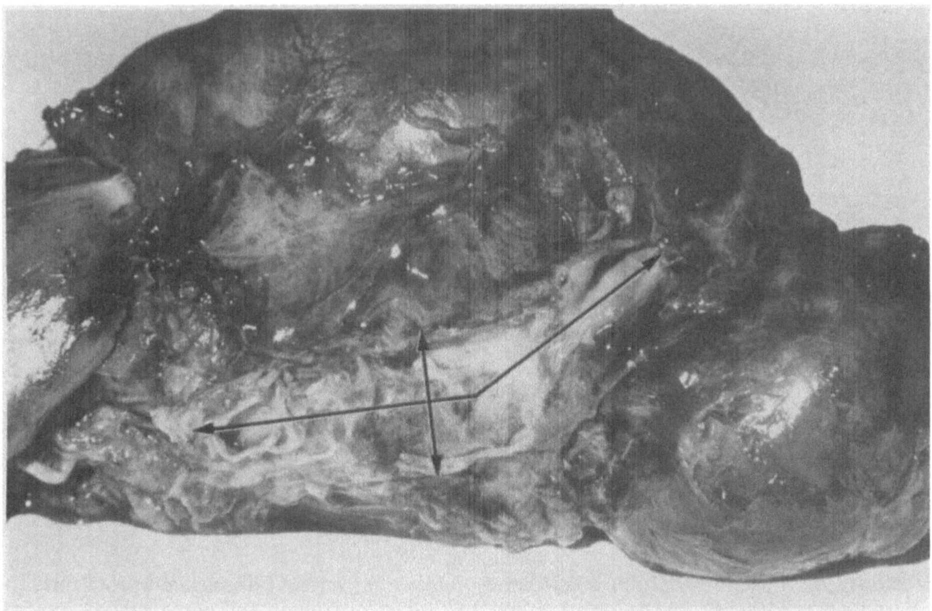

Abb. 70. W.P., 56jährig. Mächtiges hormoninaktives Nebennierenkarzinom. Totale Resektion
bei gleichzeitiger Teilresektion des lateralen Randes der V. cava in Blutleere mit Gummizügeln
(s. Text). Cavawand-Defekt von 15×2.5 cm (siehe Markierung). Die Rekonstruktion der V.
cava konnte in 2 Schichten mit einer fortlaufenden Seidennaht ausgeführt werden. Gutes Ergebnis ohne Rezidiv

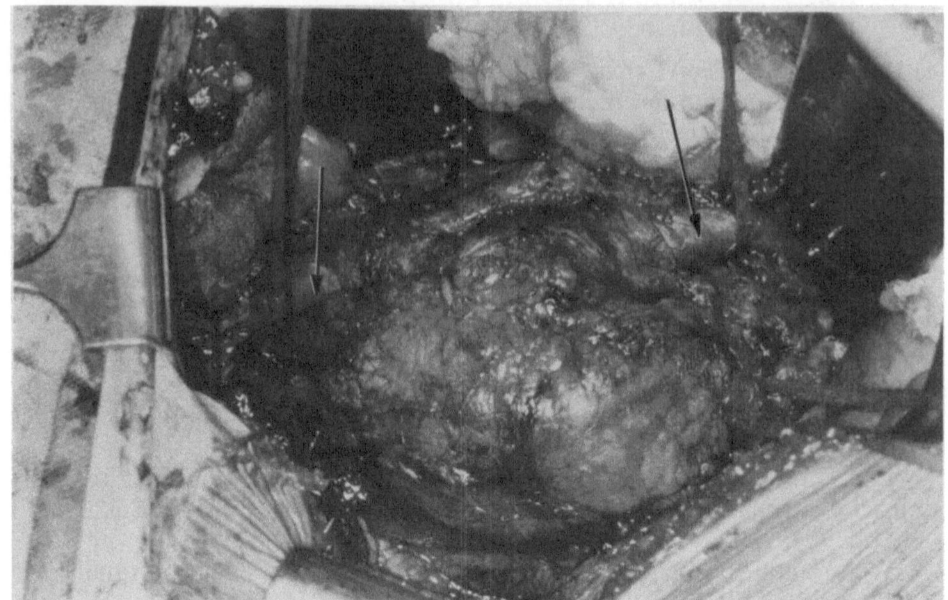

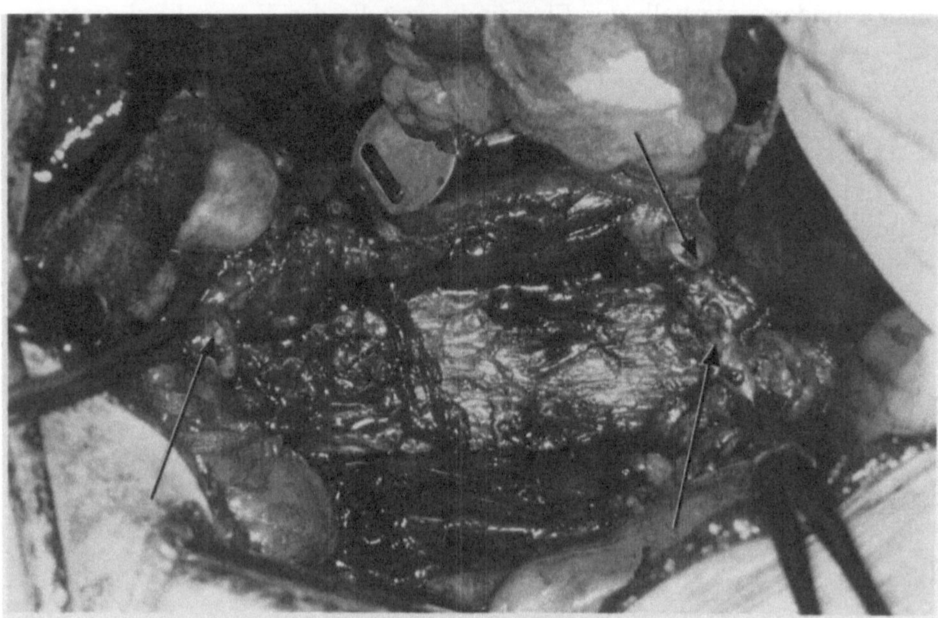

Abb. 71, 72, 73. R.F., 72jährig. Lokalisiertes, maligne entartetes Phäochromozytom links mit Verschluß der V. cava und Infiltration der Aorta. Der proximale Teil der Aorta ist oberhalb der A. renalis sinistra frei (Pfeil). Die beiden Aa. iliacae sind frei (Pfeil). Die Tumorresektion erfolgt im Gesunden bei gleichzeitiger Resektion der V. cava, welche proximal und distalwärts des Tumors ligiert wurde. Die Aorta (Abb. 72) zeigt den Status nach totaler Tumorresektion. Die ligierten Stümpfe der V. cava haben sich zurückgezogen. Man sieht deutlich den Stumpf der Aorta, sowie diejenigen der Aa. iliacae (Pfeil). Abb. 73 zeigt den Zustand nach Bypass mit den Anastomosestellen an der Aorta und an den Aa. iliacae. Gutes Ergebnis seit 2 Jahren

152

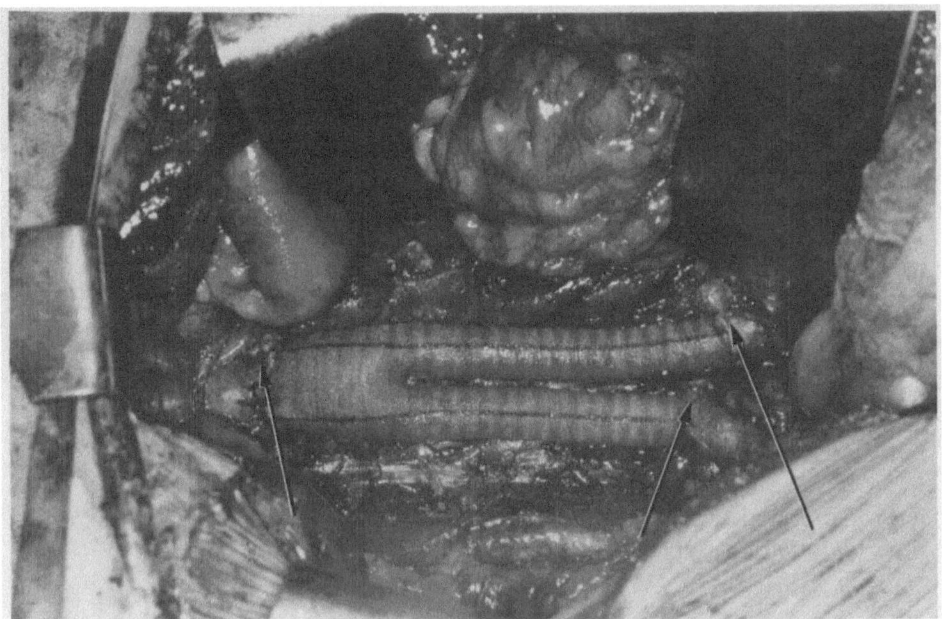

Abb. 73

dem Tumor zu resezieren. Die kollaterale Zirkulation entwickelt sich sehr
schnell, so daß die normalen Verhältnisse binnen 3 Wochen nach anfäng-
lichen venösen Zirkulationsstörungen an den unteren Extremitäten sich wieder stabilisiert haben.

β) Die Resektion der Aorta

Bei ausgedehnten Tumoren, welche aspektmäßig sich knotig und solid mit
Beteiligung der V. cava und der Aorta verbreitet haben, ist zu beurteilen,
ob man noch radikal vorgehen kann, indem die V. cava reseziert wird.
Die Aorta wird ebenfalls reseziert und durch einen Bypass ersetzt. Diese
radikale Operation darf aber nur ausgeführt werden, wenn man sicher ist,
daß der Eingriff breit im Gesunden erfolgen kann (s. Abb. 71, 72, 73).
In einer solchen Situation muß der Gefäßchirurg zugezogen werden.

IV. Resultate

1. Die Frühresultate der chirurgischen Behandlung

a) Mortalität

Bis vor ca. 20 Jahren hatte die Chirurgie der Nebennieren einen schlechten
Ruf, vor allem, weil die Mortalität bei der Operation des Phäochromozy-

toms bei 30–50% lag, infolge von kardiovaskulären Komplikationen während oder nach dem Eingriff. Seit man den Mechanismus des hypovolämischen Schocks genau kennt, ist die Mortalitätsrate auf 4–5% zurückgefallen.

Bei unseren 178 operierten Fällen verteilen sich die Todesfälle wie folgt:
- Kein Exitus an intraoperativen Komplikationen.
- 1 Patient mit Phäochromozytom ist am 2. postoperativen Tag an einem Herzinfarkt gestorben.
- 1 Patient mit Phäochromozytom ist am 4. postoperativen Tag an einem irreversiblen Kreislaufkollaps gestorben.
  Beide Patienten sind vor 1965 ad exitum gekommen, d.h. bevor wir die präventive Behandlung mit Dibenzylin eingeführt haben.
- 1 Patient mit Conn-Syndrom ist nach 1 Monat wegen einer Lungenembolie als Notfall in der Medizinischen Klinik hospitalisiert worden, hat sich zuerst erholt und erlebte einige Tage später eine erneute Lungenembolie mit schwerer kardiopulmonaler Insuffizienz und tödlichem Ausgang.
- 1 Exitus bei einem Patienten mit Cushing-Syndrom bei doppelseitiger hinterer Adrenalektomie wegen Nebennierenhyperplasie, am 19. Tag postoperativ an einer Sepsis.

b) Postoperative Komplikationen

Im allgemeinen waren die postoperativen Komplikationen bei diesen zum Teil sehr schweren Eingriffen harmlos:
- 7 Lungenembolien (1 Phäochromozytom, 6 Cushing-Syndrome mit günstigem Verlauf sind während 6 Monaten antikoaguliert und ohne Folgen zur Heilung gebracht worden).
- 3 kardiovaskuläre Insuffizienzen mit fraglichem Herzinfarkt bei Cushing-Syndrom mit gutem Ergebnis unter konservativer Behandlung.
- 8 unwichtige Pleurareizergüsse ohne Behandlung beim Phäochromozytom.
- 2 Pneumothorax spontan resorbiert.
- 1 Pneumothorax mit Saugdrainage nach Bülau, 3 Tage lang ohne Folgen.
- 1 Beckenvenenthrombose mit notfallmäßiger Thrombektomie am ersten postoperativen Tag bei einem Phäochromozytom ohne Folgen.
- 1 Thrombose der A. radialis 14 Tage nach Entfernung eines Phäochromozytoms, operativ revidiert ohne Folgen.
- 1 subdiaphragmatisches Emphysem ohne Behandlung.
- 1 Milzruptur (bei den Spätresultaten besprochen, s. S. 156) mit Splenektomie.
- 1 Niereninsuffizienz aufgrund eines hypertensiv geschädigten Organs mit spontaner Remission.
- 1 vorübergehende Cholostase.

c) Beurteilung der Resultate

Aus den oben erwähnten Ergebnissen geht deutlich hervor, daß die große Mehrzahl der Komplikationen kardiovaskulärer und pulmonaler Natur sind. Deshalb ist unbedingt darauf zu achten, daß die Vorbereitung und Nachbehandlung von allen Nebennierenkranken bei Internisten unter strenger Kontrolle bleiben. Präventiv ist ebenfalls eine sorgfältige prophylaktische Therapie mit Antikoagulantien während mindestens 3 Wochen nach der Operation notwendig, vor allem bei Cushing-Patienten.

2. Die Spätresultate der chirurgischen Behandlung

a) Die inaktiven Nebennierentumoren

Sofern die Operation im Gesunden ausgeführt worden ist, sind die Spätresultate als sehr gut zu bezeichnen, so daß die Patienten von ihrer Erkrankung als geheilt zu betrachten sind. Die Verdrängungserscheinungen, die zur Diagnose dieser oft überdimensionierten Tumore führen, bilden sich rasch zurück. Es kann vorkommen, daß lästige laterale Beschwerden, im Zusammenhang mit lokalen Verwachsungen, während längerer Zeit sich bemerkbar machen. Sie benötigen keine besondere Behandlung.

b) Das Adrenogenitalsyndrom

Wenn es sich um ein androgenproduzierendes Nebennierenadenom gehandelt hat, ist der Patient durch die Adrenalektomie geheilt, da bei diesen Patienten keine Atrophie der kontralateralen Nebenniere sich entwickelt hat, so daß eine Substitutionstherapie postoperativ nicht notwendig ist. Die seltenen bilateralen Adrenalektomien im Fall einer doppelseitigen Hyperplasie benötigen selbstverständlich eine dauernde Substitutionstherapie.

c) Das Conn-Syndrom

Bei der Hyperplasie der Nebenniere oder bei den multiplen Tumoren, welche eine bilaterale Adrenalektomie benötigen, ist, wie oben erwähnt, eine Substitution angezeigt.

Beim Nebennierenadenom, das Aldosteron, Kortisol und Kortikosteron produziert, beobachtet man bei der atrophischen gegenseitigen Nebenniere eine langdauernde Insuffizienz der Aldosteronproduktion, so daß eine genaue Kontrolle der Patienten mit Verabreichung von Fluorocortisol notwendig ist, bis die Hypokaliämie sich stabilisiert hat. Die Salzzufuhr muß ebenfalls zur Verhütung eines sogenannten Salzverlustsyndroms kontrolliert werden. Die Hypertonie stabilisiert sich im Verlauf der nächsten Monate.

d) Das Phäochromozytom

Die Statistiken zeigen, daß ca. 80% der Phäochromozytomfälle nach dem chirurgischen Eingriff als geheilt betrachtet werden dürfen. Bei 15% der

Fälle bleibt die Hypertonie postoperativ bestehen. Auffallend ist, daß bei
ca. 40–50% der Fälle die Hypovolämie postoperativ weiterbesteht. Sie bildet
sich aber in den meisten Fällen binnen Jahren langsam zurück.

Bei unseren 61 operierten Fällen von Phäochromozytom konnten wir
folgende Ergebnisse feststellen:
- 5 Patienten sind in den folgenden Monaten und Jahren nach der Operation gestorben. Von diesen sind 2 Todesfälle in direktem Zusammenhang
  mit dem Phäochromozytom, die andern 3 Patienten jedoch nicht.
- 1 Patient, 49jährig, mit doppelseitigem Phäochromozytom ist zuerst rechts
  mit gutem Ergebnis operiert worden. Nach 2 Monaten Adrenalektomie
  auf der linken Seite. Postoperativ ereignete sich eine Abdominalblutung,
  ausgehend von den Milzgefäßen. Laparotomie und Splenektomie mit normalem Verlauf. Nach 5 Monaten Ileuserscheinungen mit Peritonitis aufgrund eines Mesenterialinfarktes infolge Strangulation durch Briden, Laparotomie mit Dünndarmresektion. Der Patient ist dann an den Folgen
  der Peritonitis ad exitum gekommen.
- 1 Patient, 57jährig, mit operiertem Phäochromozytom hat seine fixierte
  Hypertonie postoperativ behalten und ist an deren Folgen nach 6 Monaten an kardiovaskulärer Dekompensation gestorben.
- 1 Patient, 33jährig, ist nach der Phäochromozytom-Operation als geheilt
  betrachtet worden, ist aber an einem malignen Lymphom 2 Jahre später
  gestorben.
- 1 Patient, 22jährig, ist nach der Phäochromozytom-Operation mit einer
  fixierten Hypertonie geblieben, ist 15 Jahre später ebenfalls an einem malignen Lymphom gestorben.
- 1 Patient, 27jährig, von seinem Phäochromozytom geheilt, ist 4 Jahre
  nach der Operation an einem Morbus Hippel-Lindau gestorben.
- 1 Patientin, 38jährig, mit extraadrenaler, nicht genau bestimmter Lokalisation eines Phäochromozytoms, hat eine negative Exploration durchge-
  macht. In der Folge hat sie jede weitere Abklärung und Operation abgelehnt und lebt weiter mit ihrem Phäochromozytom, jetzt seit 13 Jahren.

Bei 15% unserer Fälle ist die Hypertonie nach der chirurgischen Behandlung fixiert geblieben. Diese Werte schwanken in der Literatur zwischen
0 und 25%

Das Problem der Hypovolämie ist noch nicht restlos geklärt. Trotz einer
sorgfältig geführten Vorbereitung steht fest, daß 3/4 unserer Patienten während den postoperativen Tagen zusätzlich massiv Volumen benötigen. Wir
haben auch bei unseren Nachkontrollen während Jahren festgestellt, daß
es aus unersichtlichen Gründen oft Jahre dauert, bis Plasma und Hämatokrit
den Sollwert wieder erreicht haben. Ob diese Verzögerung der Wiederanpas-
sung zentral oder peripher bedingt ist, steht noch aus.

e) Das Cushing-Syndrom

Die Patienten mit einem Cushing-Syndrom sind durch ihre Erkrankung
stark belastet. Die Fettsucht, die Hypertonie, die häufige hämorrhagische

Diathese, die Ulcera cruris und die schlechte Wundheilung deuten auf allgemeine, vor allem venöse, Zirkulationsstörungen. Deshalb sind diesbezüglich Maßnahmen zu treffen, um Komplikationen zu verhüten. Die Patienten werden frühzeitig mobilisiert, was bei der hinteren Schnittführung ohne Schwierigkeiten erfolgen kann. Sobald wie möglich ist eine Thromboseprophylaxe schon während der ersten Tage postoperativ vorsichtig anzuwenden.

Bei unseren 72 operierten Fällen verteilen sich die Komplikationen wie folgt:
- 1 Exitus an einer Sepsis am 19. postoperativen Tag (oben erwähnt).
- 6 Lungenembolien, welche glücklicherweise ohne weitere Schäden zur Heilung gebracht wurden.
- 2 Pneumothorax mit gutem Verlauf ohne Behandlung.

Wir haben keine nennenswerte Komplikation von seiten der Wundheilung beobachtet trotz der Substitutionstherapie.

Die Frage der Substitutionsbehandlung ist bei den Bemerkungen zur Operationstechnik besprochen worden (s. S. 45).

Die Spätresultate der chirurgischen Behandlung des Cushing-Syndroms durch Adrenalektomie sind bei den primären adenomalen Formen des Morbus Cushing spektakulär, wenn keine Substitutionstherapie nach einer einseitigen Adrenalektomie vorübergehend notwendig war. Diese Patienten sind als geheilt zu betrachten. Die schweren Kennzeichen der Erkrankung bilden sich binnen Monaten zurück, so daß man diese Patienten bei einer späteren Kontrolle nicht mehr erkennt (Abb. 74–78).

Jedoch ist zu bemerken, daß 8 unserer Patienten mit Nebennierenadenom, welche einseitig adrenalektomiert wurden, doch eine langdauernde- oder Dauer-Substitution benötigt haben. Ferner sind alle Patienten mit einer doppelseitigen Adrenalektomie wegen Hyperplasie substituiert, d.h. für den Endokrinologen, daß die internistische Behandlung der Cushing-Patienten nach der doppelseitigen Adrenalektomie wegen der Substitutionsbehandlung wieder anfängt, wie es im Kapitel des Cushing-Syndroms besprochen worden ist (s. S. 49).

Somit entsteht eine tertiäre, endokrinologische Krankheit bei mehr als 20% der Fälle, welche beidseits adrenalektomiert worden sind. Nach Jahren bildet sich das jetzt bekannte Nelson-Syndrom, d.h. daß man in der Hypophyse ein ACTH- und MSH-produzierendes Adenom feststellen kann. Diese typische iatrogene Erkrankung stellt neuerdings große therapeutische Probleme dar, wird aber von den Endokrinologen und von den Neurochirurgen mit gutem Erfolg behandelt (s. Abb. 79–89).

Bei unseren Patienten mit doppelseitiger Adrenalektomie finden wir 4 Hypophysenadenome, welche vom Neurochirurgen transphenoidal vor der Adrenalektomie operiert worden sind. Neun weitere Patienten sind nach der Adrenalektomie hypophysektomiert worden. Jetzt haben wir noch 5 Patienten, bei denen man ein Hypophysenadenom vermutet. Sie werden regelmäßig kontrolliert und sind u.U. Kandidaten für eine spätere Extirpation des Hypophysenadenoms. Ob dann eine Hypophysektomie oder eine Resektion des Hypophysenadenoms durch die neueingeführte transphenoidale mikrochirurgische Technik erfolgt, ist eine Frage, die vom Neurochirurgen

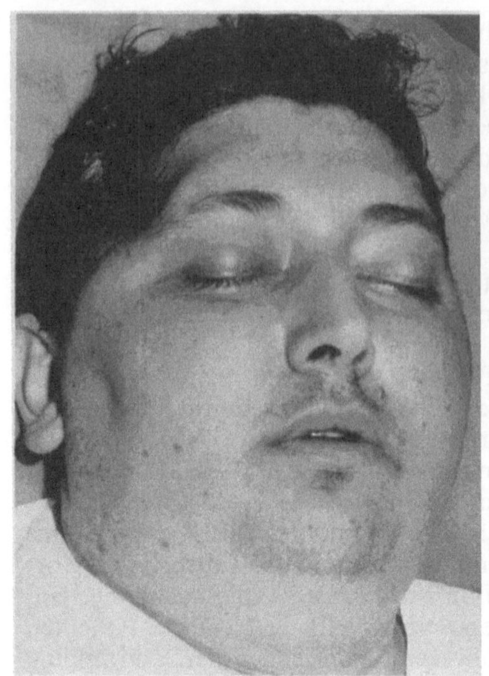
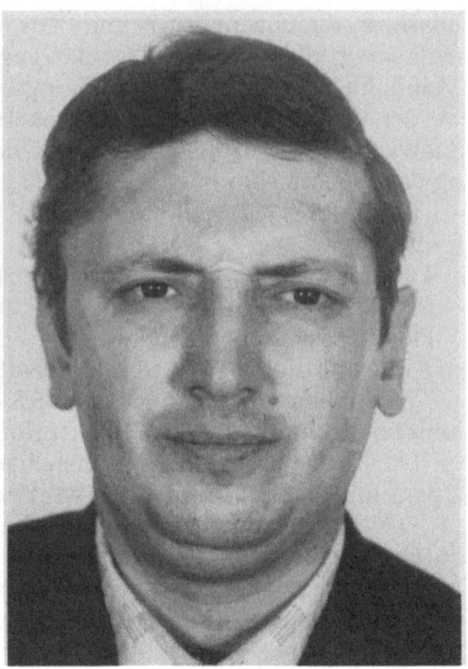

Abb. 74

Abb. 76

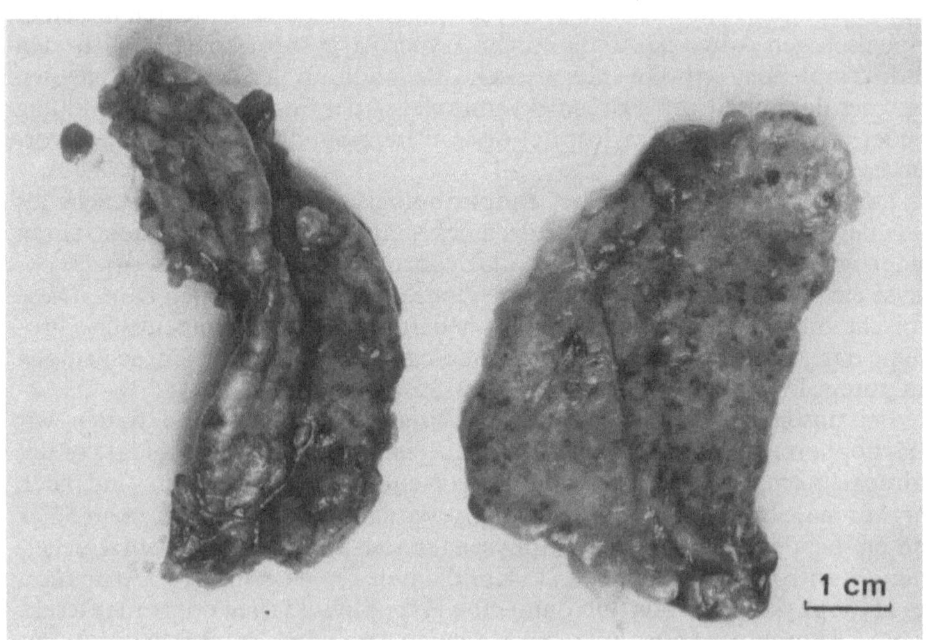

Abb. 75

158

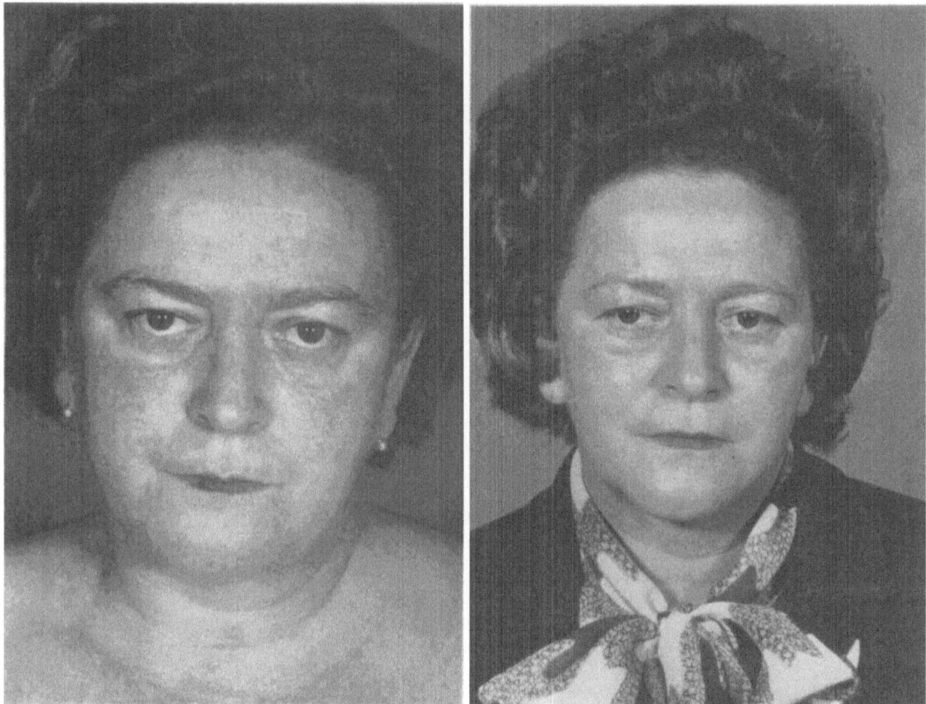

Abb. 77, 78. R.E., 47jährig. Cushing-Syndrom mit den bekannten Merkmalen am Gesicht, vor allem im Bereich der Wangen, wo die Petechien und die allgemeinen Rötungen sich innerhalb von 6 Monaten (Abb. 78) deutlich zurückgebildet haben

gelöst wird. Auf jeden Fall können wir bei unseren Patienten nach diesem Eingriff feststellen, daß die Hyperpigmentation sich im Verlauf der folgenden Monate nach der Hypophysenoperation zurückbildet. Die frontalen Kopfschmerzen und die Gesichtsfeldausfälle des jetzt bekannten Nelson Syndroms können sich weitgehend verbessern, jedoch scheint es, daß die Zukunft dieser Patienten noch sehr unsicher ist.

◀**Abb. 74, 75, 76.** B.A., 38jährig. Schweres Cushing-Syndrom mit Vollmondgesicht, Fettsucht, Hypertonie, Psychosyndrom, Status nach erfolgloser Bestrahlung der Hypophyse und Resektion eines Adenoms des Hypophysenvorderlappens. Aggravation des Allgemeinzustandes mit toxischen Erscheinungen. Die Abb. 74 zeigt den Zustand vor der Adrenalektomie, die Abb. 75 die stark vergrößerten Nebennieren mit einer z.T. knotigen Hyperplasie, und die Abb. 76 den Zustand des Patienten nach 3 Jahren in geheiltem Zustand

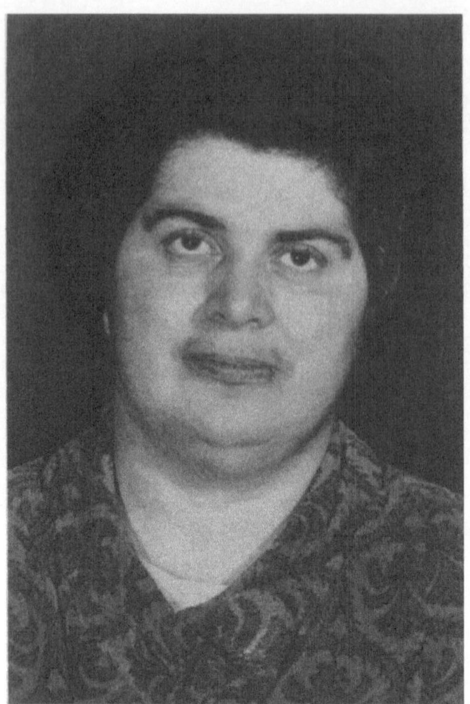

79

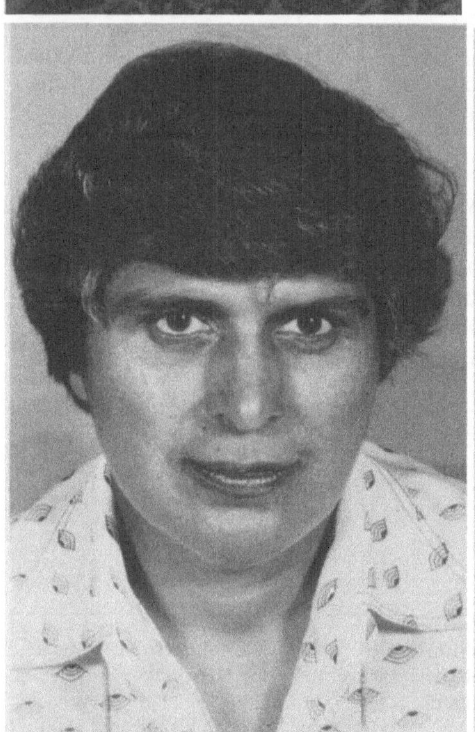

80

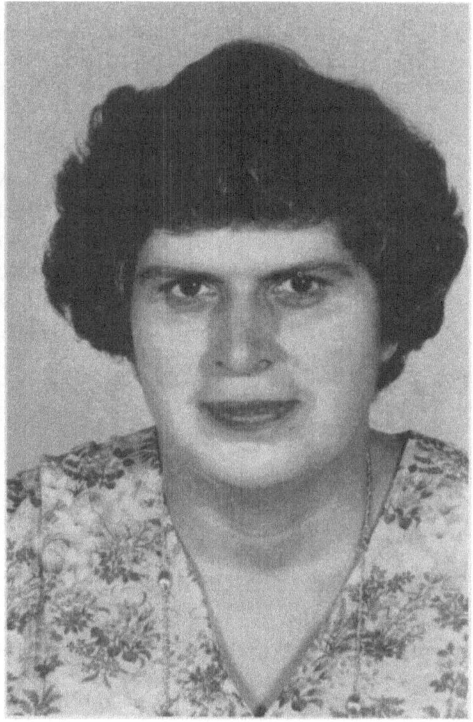

81

Abb. 79, 80, 81. L.M., 37jährig.
Klassisches Cushing-Syndrom (Abb. 79).
Aufnahme vor der doppelseitigen
Adrenalektomie. Zuerst Restitution ad
integrum. Nach 4 Jahren entwickelt sich
unter der Substitutionstherapie ein
Nelson-Syndrom. Die Abb. 80 zeigt den
Zustand nach 7 Jahren mit Nelson-
Syndrom, Hyperpigmentation. Sonst
guter Allgemeinzustand. Nach
Hypophysenadenom-Resektion erfolgte
eine klinische Heilung. Die Abb. 81 zeigt
den Zustand 9 Jahre nach der
Adrenalektomie und 2 Jahre nach der
Hypophysenoperation

160

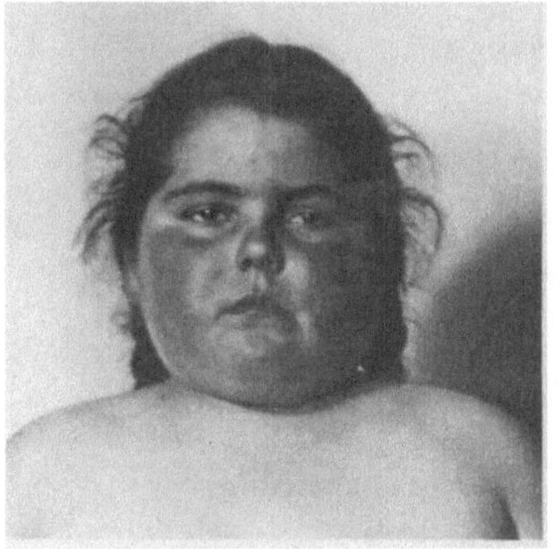

82

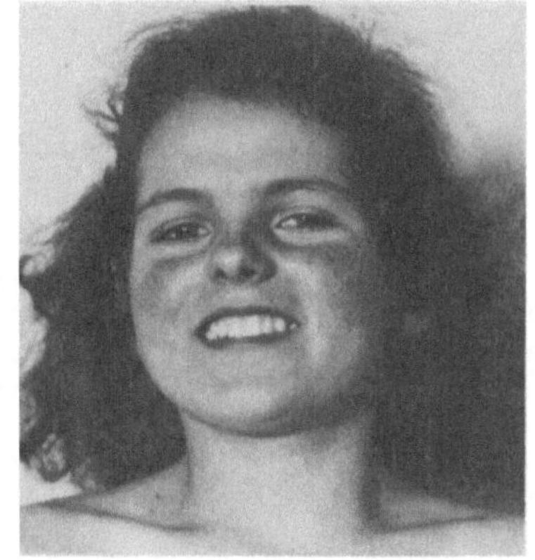

83

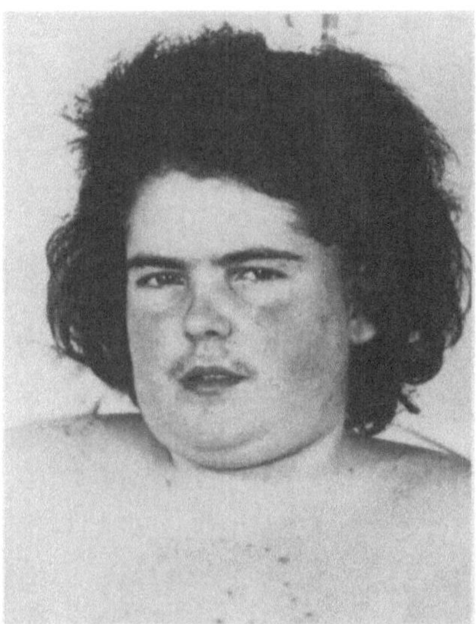

84

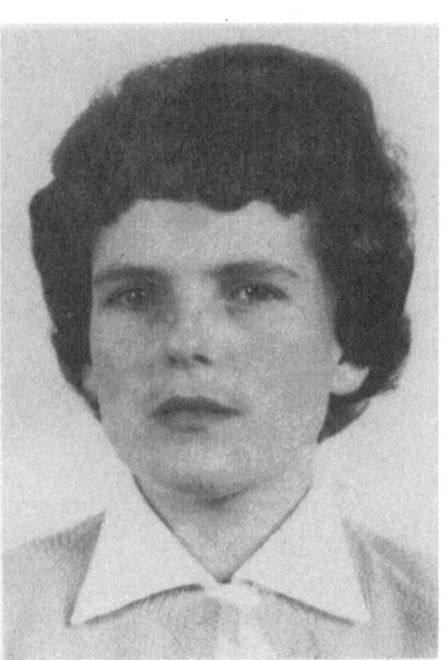

85

Abb. 82–85. B.J. Die klassische endlose endokrinologische Erkrankung beim M. Cushing: Die ersten 4 Bilder dieser gemeinsam behandelten Patientin sind in der Labhart-Klinik der inneren Sekretion 1971 zur Darstellung gebracht worden: mit 12 Jahren schweres Cushing-Syndrom mit Wachstums-Stillstand, Fettsucht und schwerer Hypertonie 200/120. Röntgenbestrahlung der Hypophyse. Vollständige Remission. Die Abb. 83 zeigt den Zustand nach 10 Monaten. Mit 21 Jahren, nach 9 Jahren, schweres Rezidiv mit multiplen, spontanen Wirbelfrakturen (Abb. 84). Darauf erfolgte eine bilaterale Adrenalektomie mit gutem Erfolg nach 1 Jahr (Abb. 85). Nach 3 Jahren entwickelte sich ganz langsam ein Nelson-Syndrom, worauf eine Hypophysektomie vorgenommen wurde. Der Zustand hat sich jetzt völlig stabilisiert.

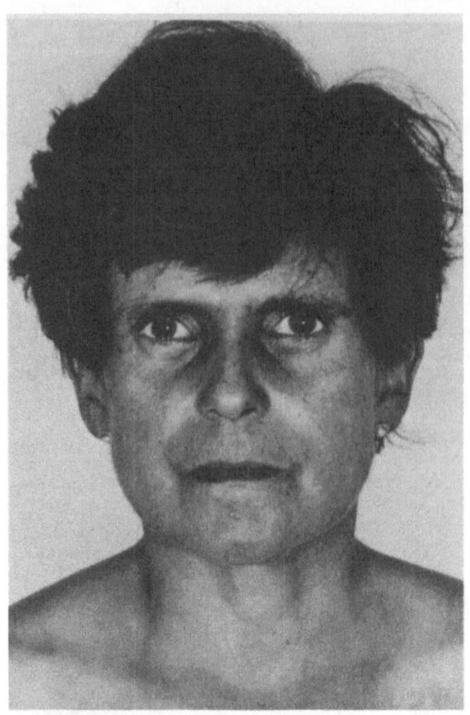

Abb. 86. Die Patientin aus Abb. 82–85, die inzwischen 45 Jahre geworden ist. Die Pigmentation ist geblieben. Die Patientin arbeitet voll und ist weiter substituiert mit zusätzlicher Verabreichung von Tyroxin und Östrogenen

Abb. 87, 88, 89. B.R. Das schwere Nelson-Syndrom: mit 19 Jahren Beginn eines Cushing- ▶ Syndroms (Abb. 87). Behandlung mit doppelseitiger Adrenalektomie wegen Nebennierenhyperplasie. Nach einigen Jahren entwickelte sich langsam ein Nelson-Syndrom. Mit 29 Jahren frontale Hypophysen-Teilresektion mit vorübergehender Besserung des Zustandes. Dann wiederum Rezidiv des Nelson-Syndroms mit starker Pigmentation. Die Abb. 88 zeigt die Pigmentation an den Händen, vor allem an den Falten der Palmarseite. Seither sind 2 transphenoidale Hypophysenadenomresektionen vorgenommen worden, vor allem wegen der starken subjektiven Beschwerden. Die Abb. 89 zeigt die Patientin mit 35 Jahren. Seit der letzten mikrochirurgischen Entfernung des Adenomrestes an der Hypophyse ist die Patientin klinisch geheilt ohne subjektive Beschwerden, ohne Kopfschmerzen. Die Pigmentation hat sich langsam zurückgebildet

162

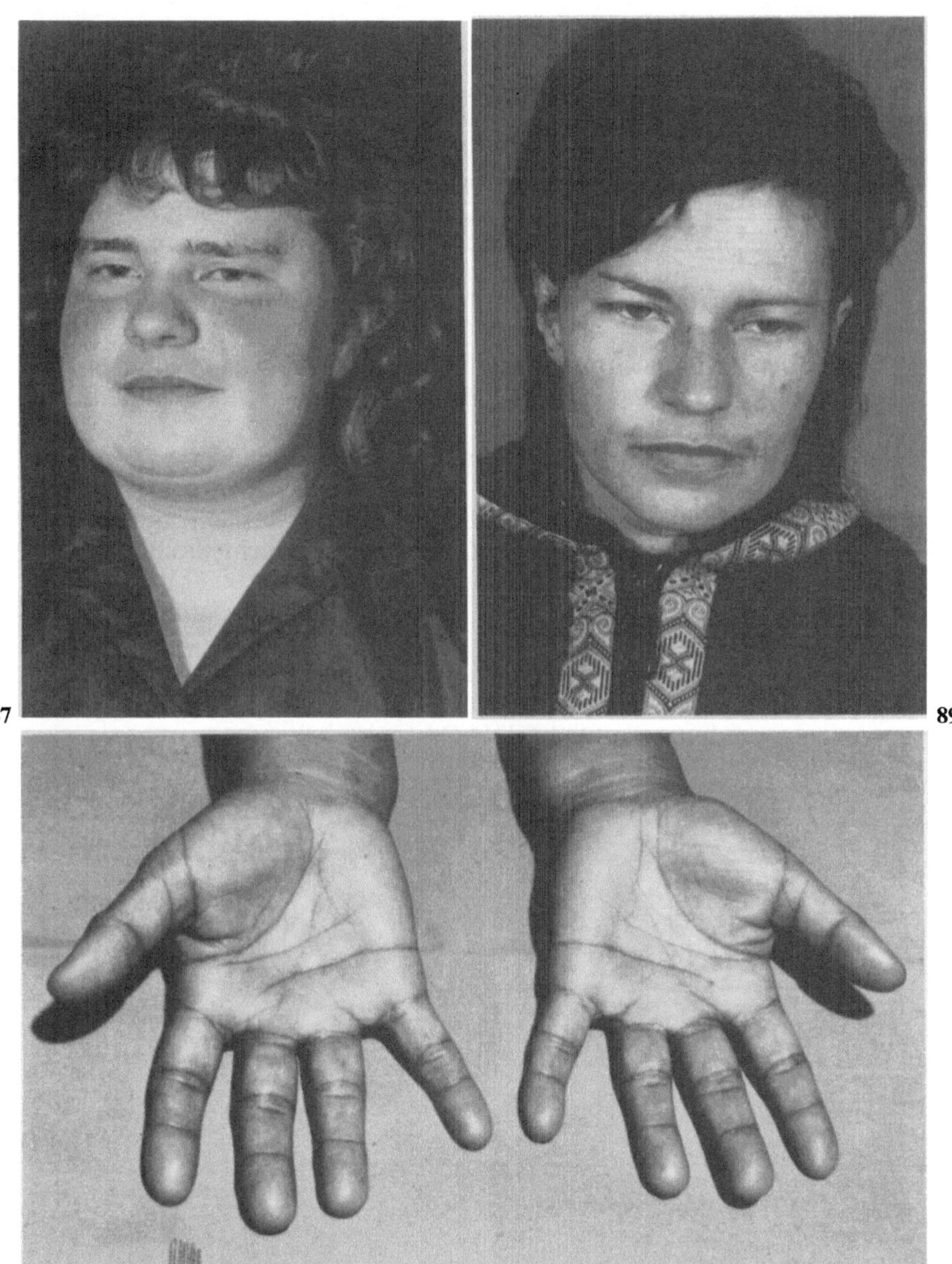

87
89
88

f) Das Nebennierenkarzinom

Wie oben erwähnt, ist die Prognose des Nebennierenkarzinoms ausgesprochen schlecht, weil die Mehrzahl dieser Tumoren Degenerationserscheinun-
gen der 4 bekannten Syndrome sind. Abgesehen von Primärtumoren zeigen
die Metastasen ebenfalls eine eindeutige endokrine Aktivität, so daß das
Krankheitsbild noch aggraviert wird. Diese Karzinome benötigen nach der
Adrenalektomie eine genaue endokrinologische Kontrolle. Therapeutisch
sind die angewendeten Medikamente oft sehr toxisch und können deswegen
nicht längere Zeit verabreicht werden. Das Überleben der Patienten erreicht
selten 3 Jahre.

Die 6 Fälle von Phäochromoblastom, welche wir beobachtet haben, leb-
ten noch zwischen 8 Monaten und 3 Jahren. Bei allen ist eine rein palliative
Therapie angewendet worden.

Bei diesen Fällen haben wir festgestellt, daß die Dignität von Tumorge-
webe prognostisch nach wie vor mit Zurückhaltung zu bewerten ist. Bei
3 unserer Fälle, welche zuerst als maligne bewertet wurden, konnten wir
durch den weiteren klinischen Verlauf die Diagnose nicht bestätigen. Die
Gegenüberstellung von Tumorgröße und endokriner Aktivität desselben in
unserem Krankengut zeigte, daß beide Parameter keine Beziehung zueinan-
der besitzen.

Wenn die Prognose des Nebennierenkarzinoms ausgesprochen schlecht
bleibt, sind jedoch Fälle mit gutem Erfolg bei inoperablem Nebennierenkarzinom mit Anwendung von O,p'-DDD (Mitotan) bekannt.

G. Schlußfolgerungen

Die chirurgische Behandlung der Nebennierenerkrankungen ist eine dankbare Aufgabe. Dank der vernünftigen Zusammenarbeit aller beteiligten Spezialisten gelingt es in der heutigen Zeit, die schwer betroffenen Patienten von ihren Beschwerden zu befreien.

Die Diagnose wird durch die gezielte Anwendung der modernsten Untersuchungsmethoden der biochemischen Laboratorien vereinfacht. Ferner sind die modernen radiologischen Untersuchungsmethoden für die Patienten viel schonender als früher und erlauben eine exakte Darstellung der Lokalisation der verschiedenen Nebennierenerkrankungen. Wahrscheinlich werden die neu eingeführten Methoden der Markierung der Nebennierenaktivität, wie z.B. beim Conn-Syndrom mit Cholesterin J^{131} für die anderen Formen der pathologischen Hyperfunktion der Nebenniere weiter entwickelt.

Eine richtige Indikationsstellung zur Operation hängt vor allem von einer Überprüfung der Ergebnisse durch Internisten, Endokrinologen und Anästhesisten ab, welche auch bei der Vorbereitung des Patienten zur Operation unbedingt zugezogen werden müssen. Das chirurgisch-technische Geschehen kann sehr schwierig werden, wobei unerwartete peroperative Überraschungen jederzeit erlebt werden können. Deshalb muß das Operationsteam optimal funktionieren. Gute Kenntnisse der Thorax- und vaskulären Chirurgie sind erforderlich. Der Zugangsweg ist je nach Größe und Lokalisation der Erkrankung zu wählen.

Die postoperative Behandlung erfolgt wiederum interdisziplinär, wobei die Hauptfunktion den Anästhesisten, den Internisten und den Endokrinologen zugesprochen wird. Trotz einer gelungenen Operation muß betont werden, daß die Chirurgie nur ein kleiner, wenn auch wichtiger, Teil der Behandlung dieser Patienten bedeutet. Deshalb muß man sich bewußt sein, daß die Nebennierenpatienten später den Endokrinologen übergeben werden, welche diese praktisch dauernd überwachen und u.U. den Neurochirurgen zuziehen werden, wenn es sich herausstellt, daß sich bei substituierten Patienten ein Nelson-Syndrom entwickelt hat.

Die Behandlung der Nebennierenaffektion ist ein klassisches Beispiel der notwendigen Zusammenarbeit von verschiedenen Spezialisten, die nur ein Ziel erreichen wollen: dem Patienten zu helfen wieder gesund zu werden.

Literatur

Abrams HL, Siegelman SS, Adams DF, Sanders R, Finberg HJ, Hessel SJ, McNeil BJ (1982) Computed tomography versus ultrasound of the adrenal gland: a prospective study. Radiology 143:121–128

Alterman SL, Dominguez C, Lopez-Gomez A, Lieber AL (1968) Primary adrenocortical carcinoma causing aldosteronism. Cancer 24:603

Amery A, Moerman EJ, Bossaert H, Schaepdryver AF de (1969) α-Methyl-p-Tyrosine in Malignant Pheochromocytoma. Pharmacologia Clinica 1:174–176

Apgar V, Papper EM (1951) Phaechromocytoma: anesthetic management during surgical treatment. Arch Surg 62:634–648

Arce B, Licea M, Hung S, Padron R (1978) Familial Cushing's syndrome. Acta Endocrinol (Kbh) 87:139–147

Baer LB, Sommers SC, Krakoff LR, Newton MA, Laragh JH (1970) Pseudo-primary aldosteronism: An entity distinct from true primary aldosteronism. Circ Res [Suppl 1] 203:26–27

Basmadjian GP, Hetzel KR, Ice RD, Beierwaltes WH (1975) Synthesis of a new adrenal imaging agent: 6-I-131-iodomethyl-19-nor cholest-5(10)-en-3-ol (NP-59). J Nucl Med 16:514

Berdon WE, Baker DH (1969) Radiographic findings in adrenal disease in infants and children. Adrenal hemorrhage, Wolman's familial xanthomatosis with adrenal calcifications, benign and malignant adrenal tumors. NV St J Med 69:2773–2778

Beyer J, Cordes U, Hahn K (1974) Die Nebennierenszintigraphie mit 131 J-Cholesterin. Dtsch Med Wochenschr 99:2269–2273

Biglieri EG, Forsham PH (1961) Studies on expanded extracellular fluid and responses to various stimuly in primary aldosteronism. Am J Med 30:564

Bucht H (1962) Percutaneous catheterisation of the left adrenal vein in man. Scand J Clin Invest [Suppl 64] 14:27

Bucht H, Bergström J, Lindholmer B, Wijnbladh H, Hökfelt B (1964) Catheterisation of the left adrenal vein for contrast injection and steroid analysis in a case of Conn's syndrome. Acta Med Scand 176:233

Burke CW, Beardwell CG (1973) Cushing's syndrome. An evaluation of the clinical usefulness of urinary free cortisol and other urinary steroid measurements in diagnosis. QJ Med 42:175–204

Cerny JD, Nesbit RM, Conn JW, Bookstein JJ, Rovner DR, Cohen EL, Lucas CP, Warshawsky A, Southwell T (1970) Preoperative tumor localization by adrenal venography in patients with primary aldosteronism. A comparison with operative findings. J Urol 103:521–528 (1970)

Chabloz R, Bischoff T, Saraga P, Loosli H, Scazziga B, Burckhardt P, Saegesser F (1983) Les carcinomes médullaires de la thyroïde. Schweiz Med Wochenschr 113:814–823

Clarke AD, Tobias MA, Challen PD (1972) The use of neuroleptanalgesia during surgery for phaeochromocytoma. Br J Anaesth 44:1093–1096

Conn HW (1961) Aldosteronism and hypertension. Arch Intern Med 107:813

Conn JW (1955) Primary aldosteronism, a new clinical syndrome. J Lab Clin Med 45:6

Conn JW, Knopf RF, Nesbit RM (1964) Clinical characteristics of primary aldosteronism from an analysis of 145 cases. Am J Surg 107:159

Conn JW, Rovner DR, Cohen EL, Bookstein JJ, Cerny JC, Lucas CP (1969) Preoperative diagnosis of primary aldosteronism. Arch Intern Med 123:113–123

Conn JW, Cohen EL, Lucas CP, McDonald WJ, Beierwaltes HW, Anser AN, Morita R, Bookstein JJ, Herwig KR (1971) Visualization of aldosterone-producing tumors (APT) by scintillation scanning (ss) employing tracer amounts of 131 — Iodocholesterol. J Lab Clin Med 78:814–815

Conn JW, Cohen EL, Herwig KR (1976) The dexamethasone-modified adrenal scintiscan in hyporeninemic aldosteronism (tumor versus hyperplasia). A comparison with adrenal venography and adrenal venous aldosterone. J Lab Clin Med 88:841

Copeland PM (1983) The incidentally discovered adrenal mass. Ann Intern Med 98:940–945

166

Crane MG, Harris JJ, Herber R (1965) Primary aldosteronism due to an adrenal carcinoma. Ann Intern Med 63:494

Daggett P, Verner I, Carruthers M (1978) Intraoperative management of phaeochromocytoma with sodium nitroprusside. Br Med J 2:311–313

Darby E, Prys-Roberts C (1976) Unusual presentation of phaechromocytoma — management of anaesthesia and cardiovascular monitoring. Anaesthesia 31:913–916

Davis WW, Nwesome HH, Wright LD, Hammond WG, Easton J, Bartter FC (1967) Bilateral adrenal hyperplasia as a cause of primary aldosteronism with hypertension, hypokalemia and suppressed renin activity. Am J Med 42:642

Dhom G (1981) Die Nebennierenrinde. In: Doerr W, Seifert G (Hrsg) Pathologie der endokrinen Organe, Bd 14/II. Spezielle path Anatomie. Springer, Berlin Heidelberg New York, S 729–970

Donahower GF, Schumacher OP, Hazard JB (1968) Medullary carcinoma of the thyroid — A cause of Cushing's syndrome: Report of two cases. J Clin Endocrinol Metab 28:1199–1204

Dunnick NR, Doppman JL, Gill JR, Strott CA, Keiser HR, Brennan MF (1982) Localization of functional adrenal tumors by computed tomography and venous sampling. Radiology 142:429–433

Eagan RT, Page MI (1971) Adrenal insufficiency following bilateral adrenal venography. JAMA 215:115

Eddy RL, Jones AL, Billiand PF, Ibarra JD Jr, Thompson JQ, McMurry JF Jr (1973) Cushing's syndrome: a prospective study of diagnostic methods. Am J Med 55:621–630

Ehrlich EN, Dominguez OV, Samuels LT, Lynch D, Oberhelman H, Warner HE (1963) Aldosteronism and precocious puberty due to an ovarian androblastoma (Sertoli cell tumor). J Clin Endocrinol Metab 23:358

Ferris JB, Brown JJ, Fraser R, Haywood E, Davies DL, Kay AW, Lever AF, Robertson JIS, Owen K, Peart WS (1975) Results of adrenal surgery in patients with hypertension, aldosterone excess and low plasma renin concentration. Br Med J 1:135

Ferris JB, Beevers DG, Brown JJ, Davies DL, Fraser R, Lever AF, Mason P, Neville AM, Robertson JIS (1978) Clinical, biochemical and pathological features of low-renin ("primary") hyperaldosteronism. Am Heart J 95:375

Findling JW, Aron DC, Tyrell JB, Shinsako JH, Fitzgerald PA, Norman D, Wilson CB, Forsham PH (1981) Selective venous sampling for ACTH in Cushing's syndrome. Differentiation between Cushing's disease and the ectopic ACTH syndrome. Ann Intern Med 94:647–652

Fischer EE, Turner FA, Horton R (1971) Remission of primary hyperaldosteronism after adrenal venography. N Engl J Med 285:334

Fischer M, Vetter W, Winterberg B, Zidek W, Vetter H (1982) Adrenal szintigraphy in primary aldosteronism. Spironolactone as a cause of incorrect classification between adenoma and hyperplasia. Eur J Nucl Med 7:222

Fitzgerald PA, Aron DC, Findling JW, Brooks RM, Wilson CB, Forsham PH, Tyrell JB (1982) Cushing's disease: Transient secondary adrenal insufficiency after selective removal of pituitary microadenomas; evidence for a pituitary origin. J Clin Endocrinol Metab 54:413–422

Flanagan MJ, McDonald JH (1967) Heterotopic adrenocortical adenoma producing primary aldosteronism. J Urol 98:133

Flattet A, Hedinger Chr (1980) La morphologie de la corticosurrénale dans le syndrome de Cushing. Schweiz Med Wochenschr 110:1300–1306, 1346–1351

Flury A, Müller J, Froesch ER, Labhart A (1971) Das Cushing-Syndrom. Kasuistische Zusammenstellung von 43 Cushing-Patienten der Medizinischen Universitätsklinik Zürich von 1958 bis 1969. Schweiz Med Wochenschr 101:313–319

Foye LV, Feichtmeir TV (1955) Adrenal cortical carcinoma producing solely mineralocorticoid effect. Am J Med 19:966

Francis IR, Glazer GM, Shapiro B, Sisson JC, Gross BH (1983) Compelemtary roles of CT and 131-I-MIBG scintigraphy in diagnosing pheochromocytoma. Am J Roentgenol 141:719–725

Froesch Th, Müller J, Labhart A, Froesch ER, Landolt AM (1981) Häufigkeit und klinische

Manifestation ACTH-produzierender Hypophysenadenome nach bilateraler Adrenalektomie wegen Cushing-Syndroms („Nelson-Syndrom"). Schweiz Med Wochenschr 111:1346–1352

Ganguly A, Melada GA, Luetscher JA, Dowdy AJ (1973) Control of plasma aldosterone in primary aldosteronism. Distinction between adenoma and hyperplasia. J Clin Endocrinol Metab 37:765

Ganguly A, Pratt JH, Yune HY, Grim CE, Weinberger MH (1979) Detection of adrenal tumors by computerized tomographic scan in endocrine hypertension. Arch Intern Med 139:589–590

Georgi M, Weiss H, Trede M, Saeger H-D, Bleyl U, Mittelstaedt G v (1982) Radiologische Differentialdiagnostik zystischer Nebennierenprozesse. Fortschr Roentgenstr 137:637–646

Gifford RW, Kvale WF, Maher FT, Rohrt GM, Priesterley JT (1964) Clinical features, diagnosis and treatment of pheochromocytoma; a review of 76 cases. Proc Mayo Clin 39:281

Glenner GG, Grimley PM (1974) Tumors of the extra-adrenal paraganglion system (including chemoreceptors). Fascicle 9, Atlas of tumor pathology, second series. Armed Forces Institute of Pathology, Washington DC

Gold EM (1979) The Cushing syndromes: changing views of diagnosis and treatment. Ann Intern Med 90:829–844

Greminger P, Vetter W, Zimmermann K, Beckerhoff R, Siegenthaler W (1977) Primäre und sekundäre Hypertonie in einem poliklinischen Patientengut. Schweiz Med Wochenschr 107:605

Haber E, Koerner T, Page PB, Kliman B, Purnode A (1969) Application of a radioimmunoassay for angiotensin I to the physiologic measurements of plasma renin activity in normal human subjects. J Clin Endocrinol Metab 29:1349

Harrison TS, Bartlett JD Jr, Seaton JF (1968) Current evaluation and management of pheochromocytoma. Ann Surg 168:701–713

Hegglin R, Hossli G (1954) Über Phäochromocytome. Schweiz Med Wochenschr 17:481–490

Hellman L, Weitzman ED, Roffwarg H, Fukushima DK, Yoshida K, Gallagher TF (1970) Cortisol is secreted episodically in Cushing's syndrome. J Clin Endocrinol Metab 30:686–689

Henschel WF (1966) Die Neuroleptanalgesie, Anästhesiologie und Wiederbelebung, Bd 9. Springer, Berlin Heidelberg New York, S 2–15

Hogan MJ, McRae J, Schambelan M, Biglieri EG (1976) Location of aldosterone-producing adenomas with ^{13}-J-19iodochloesterol. N Engl J Med 294:410

Hossli G, Schaer H, Frey P, Ziegler WH (1972) Anaesthesieprobleme bei Phaeochromocytom-Operationen. Anaesthesiologie und Wiederbelebung, Bd 56. Springer, Berlin Heidelberg New York, S 98–103

Hricak HR (1983) NMR imaging of the GU system. In: Abstracts of the 15th International Diagnostic-Course in Davos

Hutter AM, Kayhoe DE (1966) Adrenal cortical carcinoma: Results of treatment with o,p'-DDD in 138 patients. Am J Med 48:581

Janeczko GF, Ivankovich AD, Glisson SN, Heyman HJ, El-Etr AA, Albrecht RF (1977) Enflurane anesthesia for surgical removal of pheochromocytoma. Anesth Analg 56:62–67

Karstaedt N, Sagel SS, Stanley RJ, Melson GL, Levit RG (1978) Computed tomography of the adrenal gland. Radiology 129:723–730

Kettler D (1982) Hypertone und tachykarde Kreislaufreaktionen während Neuroleptanalgesie – eine methodenspezifische Nebenwirkung? Anaesthesist 31:49–50

Klöppel G (1981) Paraganglien. In: Doerr W, Seifert G (Hrsg) Pathologie der endokrinen Organe, Bd 14/II. Spezielle path Anatomie. Springer, Berlin Heidelberg New York, S 1049–1077

Koczorek KR (1964) Primärer Aldosteronismus (Conn Syndrom). Internist (Berlin) 5:32

Kojima M, Maeda M, Ogawa H, Nitta R, Ito T (1975) New adrenal scranning agent. J Nucl Med 16:666

Kracht J, Tamm J (1960) Bilaterale kleinknotige Adenomatose der Nebennierenrinde bei Cushing-Syndrom. Virchows Arch [Pathol Anat] 333:1–9

Kreiner E (1982) Weight and shape of the human adrenal medulla in various age groups. Virchows Arch [Pathol Anat] 397:7–15

Krieger DT (1982) Cushing's Syndrome. Monographs on endocrinology 22. Springer, Berlin Heidelberg New York

Labhart A (1978) Klinik der inneren Sekretion, 3. Aufl. Springer, Berlin Heidelberg New York

Lamberts SWJ, Stefanko SZ, Lange SA De, Fermin H, Vijver J-CM Van der, Weber RFA, Jong FH De (1980) Failure of clinical remission after transsphenoidal removal of a microadenoma in a patient with Cushing's disease: Multiple hyperplastic and adenomatous cell nests in surrounding pituitary tissue. J Clin Endocrinol Metab 50:793–795

Lecky JW, Wolfman NT, Modic CW (1976) Current concepts of adrenal angiography. Radiol Clin North Am 14:309–352

Linde R, Coulam C, Battimo R, Rhamy R, Gerlock J, Hollifield J (1979) Localization of aldosteroneproducing adenoma by computed tomography. J Clin Endocrinol Metab 49:462

Lüscher T, Tenschert W, Salvetti A, Pedrinelli R, Maurer R, Turini F, Maltinti C, Vetter H, Vetter W (1984) Primary aldosteronism due to adrenal carcinoma. Klin Wschr 62: 470–476

Manger WM, Gifford RW Jr (1977) Pheochromocytoma. Springer, Berlin Heidelberg New York

Marquezy RA, Bricaire H, Laudat MH, Courgaret J, Philbert M (1973) Adenocarcinoma of the adrenal with syndrome hyperandrogenia and hypermeineralocorticism. Ann Endocrinol (Paris) 26:247

Mathys S, Ziegler WH, Francke Chr (1972) Bilaterales Phaeochromocytom – medulläres Schilddrüsenkarzinom mit Cushing-Syndrom. Schweiz Med Wochenschr 102:798–803

Mayor G (1982) Die Chirurgie der Nebennieren. In: Hohenfellner R, Zingg EJ (Hrsg) Urologie in Klinik und Praxis, Bd II. Thieme, Stuttgart New York

Mayor G, Zingg E (1973) Urologische Operationen. Thieme, Stuttgart

McAffee JG, Donner MW (1962) Differential diagnosis of calcifications encountered in abdominal radiographs. Am J Med Sci 243:609–650

McNulty JG, Thomas ML, Tighe JR (1968) Angiographic diagnosis of benign adrenal adenoma. Am J Roentgenol 104:386–388

Mihm FG (1983) Pulmonary artery pressure monitoring in patients with pheochromocytoma. Anesth Analg 62:1129–33

Mitnich JS, Bosniak MA, Megibow AJ, Naidich DP (1983) Non-functioning adrenal adenomas discovered incidentally on computed tomography. Radiology 148:495–499

Mitschke H, Schäfer HJ (1981) Nebennierenmark. In: Doerr W, Seifert G (Hrsg) Pathologie der endokrinen Organe, Bd 14/II. Spezielle path Anatomie. Springer, Berlin Heidelberg New York, S 971–1048

Mobley JE, Headstream JW, Melby J (1962) Primary aldosteronism, pre-operative preparation with spironolactone. JAMA 140:1056–1058

Montagne J-P, Kressel HY, Korobkin M, Moss AA (1978) Computed tomography of the normal adrenal glands. Am J Roentgenol 130:963–966

Neville AM (1969) The adrenal medulla. In: Symington T (ed) Functional pathology of the human adrenal gland. Livingston, Edinburgh London, pp 218–324

Neville AM, O'Hare MJ (1982) The human adrenal cortex. Springer, Berlin Heidelberg New York

Nicholls MG, Gspiner EA, Hughes H (1975) Primary aldosteronism: a study in contrasts. Am J Med 59:334

Nielsen ME Jr, Heaston DK, Dunnick NR, Korobkin M (1982) Preoperative CT evaluation of adrenal glands in nonsmall cell bronchographic carcinoma. Am J Roentgenol 139:317–320

Oppenheimer DA, Caroll BA, Youssem S (1983) Sonography of the normal neonatal adrenal gland. Radiology 146:157–160

Otto R (1983) Die Sonographie der Nieren, der ableitenden Harnwege und der Nebennieren. Schweiz Rundschau Med (Praxis) 72:7:227–232

Pont A, Gutierrez-Hartman A (1979) Cushing's disease. Recurrence after a surgically induced remission. Arch Intern Med 139:938–940

Pouliadis GP (1980) Röntgenologische Diagnostik der Nebennieren. Fortschr Röntgenstr Erg-Bd 111. Thieme, Stuttgart New York

Pouliadis GP, Ziegler WH (1978) Phlebographisch-laborchemische Phäochromozytom-Abklärung. Fortschr Roentgenstr 128:603–608

Queloz JM, Capitanio MA, Kirkpatrick JA (1972) Wolman's disease. Roentgen observations in 3 siblings. Radiology 104:357–359

Rapaport E, Goldberg MB, Gordan GS, Amman F (1952) Mortality in surgically treated adrenocoritcal tumors. Postgrad Med 11:325

Robertson AIG (1962) Anaesthetic management of phaeochromocytoma. Proc R Soc Med 55:432–436

Ross EJ (1965) Conn's Syndrome due to adrenal hyperplasia with hypertrophy of zona glomerulosa, relieved by unilateral adrenalectomy. Am J Med 39:994

Ross EJ, Prichards B, Kaufman L, Robertson AIG, Harries BJ (1974) Pre-operative and operative management of pheochromocytoma. Ann Surg 179:740–748

Saeger W (1974) Zur Ultrastruktur der hyperplastischen und adenomatösen ACTH-Zellen beim Cushing-Syndrom hypothalamisch-hypophysärer Genese. Virchows Arch [Pathol Anat] 362:73–88

Salassa RM, Laws ER, Carpenter PC, Northcutt RC (1978) Transsphenoidal removal of pituitary microadenoma in Cushing's disease. Mayo Clin Proc 53:24–28

Salti IS, Stiefel M, Ruse JL (1969) Nontumorous "primary" aldosteronism. 1. Type relieved by glucocorticoid (glucocorticoid-reemediable aldosteronism). Can Med Assoc J 101:1

Sample WF (1978) Adrenal ultrasonography. Radiology 127:461–466

Sandler MA, Pearlberg JL, Madrazo BL, Gitschlag KF, Gross SC (1982) Computed tomographic evaluation of the adrenal gland in the preoperative assessment of bronchogenic carcinoma. Radiology 145:733–736

Sarkar SD, Beierwaltes WH, Ice RD, Basmadjian GP, Hetzel KR, Kennedy WP, Mason NM (1975) A new and superior adrenal scanning agent, NP-59. J Nucl Med 16:1038–1042

Scherpereel Ph (1983) Adrenalectomy and anesthesia. In: Ovama T (ed) Endocrinology and the anesthesist. Elsevier, Amsterdam New York Oxford

Schweizer-Cagianut M, Froesch ER, Hedinger Chr (1980) Familial Cushing's syndrome with primary adrenocortical microadenomatosis (primary adrenocortical nodular dysplasia). Acta Endocrinol (Kbh) 94:529–535

Schweizer-Cagianut M, Salomon F, Hedinger Chr E (1982) Primary adrenocortical nodular dysplasia with Cushing's syndrome and cardiac myxomas Virchows Arch [Pathol Anat] 397:183–192

Scott HW, Reynolds V, Green N, Page D, Oates JA, Robertson D, Roberts S (1982) Clinical experience with malignant pheochromocytomas. Surg Gynecol Obstet 154:801–818

Sigg Chr, Schweizer-Cagianut M, Hedinger Chr (im Druck) Zur Morphologie der Nebenniere bei primärem Hyperaldosteronismus. Schweiz Med Wochenschr

Sisson JC, Frager MS, Valk TW, Gross MD, Swanson DP, Wieland DM, Tobes MC, Beierwaltes WH, Thompson NW (1981) Scintigraphic localization of pheochromocytoma. N Engl J Med 305:12–7

Smith DS, Aukburg SJ, Levitt JD (1978) Induction of Anesthesia in a Patient with an Undiagnosed Pheochromocytoma. Anesthesiology 49:368–369

Smith RH (1978) The prone position. In: Positioning in Anesthesia and Surgery. Saunders, Philadelphia London Toronto

Soffer LJ, Dorfman G, Gabrilove JL (1961) The human adrenal gland. Lea & Febiger, Philadelphia

Spark RR, Melby JC (1968) Aldosteronism in hypertension: The spironolactone response test. Ann Intern Med 69:685

Sturman MF, Moses DC, Beierwaltes WH, Harrison TS, Ice RD, Dorr RP (1974) Radiocholesterol adrenal images for the localization of pheochromocytoma. Surg Gynecol Obstet 138:177–180

Sumikawa K, Amakata Y (1977) The pressor effect of droperidol on a patient with pheochromocytoma. Anesthesiology 46:359–361

Suzukawa M, Michaels AL, Ruzbarsky J (1983) Use of isoflurane during resection of pheochromocytoma. Anesth Analg 62:100–103

Symington T (1969) Functional pathology of the human adrenal gland. Livingston, Edinburgh London

170

Tenschert W, Klaiber E, Lüscher T, Greminger P, Havelka J, Tuma J, Siegenthaler W, Vetter W (1982) Postoperativer Verlauf bei primärem Aldosteronismus. Schweiz Med Wochenschr 112:86

Thurneysen JD (1979) Phäochromocytom. Inaugural Dissertation, Zurich

Tondesco S, Terrible V, Borsatti A, Mantero F (1975) Primary aldosteronism due to malignant ovarian tumor. J Clin Endocrinol Metab 41:809

Tyrrell JB, Brooks RM, Fitzgerald PA, Cofoid PB, Forsham PH, Wilson CB (1978) Cushing's disease: Selective transsphenoidal resection of pituitary microadenomas. N Engl J Med 298:753–758

Vetter H, Siebenschein R, Studer A, Witassek F, Glänzer K, Siegenthaler W, Vetter W (1978) Primary hyperaldosteronism: Inability to differentiate unilateral from bilateral lesions by various routine clinical and laboratory data and by peripheral plasma aldosterone. Acta Endocrinol (Kbh) 89:710

Vetter H, Brecht G, Fischer M, Golanski M, Glänzer K, Cramer BM, Pouliadis G, Siater G, Studer A, Tenschert W, Wollnik S, Zumkley H, Vetter W (1980) Lateralization procedures in primary aldosteronism. Klin Wochenschr 58:1135

Vetter H, Galanski M, Winterberg B, Cramer MB, Fischer M, Zidek W, Greminger P, Tenschert W, Vetter W (1981) Computertomographie bei Nebennierenerkrankungen mit Hormonüberproduktion. Schweiz Med Wochenschr 111:2051

Vetter W, Vetter H, Siegenthaler W (1973) Radioimmunoassay for aldosterone without chromatography. 2. Determination of plasma aldosterone. Acta Endocrinol (Kbh) 74:558–567

Wajchenberg BL, Silveira AA, Goldman J, Cesar FP, Marino R Jr, Lima SS (1979) Evaluation of resection of pituitary microadenoma for the treatment of Cushing's disease in patients with radiologically normal sella turcica. Clin Endocrinol 11:323–331

Welborn SG (1978) Anesthesiologic considerations: Urology. In: Positioning in Anesthesia and Surgery. Saunders, Philadelphia London Toronto

Welch TJ, Speedy PF II, Heerden JA Van, Sheps SG, Hattery RR, Stephens DH (1983) Pheochromocytoma: Value of computed tomography. Radiology 148:501–503

Williams ED, Siebenmann RE, Sobin LH (1980) Histological typing of endocrine tumours. No 23. International histological classification of tumours. World Health Organization, Geneve

Wilms G, Baert A, Marchal G, Goddeeris P (1979) Computed tomography of the normal adrenal glands: Correlative study with autopsy specimens. J Comput Assist Tomogr 3:467–469

Woodtli W, Ziegler WH, Dambacher MA (1982) Familienuntersuchungen bei medullärem Schilddrüsenkarzinom und bei multipler endokriner Adenomatose. Schweiz Med Wochenschr 112:1780–1784

Yeh HC (1980) Sonography of the adrenal glands: Normal glands and small masses. Am J Roentgenol 135:1167–1177

Yeh HC, Mitty HA, Rose J, Wolf BS, Gabrilove JL (1978) Ultrasonography of adrenal masses. Unusual manifestations. Radiology 127:475–483

Ziegler W, Labhart A, Frick P (1966) Schockverhütung beim Phaeochromocytom durch präoperative Behandlung mit einem Alpha-Rezeptorenblocker. Bibl Cardiol 17:1–4

Ziegler WF (1976) Endokrinologische Untersuchungen bei arterieller Hypertonie. Suche nach Phäochromozytom. Schweiz Med Wochenschr 97:1731

Ziegler WH, Labhart A, Frick P (1966) Schockverhütung beim Phaeochromocytom durch praeoperative Behandlung mit einem Alpha-Rezeptorenblocker. Bibl Cardiol 17:128

Zollinger R, Hedinger Chr (1983) Phaeochromocytome und sympathische Paragangliome. Schweiz Med Wochenschr 113:1057–1065, 1086–1092

Zollinger R, Hedinger Chr (im Druck) Pathologie der Phaeochromozytome und ihrer assoziierten Krankheiten. Schweiz Med Wochenschr

174